Spine

脊柱
理学療法マネジメント

病態に基づき機能障害の原因を探るための臨床思考を紐解く

編集
成田 崇矢 桐蔭横浜大学 スポーツ健康政策学部
スポーツテクノロジー学科 教授

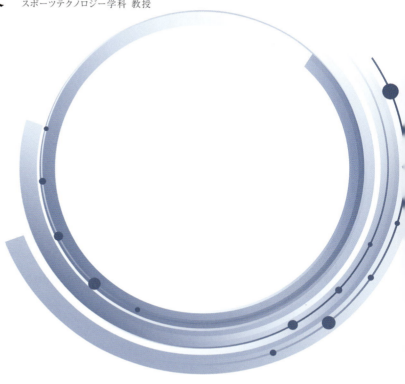

MEDICAL VIEW

本書では，厳密な指示・副作用・投薬スケジュール等について記載されていますが，これらは変更される可能性があります．本書で言及されている薬品については，製品に添付されている製造者による情報を十分にご参照ください．

Management of Physical Therapy for the Spine
(ISBN 978-4-7583-1913-3 C3347)

Editor: Takaya Narita

2019. 2. 10　1st ed

©MEDICAL VIEW, 2019
Printed and Bound in Japan

Medical View Co., Ltd.
2-30 Ichigayahonmuracho, Shinjyukuku, Tokyo, 162-0845, Japan
E-mail　ed@medicalview.co.jp

編集の序

　腰痛は，人類の8割以上が一生のうち1度は経験するといわれ，理学療法士だけでなく，一般の方においても馴染み深い病態です．しかしながら，この脊柱(腰部)の痛みに対する病理学的診断は困難であり，特に画像上問題を確認できない腰痛は「非特異的腰痛」とよばれています．この非特異的腰痛に対する理学療法はこれまで，疼痛発生メカニズムの改善ではなく，疼痛緩和を目的とした対症療法が主に行われてきました．そのため，わが国の腰痛診療ガイドラインにおいて，運動療法および徒手療法に関しても，急性・慢性腰痛に対する効果は実証されておらず，理学療法の効果は限定的であるとされています．

　このような現状を生んでしまった一つの原因は，理学療法士養成校における教育が国家試験合格率を高めることに比重を置いており，上に例として挙げた腰痛だけでなくすべての病態に対する思考過程を学ぶ機会が少ないことにあると考えます．そのため，理学療法の内容は理学療法士個々に委ねられ，理学療法が標準化されていないのが実状です．そこで本書は脊柱理学療法の標準化を目指し，病態を理解し，機能評価の結果から仮説を立て，検証(理学療法)するという理学療法を成功させるための基本が学べるように構成いたしました．

　わが国の理学療法は，世界では数少ない，制度上理学療法士へのダイレクトアクセスが認められていない国であり，医師の指示の下に理学療法を行うことが義務付けられています．裏を返せば世界で最も医師と一緒に医療を行える理学療法士であるといえます．医師の先生方は我々よりもはるかに病態を理解しています．積極的に医師の先生方から病態に関して学んでほしいと考えます．本書においてはⅡ章にて，その領域の第一人者である医師の先生方に脊柱各部位における病態を解説して頂きました．

　また，理学療法士の思考過程を学ぶために，Ⅲ章において機能面(メカニカルストレス)から捉えた評価／マネジメントに関して，Ⅳ章では病態を踏まえて医師から診断名が下された後，機能障害をどのように評価し，その結果を解釈し，理学療法の方向性を定めるかといった過程を経験豊富な先生方に解説して頂きました．

　本書は，ご執筆頂いた先生方のおかげで素晴らしい本になったと自信をもって言えます．お忙しいなか執筆してくださった先生方に心より感謝致します．また，本書が理学療法士だけでなく多くの臨床家の道標になり，多くの患者が救われることを願っています．

2019年1月

成田崇矢

執筆者一覧

■編集

成田崇矢	桐蔭横浜大学 スポーツ健康政策学部 スポーツテクノロジー学科 教授

■執筆者(掲載順)

成田崇矢	桐蔭横浜大学 スポーツ健康政策学部 スポーツテクノロジー学科 教授
大久保 雄	埼玉医科大学 保健医療学部 理学療法学科 講師
金岡恒治	早稲田大学スポーツ科学学術院 教授
加藤欽志	福島県立医科大学 医学部 整形外科学講座
眞鍋裕昭	徳島大学大学院 運動機能外科学
西良浩一	徳島大学大学院 運動機能外科学 教授
黒澤大輔	JCHO仙台病院 整形外科／腰痛・仙腸関節センター 整形外科医長
村上栄一	JCHO仙台病院 副院長
高﨑博司	埼玉県立大学 保健医療福祉学部 理学療法学科 准教授
石垣直輝	船橋整形外科クリニック 理学診療部
折笠佑太	ベースボール＆スポーツクリニック
河端将司	相模原協同病院 医療技術部 リハビリテーション室 主任
蒲田和芳	株式会社GLAB 代表取締役
赤坂清和	埼玉医科大学大学院 医学研究科 理学療法学 教授
杉山弘樹	出沢明PEDクリニック
手塚武士	笹本整形外科 リハビリテーション科
石田和宏	医療法人社団我汝会 えにわ病院 リハビリテーション科
三木貴弘	札幌円山整形外科病院 リハビリテーション科
杉浦史郎	西川整形外科
高田彰人	西川整形外科
青木保親	東千葉メディカルセンター 整形外科
岡本 弦	西川整形外科
西川 悟	西川整形外科
伊藤一也	広島国際大学
芋生祥之	水戸協同病院
来間弘展	首都大学東京 健康福祉学部 理学療法学科 准教授
荒木智子	一般社団法人WiTHs／大阪行岡医療大学
佐藤純也	一般財団法人 脳神経疾患研究所附属 総合南東北病院 リハビリテーション科
山岸茂則	BiNIリハビリセンター長野 施設長
舟波真一	BiNIリハビリセンター東京銀座 施設長

■企画協力

石井慎一郎	国際医療福祉大学大学院 保健医療学専攻 福祉支援工学分野 教授
村木孝行	東北大学病院 リハビリテーション部 主任

目次

I章 脊柱理学療法の概要

1 脊柱理学療法の考え方……成田崇矢 2
はじめに……2
脊柱理学療法の考え方……2
おわりに……11

2 脊柱の機能解剖とバイオメカニクス
……大久保 雄 12
はじめに……12
脊椎の運動機能……12
腰椎運動による力学的ストレス……14
脊椎の安定性機能……16
各体幹筋の機能解剖……17

II章 病態を知る

1 病態を知る（頚椎）……金岡恒治 24
はじめに……24
頚椎捻挫……24
頚椎椎間関節障害……28
変形性頚椎症……30
筋・筋膜由来の頚部痛……30
頚部障害に対する診断と治療……30
おわりに：理学療法士（セラピスト）に望むこと……31

2 病態を知る（腰椎）……加藤欽志 32
椎間板性腰痛……32
腰椎椎間板ヘルニア……35
椎間関節性腰痛……39
腰部脊柱管狭窄症……41
おわりに：理学療法士（セラピスト）に望むこと……45

3 病態を知る（腰椎分離症）
……眞鍋裕昭・西良浩一 48
はじめに……48
発生メカニズム……48
病態について……50
診断方法……52
治療方法……53
おわりに：理学療法士（セラピスト）に望むこと……55

4 病態を知る（仙腸関節）
……黒澤大輔・村上栄一 57
はじめに……57
発生メカニズム……58
病態について……59
病態に対する診断方法……59
病態に対する医学的な治療……63
おわりに：理学療法士（セラピスト）に望むこと……66

5 病態を知る（筋・筋膜性腰痛）
……金岡恒治 68
はじめに……68
筋・筋膜性腰痛……68
筋付着部障害……70
体幹筋肉離れ障害……72
筋・筋膜性腰痛の評価……72
筋・筋膜性腰痛の発生メカニズム……73
発生メカニズムに基づいた対処方法……74
筋・筋膜性腰痛に対する治療方法……76
おわりに：理学療法士（セラピスト）に望むこと……77

6 手術特性を知る……加藤欽志 78
はじめに……78
頚部椎弓形成術（脊柱管拡大術）……78

頚椎前方除圧固定術……………………80
　　腰椎椎間板ヘルニア摘出術……………82
　　腰椎椎弓骨切り術………………………83
　　腰仙椎部固定術（インストルメント併用）
　　　………………………………………85

7 慢性腰痛………………加藤欽志　88
　　はじめに…………………………………88
　　慢性腰痛の診断のポイント……………88
　　特徴的な自覚症状や理学所見…………91
　　慢性腰痛に対するマネジメント………94

Ⅲ章　部位・症状別　評価／マネジメント

1 頚部痛…………………高﨑博司　98
　　はじめに…………………………………98
　　基本的知識………………………………98
　　頚部痛の評価……………………………102
　　頚部痛の治療手技………………………106

2 伸展型腰痛……………石垣直輝　114
　　はじめに…………………………………114
　　基本的知識………………………………114
　　伸展型腰痛の評価………………………119
　　伸展型腰痛の治療………………………128
　　おわりに…………………………………135

3 屈曲型腰痛……折笠佑太・成田崇矢　137
　　はじめに…………………………………137
　　基本的知識………………………………137
　　屈曲型腰痛の構造学的推論……………138
　　屈曲型腰痛の力学的推論………………139
　　屈曲型腰痛に対する運動療法…………143
　　おわりに…………………………………144

4 回旋型腰痛……………河端将司　146
　　はじめに…………………………………146

　　基本的知識………………………………146
　　回旋型腰痛の評価………………………153
　　回旋型腰痛の治療………………………160

5 荷重伝達障害（仙腸関節障害の一病態）
　　………………………蒲田和芳　164
　　はじめに…………………………………164
　　荷重伝達障害の概要……………………164
　　荷重伝達障害の評価……………………166
　　荷重伝達障害の治療とマネジメント…175

6 神経症状（殿部，下肢）を有する腰痛
　　………………………赤坂清和　180
　　はじめに…………………………………180
　　基本的知識………………………………180
　　神経症状（殿部，下肢）を有する腰痛に
　　　対する評価……………………………182
　　神経症状（殿部，下肢）を有する腰痛に
　　　対する理学療法………………………184
　　おわりに…………………………………187

Ⅳ章　疾患別マネジメント（ケーススタディ）

1 外傷性頚椎症（むち打ち症）
　　………………………高﨑博司　190
　　はじめに…………………………………190
　　基本的知識………………………………190
　　症例情報…………………………………192
　　理学療法評価……………………………192
　　エクササイズのプログレッション……198
　　理学療法終了の目安……………………198

2 頚椎椎間板ヘルニア
　　………………杉山弘樹・成田崇矢　201
　　症例情報…………………………………201
　　理学療法評価……………………………203
　　理学療法と効果…………………………206

まとめ……………………………209

3 筋・筋膜性頸部症（肩こり）
　　　　　　　………河端将司　210
　　症例情報……………………………210
　　理学療法評価………………………211
　　理学療法と効果……………………214
　　まとめ………………………………217

4 椎間板性腰痛
　　　　　………手塚武士・成田崇矢　218
　　症例情報……………………………218
　　理学療法評価………………………219
　　統合と解釈…………………………221
　　理学療法と効果……………………222
　　結果の解釈および椎間板性腰痛に
　　　対する考え方……………………225

5 腰椎椎間板ヘルニア……石田和宏　227
　　はじめに……………………………227
　　症例情報……………………………227
　　理学療法評価と解釈………………229
　　理学療法と効果……………………235
　　まとめ………………………………239

6 椎間関節性腰痛…………石垣直輝　241
　　はじめに……………………………241
　　基本的知識…………………………241
　　症例紹介……………………………242
　　理学療法評価………………………242
　　理学療法と効果……………………247
　　まとめ………………………………251

7 腰部脊柱管狭窄症………三木貴弘　252
　　はじめに……………………………252
　　症例情報……………………………252
　　理学療法評価………………………254

　　理学療法と効果……………………259
　　経過（治療開始から8週後）………264
　　まとめ………………………………264

8 腰椎分離症………杉浦史郎・高田彰人・
　　　青木保親・岡本　弦・西川　悟　266
　　腰椎分離症のリハビリテーション……266
　　CT病期別の発育期腰椎分離症
　　　リハビリテーションプロトコール…267
　　スポーツ復帰許可が下りてからの
　　　アスレティックリハビリテーション
　　　……………………………………270
　　症例情報……………………………275
　　理学療法と効果……………………277
　　まとめ………………………………280

9 仙腸関節障害
　　　　　………蒲田和芳・伊藤一也　281
　　はじめに……………………………281
　　症例紹介……………………………281
　　理学療法評価………………………282
　　理学療法と効果……………………286
　　経過…………………………………288
　　まとめ………………………………288

V章　脊柱に対するアプローチの紹介

1 頸部に対するトレーニングの実際
　　　　　　　………芋生祥之　292
　　はじめに……………………………292
　　基本的知識…………………………292
　　頸部に対するトレーニング………293
　　頸部のトレーニング効果をより
　　　高めるための知識やアプローチ……297
　　おわりに……………………………301

2 腰部に対する徒手理学療法の実際
　………………………来間弘展　304
はじめに………………………………304
基本的知識……………………………304
腰部障害の評価………………………305
客観的評価……………………………306
治療手技………………………………312
おわりに………………………………314

3 妊婦，産褥婦の腰痛に対するアプローチの実際……荒木智子　316
はじめに………………………………316
基本的知識……………………………316
妊産婦の腰痛に対する評価・アプローチ
…………………………………………320

4 腰部に対するバイニーアプローチの実際………佐藤純也・山岸茂則・舟波真一　330
はじめに………………………………330
腰痛の成因……………………………332
各機能障害の評価……………………334
各機能障害の治療……………………335

■ 索引……………………………342

I

脊柱理学療法の概要

Ⅰ 脊柱理学療法の概要

1 脊柱理学療法の考え方

Abstract
- 本書における脊柱に対する理学療法の考え方を解説する。
- 腰痛を一様に腰痛としてとらえるのではなく，患者を適切に理解するためにサブグループ化の一例を紹介する。

はじめに

　脊柱(腰部)を発痛源とする痛み(頚部痛や腰痛)においても，他部位の理学療法と同様に，正確な病態の把握が必要である。

　しかしながら，脊柱(腰部)の痛みに対する病理学的診断は困難であり，特に画像上問題を確認できない腰痛は，これまで"非特異的腰痛"とよばれ，"非特異的腰痛"に対する理学療法は，疼痛発生メカニズムの改善ではなく，疼痛緩和を目的とした対症療法が主に行われてきた。このため，わが国の腰痛診療ガイドラインにおいて，運動療法は，急性・亜急性腰痛には効果は限定的で，運動の種類によって効果に差はなく，また，徒手療法に関しても，急性・慢性腰痛に対する効果は実証されておらず，多くの医師が頚部痛や腰痛に対する理学療法効果を理解していないのが現状である。また，理学療法士が治療方針を決定する際，病態に対する理解(知識)・経験が拠り所となるが，それらが不足する場合，ともすれば疾患名や主訴だけに基づいて，ある意味ではマニュアル的な理学療法を繰り返すことや，得意とする機能面から頚部痛や腰痛をとらえ，医師とのコミュニケーションが不足していることが懸念されている。

　本項では，病態を理解して機能評価を行うという理学療法を成功させるための基本的な考え方について解説する。

脊柱理学療法の考え方

▶サブグループ化

　前述したとおり，わが国の腰痛診療ガイドラインにおいて，理学療法の中心である運動療法・徒手療法の効果は限定的であるとされている。しかしながら，急性腰痛者をサブグループに分類して理学療法を行った場合，診療ガイドラインに沿った介入よりも機能や仕事復帰率だけでなく医療コストにおいても効果的である[1]と報告されているように，腰痛を一様に腰痛ととらえるのではなく，適切にサブグループ化して機能評価を行い，機能不全に対する理学療法を行うことが，脊柱理学療法の鍵となる。

　これまで腰痛治療に対して，メカニカルストレスを考慮し評価・治療するもの(MDT)，病理学的観点からサブグループ化するもの(PBC)，動作障害からサブグループ化するもの(MSI)，O'sullivanの考え方に基づきサブグループ化

MDT：
mechanical diagnosis and therapy

PBC：
pathoanatomic based classification

MSI：
movement system impairment classification

OCS:
O'sullivan classification system

するもの(OCS)[2]など，いくつかのサブグループ化に関する方法が紹介されてきている[3]。また，これまでは腰痛に対する理学療法の多くが，動作障害をとらえ，サブグループ化されてきたが，近年，生物・心理・社会的な要素も組み込んだサブグループ化モデルが検討されてきている。本書においても，「Ⅱ章-7 慢性腰痛」の項(p88)で心因性腰痛について解説されているので，参考にするとよい。

わが国では，医師の指示の下に理学療法を展開することが，理学療法士・作業療法士法により定められている。この点が諸外国とは異なるため，わが国独自のサブグループ化モデルが必要になる。このため，筆者は以下に示すサブグループ化を提唱している(図1)。

● 医師の診断(評価)

医師の診断により，red flag(s)，器質的腰部障害，中枢性疼痛メカニズム，機能的腰部障害(非特異的腰痛)が判別される。医師からの指示は，これらに関することが記載されるため，適切な理学療法の展開や医師と共通認識をもつために病態の理解が必須となる。

図1 腰痛治療におけるサブグループ化モデル

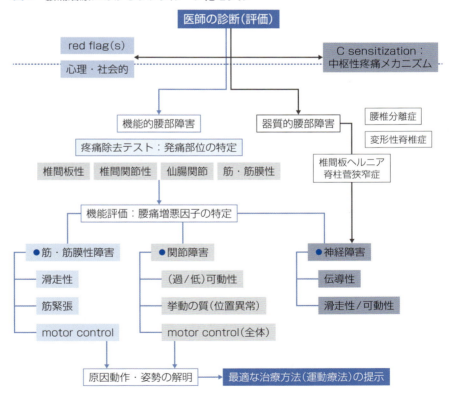

● 構造学的(組織学的)推論：発痛部位の特定(図2)

　脊柱理学療法の対象の多くは痛みであり，痛みを軽減，改善することが理学療法の目的となる．多くの理学療法士は，力学的推論(メカニカルストレスや機能)から理学療法を展開することを得意とするが，まず，痛みを有している組織(発痛部位)を推定することが重要となる．医師の指示の下に理学療法を行うことが義務付けられているわが国であるからこそ，発痛部位を推定し，医師との共通認識をもったうえで理学療法を行うことは大切なことである．機能的腰部障害(非特異的腰痛)では，椎間板性，椎間関節性，仙腸関節性，筋・筋膜性に分類する．

● 力学的推論(図3)

　発痛部位を特定したら，「その部位にどのようなメカニカルストレス(伸張，圧縮，剪断，ねじれ)が加わり，痛みを誘発しているか？」「そのメカニカルストレスを増悪させる機能不全は何か？」について推論することが重要である．この機能不全を改善することが理学療法の目的となる．主な理学療法の対象は，筋，関節であるため該当部位(頚椎，胸椎，腰椎，仙腸関節)，隣接関節の筋・筋膜，関節の機能評価は，力学的推論を行うために必須となる．

　筋・筋膜性障害は，滑走性障害，筋緊張の異常，motor controlの問題に分けられ，関節障害は，可動性の問題，関節挙動の質の問題(関節の位置異常を含む)，motor controlの問題に分類される．これらの機能不全は1つだけでなく，複数存在することや互いに関連することも多い．

　また，上記の該当関節や隣接する関節の機能不全を改善しても，原因動作や姿勢を改善しなければ，疼痛の改善や再発予防は難しい．最終的には，疼痛の原因動作や姿勢が修正され，発痛部位へのメカニカルストレスが少ない動作や姿勢の獲得が理学療法の目標となる．

● 神経学的推論(図4)

　器質的な問題から生じる脊髄や馬尾神経，末梢神経性の疼痛や中枢性疼痛のメカニズム，心理・社会的腰痛から推論する．これらは，複雑に関連していることが多く，断定することは困難である．しかしながら，これらの病態(メカニズム)を理解し，臨床経験を積むことで適切な推論を行うことも可能になってくる．特に神経根障害は絞扼による伝導性，滑走性／可動性機能の低下であると理解し，適切な評価，理学療法を行うことにより症状が軽快する可能性が高くなる．

▶ 評価

　患者や病態により，行うべき評価は変わってくるが，ここでは，どの患者においても共通となる項目に関して解説する．

図2　腰痛に対する構造学的（組織学的）推論

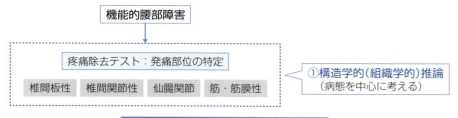

図3　力学的推論からの理学療法

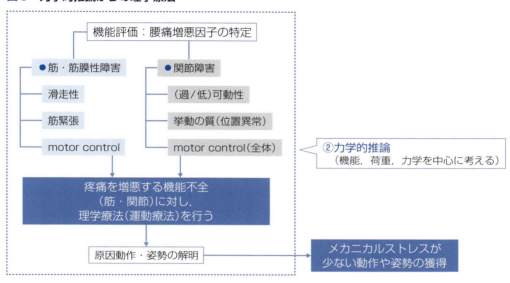

図4　神経学的推論

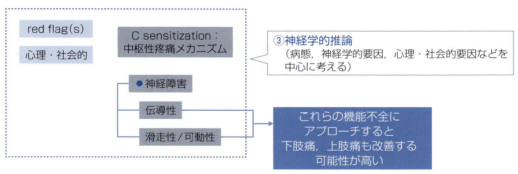

● 問診（主観的評価）（図5）

前述した構造学的推論（発痛部位の特定），力学的推論，神経学的推論を行ううえでも問診は重要である。患者の活動・参加能力（制限），患者の腰痛に対する考え方や展望は確認すべき項目である。また，疼痛の原因組織，腰痛増悪因子，病理メカニズム，その他の因子の仮説を立てながら問診を進めることが重要となる。これらは仮説であるため，客観的評価の段階で検証を行う必要がある。

どんなときに疼痛や不快な症状が軽減または増悪するか確認することは，症状と動作との関係について患者が理解するようになるという教育的側面を有している。また，疼痛が長時間の同姿勢（持続的ストレス）で生じるものか，動きから起こるメカニカルストレスにより生じるものかを確認することは，次に行う評価にかかわってくるので重要である。

● 姿勢評価（図6）

長時間の同姿勢で疼痛が誘発される場合，立位，座位，仕事時の姿勢など痛みの有する姿勢を評価する。疼痛が誘発される姿勢評価だけでは，どのような機能を改善すればよいか推論が立てにくいので，図6および次ページに記す方法で姿勢評価を行うことを推奨している。

図5　問診（主観的評価）

> 「問診により，確認，仮説を立てる」
> ■ 活動・参加能力／制限
> ■ 患者の考え方／展望
> ■ 腰痛の原因組織（①構造的推論：発痛部位）
> ■ 腰痛増悪因子（②力学的推論：メカニカルストレス（原因動作・姿勢））
> ■ 病理メカニズム（③時間的推論：組織の治癒過程）
> ■ その他の因子（④神経学的推論）

図6　姿勢評価（posture assessment）の手順

> ①理想的な姿勢と比較し，患者固有の姿勢を確認
> ②自動・他動的に姿勢を変化
> ・疼痛出現⇒その姿勢が疼痛回避するためのもの
> ・抵抗が大きい（他動），努力大（自動）→器質的な原因？
> ⇒③可動性評価が必要
> ・自動的な姿勢変化から患者特有の姿勢戦略を確認
> ⇒④motor controlの評価
> 　（胸椎部・腰部・骨盤のみ，肩甲帯は動かないなど）

Clinical Hint

姿勢評価する際の指示

自動運動での姿勢変化を評価する際，「良い姿勢になってください」「悪い姿勢になってください」という指示をすると，患者の考えている良い姿勢がわかる。また，患者のとる悪い姿勢は意図的に抗重力筋の活動を低下させた姿勢をとることが多く，患者の将来像（姿勢変化）を示していると考える。

①理想的な姿勢と比較し，患者固有の姿勢を確認する

　患者に「姿勢評価を行う」というと，普段とは異なる姿勢をするので，いつもどおりの姿勢になってもらうとよい。また，痛みを有している部位より上方の重心位置を確認し，回転モーメントを推定する。

②自動・他動的に姿勢を変化させる

　通常の姿勢から理想的な姿勢に修正した際，疼痛が出現した場合は，疼痛回避姿勢をとっていたことがわかる。また，自動運動にて姿勢を修正した際に患者の努力が大きいときや，評価者が他動的に修正した際に抵抗が大きければ，可動性に問題がある可能性が高い。この場合，③**可動性**の評価を行う。また，自動的な姿勢変化の際，患者特有の姿勢戦略を確認する。このとき，腰部，骨盤のみが動き，胸椎，肩甲帯は動かないなど，患者特有のmotor controlの問題を推定した場合，④**その部位のmotor controlを評価**する。

● 自動運動（図7）

　脊柱のどの部位であろうが，問診により動作時のメカニカルストレスが痛みの原因と判断した場合，自動運動による疼痛出現と疼痛部位を確認する。自動運動は，屈曲・伸展・回旋・側屈・複合運動を評価する。自動運動時の方向から力学的推論，発痛部位から構造学的推論を行う。

● 疼痛除去テスト [4,5]

　問診，自動運動で構造学的推論，力学的推論を検証する脊柱所見は，圧痛や疼痛誘発テストが行われている。詳細は，後述される各章で述べられている。ここでは，筆者らが考案した「疼痛除去テスト」の考えを紹介する。徒手介入で推定障害部位への負荷を減じてその効果をみる疼痛除去テストを用いた手法で，腰痛の病態を評価する。この方法は，診断的ブロック注射と同様にテスト施行前後の疼痛の軽減にて発痛部位を特定する。

　問診，自動運動にて椎間板性腰痛，椎間関節性腰痛と推定した場合には，マリガンコンセプトのSNAGs変法を用い，椎間関節の制動を行う。また，仙腸関節と推定した場合は，仙腸関節の制動（ニューテーション，カウンターニューテーション，側方からの圧迫）を徒手的に行う。筋・筋膜性腰痛と推定した場合には，筋・筋膜の滑走性を改善する介入（脂肪層，筋間）を行う。これらの徒手的な介入により，疼痛が軽減，もしくは消失した場合には，疼痛除去テスト陽性とし，発痛部位を推定する。

SNAGs：
sustained natural apophyseal glides

図7　自動運動の評価

ROMと運動の質を確認し，症状の再現（疼痛出現）と出現部位を評価
● flexion：屈曲　● extension：伸展 ● rotation：回旋　● side flexion：側屈 ● combined movement：複合運動

●疼痛増悪因子に対する機能評価(図3)

理学療法の主なアプローチ対象は筋と関節であり，該当部位および隣接関節の筋・関節の機能評価は必須である．評価により疼痛を増悪させる機能不全を推定した場合に，その機能を改善することが理学療法の基本となる．

①筋・筋膜性障害

筋・筋膜性障害は，滑走性障害，筋緊張の問題，motor controlの3つの問題に大別される．このため，脊椎や体幹部，隣接関節の評価が必要となる．これらは1つの問題が存在するのではなく，複数の問題がオーバーラップしていることをよく認める．詳細は各章で述べられているため，ここでは基本的な評価方法を紹介する．

a. 滑走性障害

滑走性障害を評価するためには，筋・筋膜の構造を理解し，評価者はどの層(図8)を評価をしているかを理解して行うことが重要となる．

浅筋膜レベルの評価(図9)は，浅筋膜のレベルまで圧を加えて動かし，その動きや患者の感覚を評価する．動きが低下している場合，滑走性障害があると判断し，滑走性を改善させる．その後，痛みが出現した動作を再度行ってもらい，痛みが減ることを確認した場合，浅筋膜レベルの滑走性障害が腰痛に関連していたと判断する．

次に，脂肪層から深筋膜レベル(皮下組織)の滑走性障害を評価する(図10)．この脂肪層には，感覚神経が多く存在しており[6]，このレベルに滑走性障害があると疼痛の原因になる．脂肪を筋肉上まで把持し，動かすことで滑走性障害を評価する．滑走性障害もしくは過敏になっている部分を把持すること

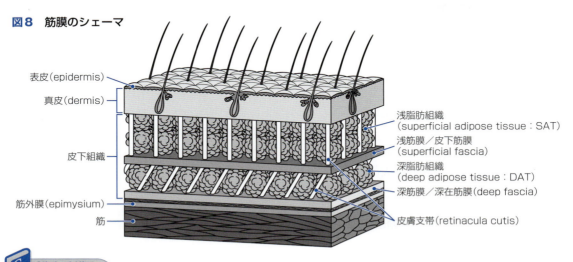

図8 筋膜のシェーマ

Clinical Hint

浅筋膜，皮下脂肪層の滑走性障害による痛み

浅筋膜，皮下脂肪層の滑走性障害が痛みの原因になっている場合，長期間痛みを有し，痛みが広範囲であり，痛みの強さは大きくなく，「ざわざわ」「言葉で表現できない」などの訴えを聞くことが多い．

で患者は痛みを感じ，評価者は動いていないことを感じる．動きを出したあと，再度，動作時痛が出現する自動運動を行ってもらい，痛みが軽減するようであれば，皮下組織の滑走性障害であると推測する．

次に筋間の滑走性障害を評価する．腰部であれば，多裂筋と脊柱起立筋，腰方形筋と脊柱起立筋間は滑走性障害から疼痛の原因になりやすい．

これらの滑走性障害を改善しても，滑走性障害を起こしている原因を改善しなければ，再発してしまう可能性が高い．特に筋間の痛みと判断した場合は，motor controlの評価の際，その部位が過剰収縮していないかを確認する必要がある．

b. 筋緊張

筋緊張は主に圧痛で確認する．高緊張の場合，圧を加えた際に痛みが生じる．筋は受容器であり効果器であるため，基本的にあらゆる刺激に反応する．このため，高緊張筋を改善しようと思えば，押す，揺らす，触るなど，どのような介入を行っても一時的によくなることが多い．しかし，高緊張になってしまう

図9 浅筋膜レベルの滑走性障害の評価

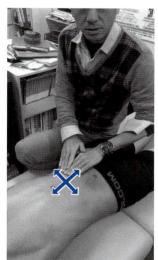
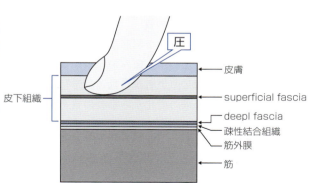

浅筋膜レベルに圧を加え，縦横に動かし，動きのわるい所を評価する．

図10 皮下組織（脂肪層，深筋膜）レベルの滑走性障害の評価

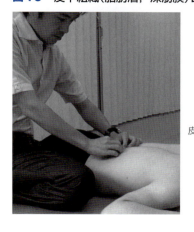
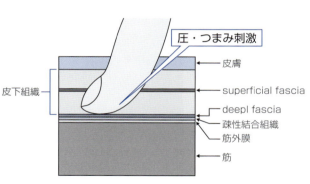

原因を改善しなければ，再度，高緊張になってしまう可能性が高い。このため，問診を基に姿勢やmotor controlの評価を行い，高緊張になってしまう原因を推定し改善する必要がある。

c. motor control（図11）

　motor controlは特定の動きを患者がどのように行うかによって評価する。さまざまな評価方法が存在するが問診や自動運動の評価により，前屈時に痛みが出現するのであれば後面筋群，伸展時に痛みが出現するのであれば前面筋群の評価を行うとよい。

②関節障害

　関節障害の問題は，（過／低）可動性，挙動の質（関節の位置異常），（関節の動きとしての）motor controlに大別される。このため，脊椎や体幹部，隣接関節におけるこれらの評価が必要となる。

a.（過／低）可動性

　過可動性，低可動性のどちらも問題になりうる。脊椎には多くの関節が存在し，分節的な可動性の評価を行う必要がある。分節的な可動性を評価する方法はさまざまであるが，われわれはPAグライド（図12）にて評価している。評価により，低可動性を確認した場合には，可動性を改善し，疼痛動作を行い，低可動性の影響を推定する。過可動性を確認した場合，ドローイン（腹横筋の収縮）を行い，疼痛動作を行い，その影響を推定する。

b. 挙動の質

　分節的な関節挙動の質が悪いと，その関節周囲の組織にメカニカルストレスが加わり，痛みの原因になりうる。このため，分節的な関節挙動を徒手的に制動し，患者が自動運動を行う（マリガンコンセプトのSNAGs）際に，疼痛，可動域の変化から挙動の質を評価する。

PA：
posterior-anterior

図11　腹筋群のmotor control評価の一例

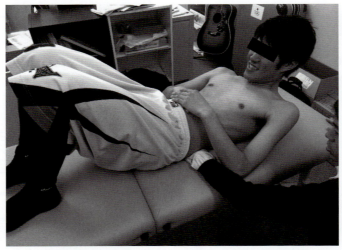

腰部の随意的な後弯，上部腹筋（体幹挙上），下部腹筋（骨盤後傾）を評価する。求心性収縮，遠心性収縮の課題を評価することにより，患者固有のmotor controlを評価する。

図12 可動性評価の一例

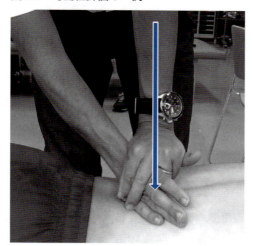

> **Memo**
> **PAグライド**
> 棘突起に評価者の豆状骨を当て，反対側の上肢で力を加える。

c.（関節の動きとしての）motor control

　脊椎の動きは，筋活動だけでなく，関節の可動性や状態によっても規定される。このため，他動的な脊椎全体の動き（立位での前屈や腹臥位での上肢を使っての伸展）を評価する。

おわりに

　ここでは，脊柱理学療法の考え方について述べた。医師と理学療法士が密接な関係にあるわが国のストロングポイントを活かすことは，腰痛で苦しむ患者を減らすだけでなく，諸外国に誇れる，わが国独自の理学療法の発展に寄与すると考える。

文献

1) Fritz JM, et al：Comparison of classification-based physical therapy with therapy based on clinical practice guidelines for patients with acute low back pain：a randomized clinical trial. Spine, 28(13)：1363-1372, 2003.
2) 三木貴弘：O'Sullivan Classification Systemを用いた非特異的腰痛の分類とその介入-症例研究を通して-. 徒手理学療法，17(2)：51-56, 2017.
3) Karayannis NV, et al：Physiotherapy movement based classification approaches to low back pain：comparison of subgroups through review and developer/expert survey. BMC Musculoskelet Disord, 13：24, 2012. doi：10.1186/1471-2474-13-24.
4) 成田崇矢：腰痛に対する徒手療法の応用と機能的障害に特異的な運動療法とは？．腰痛の病態別運動療法（金岡恒治 編著），p61-81文光堂，2016.
5) 成田崇矢，ほか：徒手療法を用いた腰痛の病態評価の試み. 日本整形外科スポーツ医学会雑誌，37(1)：22-26, 2017.
6) Tesarz J, et al：Sensory innervation of the thoracolumbar fascia in rats and humans. Neuroscience, 194：302-308, 2011.

I 脊柱理学療法の概要

2 脊柱の機能解剖とバイオメカニクス

Abstract
- 腰椎の各運動方向における周辺組織への力学的ストレスを理解することが，腰痛治療の第1歩である。
- 体幹筋はローカル筋（深層筋）とグローバル筋（表層筋）に分類され，各筋の機能的特徴を理解することで，有用な運動療法を実践することができる。

はじめに

脊椎は7個の頚椎，12個の胸椎，5個の腰椎，5個の仙椎（癒合して1つの仙骨），3～6個の尾椎（癒合して1つの尾骨）から構成され，椎間板と椎間関節で荷重している。脊椎の主な機能は，①脊髄を保護する神経保護機能，②脊椎を運動させる運動機能，③体重を支持し四肢運動時の土台となる安定性機能，の3つである。本項では，脊椎（主に腰椎）の基本的な機能について，近年の研究報告を交えながら解説する。

脊椎の運動機能

脊椎は屈曲／伸展，側屈，回旋の6自由度の運動方向を有し，各椎間の可動域は図1のとおりである。屈曲／伸展において，頚椎でC5/6，C6/7の下位頚椎，腰椎はL4/5，L5/S1の下位腰椎で可動域が大きい。これは椎間板ヘルニアや分離症の発症が多い高位と一致しており，運動機能と腰椎疾患発症との関連性が示唆される。側屈では若干の違いはみられるものの，特異的に可動域を

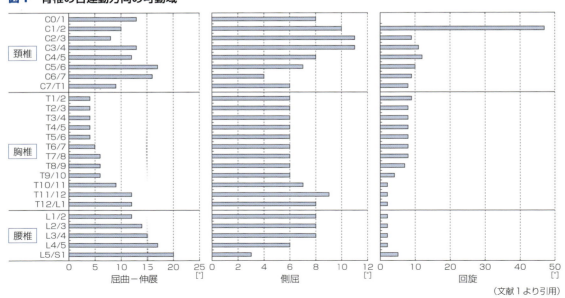

図1 脊椎の各運動方向の可動域

（文献1より引用）

有する高位はない．一方，回旋ではC1/2（環軸関節）が頚椎回旋可動域の約半分を有しており，頚椎−胸椎−腰椎と下行するにしたがって可動域が小さくなる．これは椎間関節の関節面の形状が関与しており，水平面に対する関節面が頚椎は45°，胸椎は60°傾斜にしているのに対し，腰椎では90°となるため，腰椎は回旋可動域が小さくなる（図2）．よって，体幹回旋時の脊椎回旋可動性に

図2　椎間関節の関節面の方向

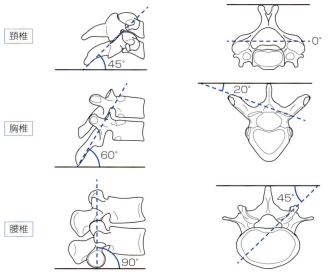

a　水平面に対する関節面の方向　　b　前額面に対する関節面の方向

Memo　腰椎骨盤リズム

体幹屈曲時に，屈曲初期では腰椎の運動割合が大きく，屈曲後期になると骨盤前傾運動の割合が大きくなる「腰椎骨盤リズム」を呈する．長谷部らは，健常者18名の胸椎，腰椎，骨盤の体幹前屈時の運動様式を検証した結果，初期（開始〜屈曲50％）は腰椎優位，後期（屈曲75％〜最大屈曲）は骨盤優位であることに加え，中期〜後期（屈曲50％〜最大前屈）では胸椎が伸展方向に運動するparadoxical motionがみられることを報告した（図3）[2]．

図3　健常者の腰椎骨盤リズム（n＝18）

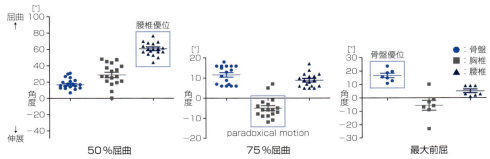

前屈初期では腰椎の運動割合が大きいのに対し，屈曲後期では骨盤の運動割合が大きい．胸椎は中期〜後期において伸展方向に動くparadoxical motionを示す．

（文献2より引用）

おいては，胸椎の貢献度が大きい。また，腰椎回旋時にはcoupling motion（main motion以外の動き）が生じる。回旋時にL1/2〜L4/5では回旋と反対方向への側屈，L5/S1では同方向への側屈が生じ[3]，矢状面ではL1/2〜L5/S1の腰椎全体が屈曲する[4]ことが報告されている。

> **Memo　体幹回旋時の肩甲帯・骨盤の関与**
>
> 　体幹回旋時には，脊椎（胸椎，腰椎）の可動性だけでなく，肩甲骨や骨盤の回旋も関与している。肩甲胸郭関節における肩甲骨の水平面回旋は片側で約15°の可動域を有し，大腿骨に対する骨盤の回旋可動域も内旋・外旋ともに約15°を有するとされている[5]。これら肩甲骨や骨盤に可動域制限が生じると，回旋可動性の少ない腰椎の回旋代償を誘発し，椎間関節性腰痛を発症しやすくすると考えられる。

腰椎運動による力学的ストレス

　腰椎運動に伴う周辺組織への影響を**表1**にまとめた。

　椎間板は屈曲時に内圧が上昇し，特に腰椎ではリフティング動作で顕著に上昇する[6]。よって，前屈動作時に腰痛や下肢痛を訴える場合，椎間板性腰痛あるいは腰椎椎間板ヘルニアの可能性が高くなる。側屈時には同側の椎間板が圧迫されるため，椎間板ヘルニアでは反対側へ側屈する逃避性側弯を認める。

　一方，脊椎後方に位置する椎間関節や椎間孔は，主に伸展時にストレスが大きくなる。椎間関節は伸展および反対側回旋で上位椎の下上関節突起と下位椎

表1　腰椎の各運動における周辺組織の動態

運動方向	椎体	椎間板	椎間関節	後方軟部組織（靱帯，筋，関節包など）	椎間孔
屈曲	上位椎体が前方回旋し，前方に滑走する	前方が圧迫され，髄核は後方移動	上位の下関節突起が上方に移動し，下位の上関節突起から離れる	伸張される	広がる
伸展	上位椎体は後方回旋し，後方に滑走する	後方が圧迫され，髄核は前方移動	上位椎と下位椎の関節突起はより強く連結され，棘突起は他の棘突起に接触する	弛緩する	狭くなる
側屈	上位椎体は側屈側に傾斜する	側屈側が圧迫される	上位椎の側屈側関節突起は下降し，対側は上昇する	側屈側は弛緩し，反対側は伸張される	側屈側は狭くなり，反対側は広がる
回旋	中心軸は棘突起の基部近くで軸回旋する	剪断力のみでほとんど動きなし	回旋方向と反対側が圧縮され，同側は伸張される	—	ほとんど変化なし

＊青文字はその組織へのストレスが高まると考えられる運動

の上関節突起が圧迫され，ストレスが増加することが報告されている[7]。また，椎間孔に圧センサーを設置し腰椎運動時の圧力を計測した先行研究では，屈曲位：18.5 mmHg，中間位：29.4 mmHg，伸展位：41.2 mmHgと，伸展時には屈曲時の2倍以上の圧力がかかることが報告されている[8]。以上から，体幹伸展あるいはKemp手技（図4）で腰痛を訴える場合は椎間関節性腰痛（分離症含む），さらに下肢の神経症状を訴える場合は腰部脊柱管狭窄症を疑う。

図4　Kemp手技

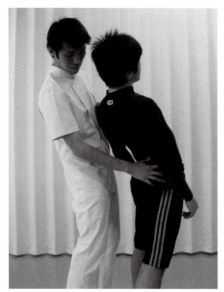

腰椎を伸展および回旋させる。

Clinical Hint

腰椎屈曲／伸展ストレスを軽減させる運動療法

　腰椎屈曲でストレスが高まる椎間板のストレスを軽減させるには，腰椎を伸展させるextension exercise（図5a）が有用である。一方，椎間関節や椎間孔への伸展ストレスを軽減するには，腰椎を屈曲させるflexion exercise（図5b）を実施する。脊柱管狭窄症患者に対する運動療法の選択において，セラピストが最も多く処方しているのはflexion exerciseであることが報告されている[9]。

図5　extension exerciseとflexion exercise

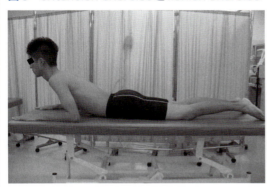
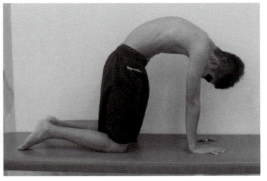

a　extension exercise　　　　b　flexion exercise

両者とも障害高位の脊椎を運動させるよう意識させる。

脊椎の安定性機能

脊椎の安定性は骨・関節・靱帯による「他動サブシステム」，筋による「自動サブシステム」，筋群の制御を担う「神経制御サブシステム」の3つのシステムから構成されている[10,11]。他動サブシステムは骨・関節構造と脊椎の靱帯による安定性，自動サブシステムは筋力の発生による脊椎分節間の安定性，そして筋活動を制御しているのが神経制御サブシステムであり，これら3つのサブシステムが相互に作用して脊椎安定性が獲得される。Panjabi[11]は脊椎不安定性を「安定化システムにより椎間のneutral zone（わずかな負荷によって生理学的椎間運動が生じる領域）を生理学的範囲内に維持できないこと」と定義した。他動サブシステムは最終可動域近くでのみ分節間運動を制御している一方で，neutral zoneの制御には自動的な筋収縮あるいは筋緊張が大きく関与している（図6）[12]。

脊椎安定性の制御にはneutral zoneにおける筋の機能が重要であり，それを担う体幹筋は構造的な特徴からローカル筋システムとグローバル筋システムの2つに分類される[13]（表2）。ローカル筋は起始もしくは停止が腰椎に直接付着する筋と定義され，体幹深部に位置し腰椎の分節的安定性を制御している。体幹筋のみならず，関節の深部に位置する筋は関節に適度な緊張を与え安定性を高める働きをしており[14]，頸椎では頸長筋がこれにあたる。一方，グローバル筋は脊椎に直接付着しない多分節間を横断する表在筋であり，脊椎運動時のトルクを発生し運動方向をコントロールしている。この2つの筋システムが相互に作用することにより腰椎の安定性が増加し，体幹の剛性が高まると考えられている[15]。

図6 脊椎分節における負荷—変位曲線

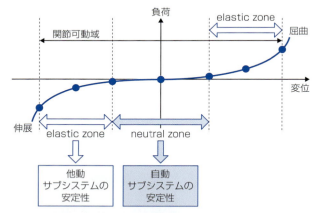

neutral zoneでは筋収縮による自動サブシステムの貢献度が高くなる一方で，最終可動域周辺では骨・関節・靱帯などの他動サブシステムの寄与が大きい。

表2 ローカル筋・グローバル筋の分類

ローカル筋	グローバル筋
・腹横筋	・腹直筋
・内腹斜筋（胸腰筋膜付着線維）	・外腹斜筋
	・内腹斜筋
・腰方形筋の内側線維	・腰方形筋の外側線維
・多裂筋	・胸最長筋の胸部
・胸最長筋の腰部	・腰腸肋筋の胸部
・腰腸肋筋の腰部	
・横突間筋	
・棘間筋	
・大腰筋*	

＊大腰筋は股関節筋として考えられ，ローカル筋に含まれないこともある。

（文献13を一部改変引用）

> **Memo** elastic zone
> neutral zoneと対になる用語であり，最終可動域周辺の領域を指す。elastic zoneでは，骨・関節・靱帯など他動サブシステムによる安定性の寄与が大きくなるため，構造的な破綻が起きやすいと考えられる（例：腰椎最大伸展の繰り返し→腰椎分離症）。

各体幹筋の機能解剖

▶腹直筋（図7）

腹直筋は腹部の最も表層に位置し，第5〜7肋軟骨，胸骨剣状突起から起こり，恥骨に停止する。白線によって左右を分けられており，左右それぞれ3〜4本の腱画で区画，補強されている。作用は腰椎前屈，骨盤後傾であり，矢状面上での腰椎・骨盤運動において大きなトルクを発揮する。

図7 腹直筋

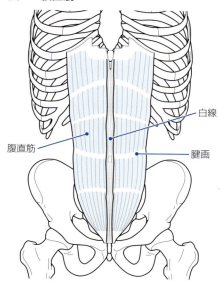

sit-up時の筋活動

腹直筋強化の代表的なエクササイズとしてsit-up exercise（腹筋運動）が用いられるが，sit-up exerciseのなかで腹直筋が大きく活動するのは，上体を起こし始めた初期（屈曲初期）であり，屈曲後期に向けて活動量は減少していく（図8）。よって，腹直筋強化には肩甲骨を上げる程度の挙上角度でよい。

図8 sit-up時の腹直筋活動量（n＝9，2-way ANOVA，＊p＜0.05）

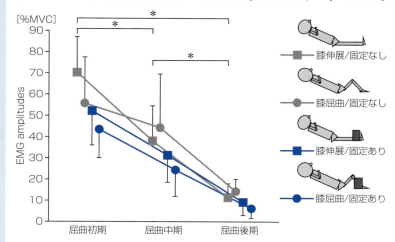

4種類のsit-up（膝伸展/固定なし，膝屈曲/固定なし，膝伸展/固定あり，膝屈曲/固定あり）の腹直筋活動量を比較した結果，いずれのsit-upにおいても初期＞中期＞後期の順に活動量が大きい。

➤外腹斜筋(図9)

　外腹斜筋は側腹筋群のなかで最も浅層に位置し，第5～12肋軟骨外側面から起こり，腸骨稜の外唇および腹直筋鞘の前葉，白線に停止する。片側収縮により体幹の同側側屈，反対側回旋が生じ，両側収縮では体幹の前屈および骨盤の後傾が生じる。外腹斜筋は，腹直筋鞘を介して反対側の内腹斜筋と筋膜によって連結されており[16]，体幹安定性を高めるためには反対側の内腹斜筋と協同的に活動する必要がある。

➤内腹斜筋(図10)

　内腹斜筋は腹横筋と外腹斜筋の中間層に位置し，胸腰筋膜，腸骨稜の中間線，上前腸骨棘，鼠径靱帯の外側1/3に起始をもち，第10～12肋骨下縁，腹直筋鞘の前・後葉および白線に停止する。一側性の収縮により同側への体幹側屈および回旋運動が生じ，両側性に収縮すると体幹の屈曲が生じる。また，後部線維は腹横筋や胸腰筋膜に連結しているため，腹横筋と同様に腹圧や胸腰筋膜の緊張の調節にも関与している。ラットやシミュレーションモデルを用いた研究[17,18]により，腰椎安定性制御に大きく寄与していることが報告されており，近年注目を集めている。

➤腹横筋(図11)

　腹横筋は腹部の最も深層に位置し，第7～12肋軟骨の内側面，胸腰筋膜，腸骨稜の内側唇，鼠径靱帯の外側から起こり，腹直筋鞘の後葉および白線に停止する。腹横筋は胸郭下縁から横断方向に走行する上部線維，胸腰筋膜を介して腰椎に付着している中部線維，腸骨稜と鼠径靱帯に起始をもつ下部線維の3つの領域に分けることができる。両側性に収縮すると，腹囲の減少および腹圧の上昇が生じ，胸腰筋膜と前方の筋膜が緊張する。この胸腰筋膜の緊張が

図9　外腹斜筋

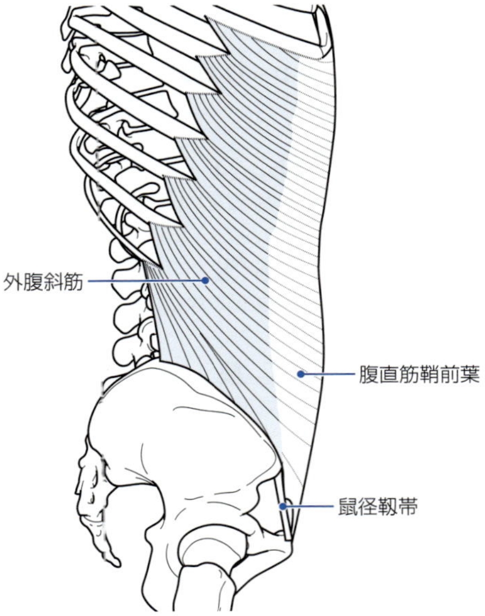

図10　内腹斜筋

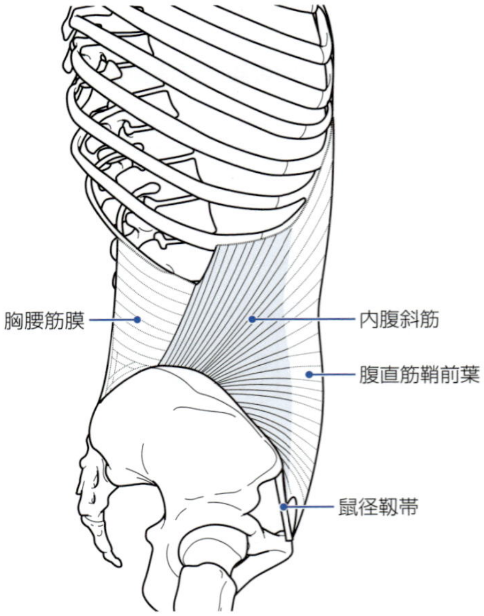

neutral zoneにおける腰椎の剛性を向上させることが報告されている[19, 20]。また，腹横筋の下部線維は同側方向への体幹回旋時に大きな活動量を示したとの報告[21]から，腹横筋は体幹回旋動作にも関与していると考えられている。

> **Memo** 腹横筋のフィードフォワード作用
> 　四肢運動を行う際，腹横筋は四肢の主動筋よりも早く活動するフィードフォワード作用があり[22, 23]，腰痛患者ではこのフィードフォワード作用が遅延することが確認されている[24]。神経筋反応時間の改善にはその筋の選択的収縮が有効であると報告されている[25]ことから，腹横筋のフィードフォワード作用を改善させる場合，腹横筋を選択的収縮させるdraw-in exerciseが有効となる。

▶多裂筋（図12）

　多裂筋は腰部脊柱起立筋群のなかで最も内側に位置し，各高位に存在する筋束の集合から構成されている。個々の多裂筋は腰椎横突起もしくは仙骨に起始をもち，2〜4分節上位の棘突起に停止する。両側性に収縮すると腰椎を伸展させ，一側性に収縮すると同側への側屈，反対側への回旋が生じる。多裂筋は筋束が分節的に配置されていることから，背部ローカル筋のなかでも分節的安定性制御に重要な筋と考えられている。屍体腰椎を用いた研究により，多裂筋の収縮が腰椎の挙動を抑制し，neutral zoneにおける腰椎の剛性を増加させることが報告されている[26]。

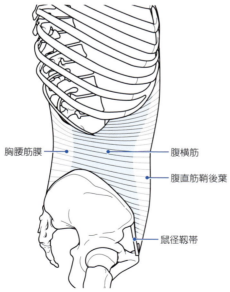

図11　腹横筋

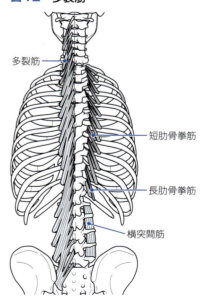

図12　多裂筋

> **Memo** 骨盤前後傾時の筋活動
> 　われわれは腹横筋が骨盤後傾，多裂筋が骨盤前傾時に活動量が大きいことを報告しており[27]，骨盤傾斜や腰椎前弯のコントロールにはローカル筋が関与していると考えている。

▶腰方形筋（図13）

　腰方形筋は腸骨稜から起こり，第12肋骨に停止する外側線維と第1～4腰椎に停止する内側線維に分けられる。一側性に収縮すると体幹の同側への側屈や骨盤の挙上が生じ，両側性に収縮すると腰椎が前弯位にあれば腰椎の伸展に作用する。線維別では，外側線維は骨盤挙上や体幹側屈に作用し，内側線維は体幹伸展や体幹側屈に作用することが明らかにされている[28]。腰椎安定性に関与しているのは主に腰椎に付着している内側線維であり，有限要素モデルを用いた研究により，腰方形筋が椎間の変位や椎間板内圧を軽減し安定性を向上させることが報告されている[29]。

▶大腰筋（図14）

　大腰筋はT12-L4の椎体および椎間板の側面から起こる前部線維とL1-5の横突起から起こる後部線維に分けられ，両者ともに腸腰筋と一体化して大腿骨の小転子に停止する。股関節に対して屈曲・外旋作用を有し，腰椎に対しては，一側性の収縮により同側への側屈が生じ，両側性の収縮により腰椎伸展（前弯）

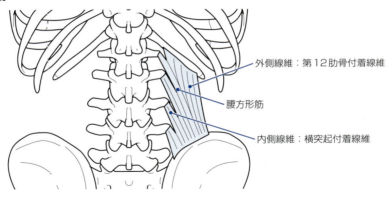

図13　腰方形筋

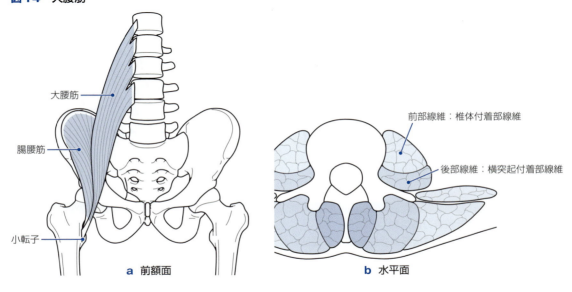

図14　大腰筋

が生じる。前部線維は主に股関節屈曲や腰椎屈曲・側屈に作用し，特に股関節深屈曲位での股関節屈曲運動で活動量が大きくなる（図15）[30]。一方，後部線維は腰椎が前弯曲位にあれば腰椎伸展・側屈に作用し，腰椎安定性に関与していることが報告されている[31]。

SLR：
straight leg raising

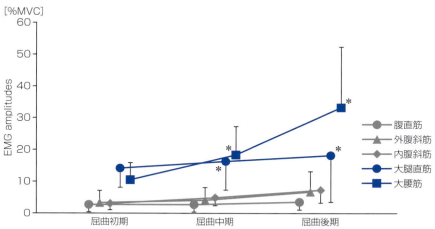

図15 active SLR時の体幹・下肢筋活動（n＝9，2-way ANOVA，＊p＜0.05）

大腰筋は屈曲初期から後期にかけて漸増的に活動量が大きくなり，大腿直筋は初期から後期にかけて緩やかに活動量が増加する。

Memo　アライメント変化による作用の違い

　大腰筋や腰方形筋は腰椎に直接付着するが，脊柱から離れた線維は多分節をまたいでいるためローカル筋とグローバル筋の両者の役割をもつと考えられる。多分節にわたる線維の収縮によって腰椎が前弯していれば前弯を強くする方向である腰椎伸展運動が生じ，後弯していれば屈曲方向に運動する。これは胸鎖乳突筋が頭部の位置によって頚椎の屈曲筋としても伸展筋としても作用することと同じである。このように関節のアライメントによってグローバル筋の働きは変わるため，関節近傍のローカル筋の役割が重要となる。

文献

1) White AA, Panjabi MM：Clinical biomechanics of the spine, 2nd ed, Lippincott, p98-107, 1990.
2) 長谷部清貴，ほか：spino-pelvic rhythmの基本と応用．臨床スポーツ医学，30(8)：715-719, 2013.
3) Ochia RS, et al：Three-dimensional in vivo measurement of lumbar spine segmental motion. Spine (Phila Pa 1976), 31(18)：2073-2078, 2006.
4) Fujii R, et al：Kinematics of the lumbar spine in trunk rotation：in vivo three-dimensional analysis using magnetic resonance imaging. Eur Spine J, 16(11)：1867-1874, 2007.
5) Neumann DA：筋骨格系のキネシオロジー（嶋田智明，ほか監訳），p113-426, 医歯薬出版，2005.
6) Nachemson AL：The Lumbar spine, an orthopedic challenge. Spine, 1：59-71, 1976.
7) Sairyo K, et al：Spondylolysis fracture angle in children and adolescents on CT indicates the fracture producing force vector-A biomechanical rationale. Internet J Spine Surg, 1(2)：2005.
8) Morishita, et al：Neurogenic intermittent claudication in lumbar spinal canal stenosis：the clinical relationship between the local pressure of the intervertebral foramen and the clinical findings in lumbar spinal canal stenosis. J Spinal Disord Tech, 22(2)：130-134, 2009.
9) Comer CM, et al：Assessment and management of neurogenic claudication associated with lumbar spinal stenosis in a UK primary care musculoskeletal service：a survey of current practice among physiotherapists. BMC Musculoskelet Disord, 10：121, 2009.
10) Panjabi MM：The stabilizing system of the spine Part 1：Function, dysfunction, adaption, and enhancement. J Spinal Disord, 5(4)：383-389, 1992.
11) Panjabi MM：The stabilizing system of the spine. Part II. Neutral zone and instability hypothesis. J Spinal Disord, 5(4)：390-397, 1992.

12) Gardner-Morse M, et al：Role of the muscles in lumbar spine stability in maximum extension efforts. J Orthop Res, 13(5)：802-808, 1995.
13) Bergmark A：Stability of the lumbar spine. A study in mechanical engineering. Acta Orthop Scand Suppl, 230：1-54, 1989.
14) 小形洋悦：筋肉痛に対するマニュアルセラピー：深部筋群治療の理論と実際. 理学療法 18(5)：485-492, 2001.
15) Stanton T, et al：The effect of abdominal stabilization contractions on posteroanterior spinal stiffness. Spine (Phila Pa 1976), 33(6)：694-701, 2008.
16) Myers TW：Anatomy Trains—Myofascial Meridians for Manual and Movement Therapists：アナトミー・トレイン—徒手運動療法のための筋筋膜経線(松下松雄, 訳), p167-176, 医学書院, 2009.
17) Brown SH, et al：Transmission of muscularly generated force and stiffness between layers of the rat abdominal wall. Spine(Phila Pa 1976), 34(2)：E70-75, 2009.
18) Grenier SG, et al：Quantification of lumbar stability by using 2 different abdominal activation strategies. Arch Phys Med Rehabil, 88(1)：54-62, 2007.
19) Hodges PW, et al：Contraction of the abdominal muscles associated with movement of the lower limb. Phys Ther, 77(2)：132-142, 1997.
20) Hodges PW, et al：Feedforward contraction of transversus abdominis is not influenced by the direction of arm movement. Exp Brain Res, 114(2)：362-370, 1997.
21) Hodges PW, et al：Inefficient muscular stabilization of the lumbar spine associated with low back pain. A motor control evaluation of transversus abdominis. Spine(Phila Pa 1976), 21(22)：2640-2650, 1996.
22) Crow J, et al：Muscle onset can be improved by therapeutic exercise：a systematic review. Phys Ther Sport 12(4)：199-209, 2011.
23) Hodges P, et al：Intervertebral stiffness of the spine is increased by evoked contraction of transversus abdominis and the diaphragm：in vivo porcine studies. Spine (Phila Pa 1976), 28(23)：2594-2601, 2003.
24) Barker PJ, et al：Effects of tensioning the lumbar fasciae on segmental stiffness during flexion and extension. Spine(Phila Pa 1976) 31(4)：397-405, 2006.
25) Urquhart DM, et al：Differential activity of regions of transversus abdominis during trunk rotation. Eur Spine J, 14(4)：393-400, 2005.
26) Wilke HJ, et al：Stability increase of the lumbar spine with different muscle groups. A biomechanical in vitro study. Spine(Phila Pa 1976), 20(2)：192-198, 1995.
27) Takaki S, et al：Analysis of muscle activity during active pelvic tilting in sagittal plane. Phys Ther Res, 19(1)：50-57, 2016.
28) Park RJ, et al：Changes in regional activity of the psoas major and quadratus lumborum with voluntary trunk and hip tasks and different spinal curvatures in sitting. J Orthop Sports Phys Ther, 43(2)：74-82, 2013.
29) Goel VK, et al：A combined finite element and optimization investigation of lumbar spine mechanics with and without muscles. Spine(Phila Pa 1976), 18(11)：1531-1541, 1993.
30) 大久保 雄：大腰筋の運動中の機能について—筋電図研究より. Sportsmedicine 27(3)：6-11, 2015.
31) Bogduk N, et al：Anatomy and biomechanics of psoas major. Clin Biomech(Bristol, Avon), 7(2)：109-119, 1992.

II 病態を知る

II 病態を知る

1 病態を知る（頚椎）

Abstract
■ 頚部痛，肩こりの病態には，頚椎椎間関節障害，椎間板障害，筋・筋膜性障害などがあり，これらが絡み合うことによって病態は複雑になる。

はじめに

　一般的な症候である頚部痛や肩こりの原因となる病態はさまざまで，頚椎椎間関節，椎間板，頚部神経根，筋・筋膜などが挙げられる。症状が一般的であるにもかかわらずその病態解明が進んでいないのは腰痛と同様であり，今後の解明が望まれる。

　本項では外科的治療を必要とする頚椎損傷，椎間板ヘルニア，頚椎症性脊髄症などは取り上げず，理学療法が求められる頚部障害である頚椎捻挫，頚椎椎間関節症，変形性頚椎症，筋・筋膜由来の疼痛について取り上げ，その病態と発生メカニズムを解説する。

頚椎捻挫

　頭頚部に外力が加わり頚椎に骨折や脱臼などの器質的損傷が生じずに頚部痛が出現したものは，臨床的に頚椎捻挫と診断される。その病態としては椎間関節，椎間板，筋肉，神経根，棘間靱帯などが挙げられ，これらの組織の損傷や微細損傷によって疼痛が出現する。外力の加わり方によって損傷メカニズムは異なり，体幹部への衝撃による頭部の慣性力によって発生する傷害と，頭部に直接外力が作用する場合に分けられる。

　頭部慣性力によって発生する頚椎捻挫の多くは交通事故，特に乗用車の被追突事故によって発生し，後方から体幹部に衝撃力が加わり，頭部の慣性力が頚椎への伸展負荷となって発生する。スポーツの現場においては，例えばラグビー選手がタックルを受け，体幹が前方や側方に押し出される際に頭部慣性力によって頚部傷害が発生する。

　交通事故によって発生する頚椎捻挫の発症メカニズムは，自動車工学，インパクトバイオメカニクスの進歩に伴って明らかにされてきており，それらの結果によると，座位で後方から衝撃力が加わることで，体幹が前方に押し出され，頭部慣性力によって頚椎は下位頚椎から伸展挙動を開始し，徐々に上位椎間に伸展挙動が伝播していく。そのため衝撃後100ミリ秒付近では下位頚椎が伸展位，上位頚椎は屈曲位の二相性のカーブを呈する（**図1，2**）。一方，生理的な頚椎挙動は，頭部から動き始め，上位頚椎から伸展挙動を開始し徐々に下位頚椎に伝わっていく（**図3**）。

図1 慣性力による頚椎捻挫の受傷機序解明に向けた志願者研究

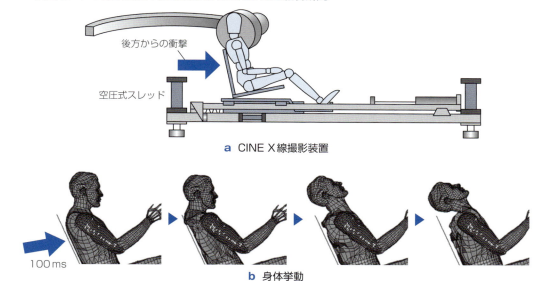

a　CINE X線撮影装置

b　身体挙動

c　頚椎挙動

空圧式スレッドにより着座シートに後方より追突事故を模した衝撃を加え，その際の頚椎挙動をcineradiographyにて記録。

図2　被追突時の頚椎挙動

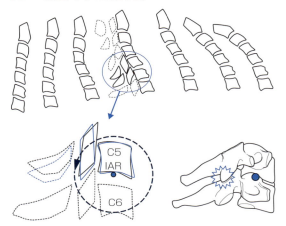

体幹が前方に押されることにより，下位頚椎から伸展挙動を開始する。そのため下位頚椎は伸展，上位頚椎は屈曲位の二相性のカーブを呈する。

（文献2より引用）

図3　生理的な頚椎挙動

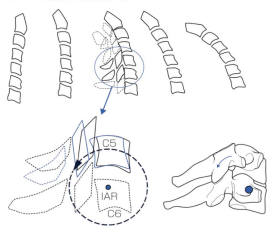

頭部挙動に応じて上位頚椎から伸展挙動を開始する。

（文献2より引用）

脊椎分節挙動には並進運動と回転運動の2つの要素があり，これらの比率によって挙動の質が評価される。頸椎は上位頸椎ほど椎間関節の関節面が水平に近く，下位頸椎ではより大きい角度を呈している（**図4**）。これは生理的頸椎挙動においては上位頸椎から動くため上位頸椎は並進要素の大きい挙動を呈し，下位頸椎は回転要素の大きい挙動を呈することを反映している。この並進要素と回転要素の配分を表す指標として瞬間回旋中心位置（IAR）が用いられる[1]。つまり並進要素が大きい挙動ではIARは遠方へ，回転要素が大きい挙動では近位に位置する。

IAR：
instantaneous axis of rotation

この回旋中心位置を用いて被衝撃時のC5/6頸椎分節の挙動を解析したところ，二相性のカーブを示した時点では，生理的な挙動時の回旋中心位置に比較して衝撃時は有意に上方に変位していた[2,3]（**図2，3**）。これらのことから，被追突時の頸椎挙動は生理的な挙動と比べて回転要素の大きい分節挙動が生じ，その際に椎間関節には滑らかな並進運動が妨げられ，関節がぶつかるfacet impingementが生じることが推察され，このような非生理的な椎間関節挙動は屍体を用いた実験からも明らかにされている[4,5]（**図5**）。

図4　高位別の頸椎挙動

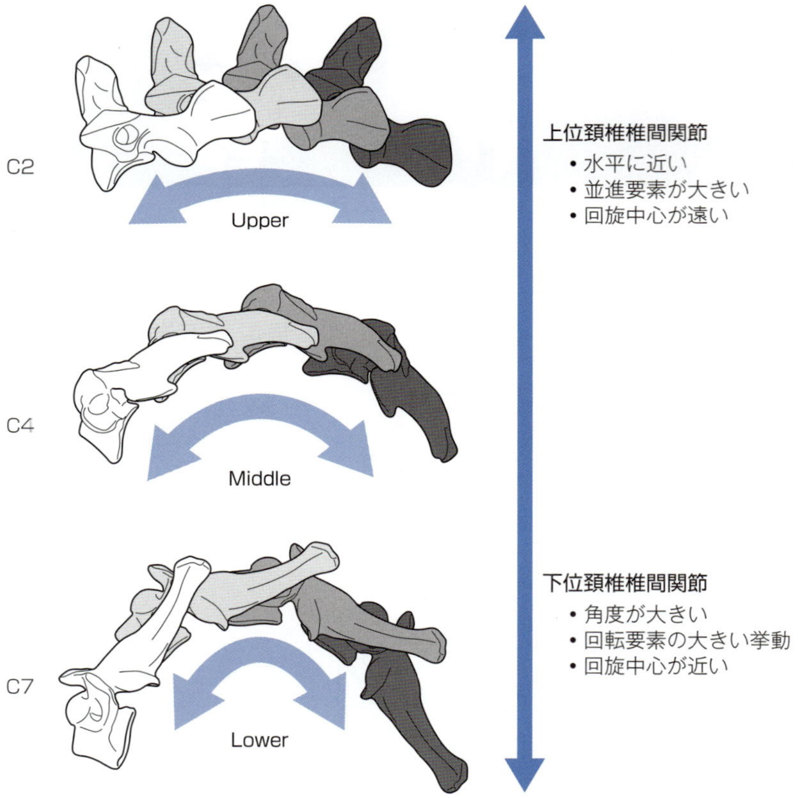

C2　Upper

上位頸椎椎間関節
- 水平に近い
- 並進要素が大きい
- 回旋中心が遠い

C4　Middle

C7　Lower

下位頸椎椎間関節
- 角度が大きい
- 回転要素の大きい挙動
- 回旋中心が近い

下位頸椎ほど回転要素の大きい，回旋中心位置が近い挙動を呈する。

（文献13より引用作成）

図5 屍体実験による被追突衝撃時の頚椎椎間関節挙動解析結果

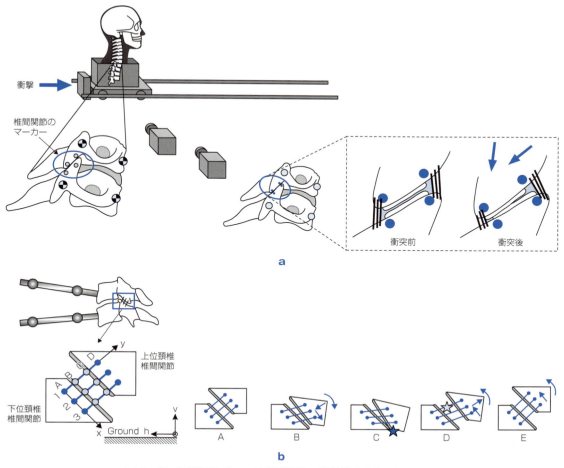

aとbいずれの実験系においても椎間関節の異常挙動が確認されている。

（文献4, 5より引用作成）

　脊柱は椎間板でつながれた不安定な構造で，その挙動は椎間関節で規定されるため，突然の衝撃によって非生理的挙動を強いられることで椎間関節へ負荷が生じる。このため前述の体幹への後方からの衝撃のみならず，側方からの衝撃によっても被衝撃側の椎間関節に負荷が生じる。椎間関節には侵害受容器が豊富に存在することがさまざまな研究から明らかにされており[6,7]，これらの非生理的な挙動によって関節包や関節介在組織（meniscoid）が損傷されて疼痛を生じる。

　椎間関節に生じた負荷によって組織の損傷が生じ，炎症機転が働き組織の修復が行われるが，日常生活において頚椎の動きに伴う負荷が加わり続けることによって炎症は遷延し，頚部痛が慢性化していく。

　椎間関節由来の疼痛は関連痛として肩甲骨周囲に放散するため，頚部痛に伴った僧帽筋上部，肩甲骨内側にも疼痛を生じる。健常志願者の頚椎椎間関節に高張食塩水を注入した際の疼痛誘発部位を調査した報告[8]によると各椎間関節由来の疼痛は図6に示す部位に放散している。

図6 頚椎椎間関節由来の疼痛の分布

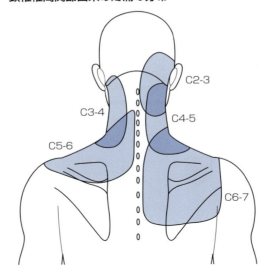

(文献8より引用)

　また腰椎の椎間関節に生じた炎症は，神経根を刺激し下肢痛を誘発することが報告[9]されており，同様の機序が頚椎で発生することで，頚椎椎間関節の炎症によって上肢の放散痛や手指のしびれ感などの症状が発生することも予測される。またラットの頚椎椎間関節に物理的負荷を加える実験的椎間関節障害によって前脚に異常知覚（allodynia）が生じたことも報告されている[10, 11]。したがって，上肢の神経症状を呈するにもかかわらず精査によって神経組織の圧迫所見を認めない患者については，このような機序によって症状が生じていることも疑う必要がある。

　さらに，頚椎椎間関節には頚部交感神経幹からの神経支配を受けているとの報告[12]があり，椎間関節の炎症によって交感神経の刺激症状が生じ，頭痛，羞明，めまいや耳鳴りなどの自律神経症状の発現に関与していることも疑われる。

頚椎椎間関節障害

　頚椎椎間関節障害は頚椎捻挫として発症するのみならず日常生活での負荷の繰り返し，なんらかの作業での繰り返しの頚椎伸展回旋挙動によっても発症すると考えられる。また就眠時の不自然な姿勢によって生じた椎間関節障害は「寝違え」の病態と考えられる。ラグビーなどのコンタクトスポーツにおいて頭部から負荷が加わる動作を行うことによって椎間関節障害が生じる。図7に頚部痛を呈するラグビー選手の頚椎画像を示す。タックル動作時に右頭部からコンタクトすることで頚椎は左に側屈し，左C4/5椎間関節に負荷が加わることで，骨棘を形成したと考えられる。また単純X線画像ではC4/5椎間に局所的な後弯変形を呈しており，同部位の椎間板の変性による椎間腔の狭小化や椎間関節への荷重負荷を避けるための機能的後弯などの機序が推定される。

　図8にヘッディング動作で頚部痛が生じたサッカー選手の頚椎単純X線側面像を示す。受傷前3ヵ月にも頚部痛で単純X線を撮像しており，受傷後は著し

図7　大学ラグビー選手の頚椎画像

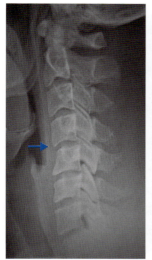
a　頚椎単純X線画像

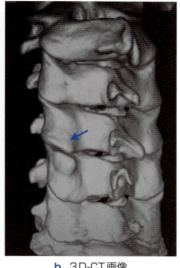
b　3D-CT画像

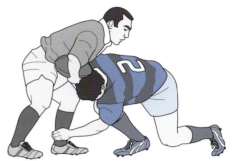
c　タックル時の態勢

C4/5椎間において局所的後弯を呈し、左C4/5椎間関節には骨棘形成を認める。この選手は右頭部からタックルに入ることが多く、その動作の繰り返しによって同椎間関節に負荷が加わり、変形性変化を生じたものと推察する。

図8　女子サッカー選手の頚椎単純X線画像

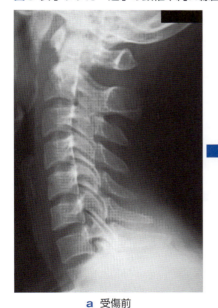
a　受傷前

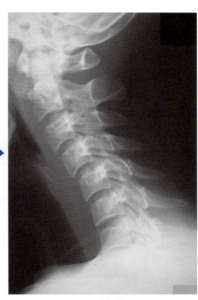
b　受傷後

無理な態勢でヘッディングを行った直後から頚部痛出現。著しい伸展制限を呈し、側面像では、偶然撮影されていた受傷前の頚椎と比較して著しいアライメント異常を呈している。このアライメント異常の原因は頚椎椎間関節などの炎症による機能的なものと考えられる。

いアライメント変化をきたしている。おそらくヘッディング動作によって頚椎椎間関節や筋・筋膜に損傷が生じ、傷害部位の疼痛を回避するための機能的なアライメント異常と考えられる。このように脊柱のアライメントの評価には構造的な要因のみならず、機能的な面も考慮する必要がある。

変形性頚椎症

椎間関節への負荷が加わり続けることによって関節軟骨は消失し，関節周囲に骨棘が増殖し，変形性変化が進行する。また椎間板の変性に伴い椎間板周囲の骨棘増殖と相まって単純X線画像所見にて変形性変化が明らかになり，何らかの症状を呈することで変形性頚椎症と診断される。変形性頚椎症による頚部痛の病態は明らかではないが，椎間関節や椎間板由来であると推察される。

筋・筋膜由来の頚部痛（図9）

なんらかの要因で頚部，肩甲帯の筋活動に局所的な負荷が加わり続け，筋・筋膜に微細損傷が生じ，炎症を惹起することで頚部痛や肩こりを発症する。生じた炎症の結果として，組織間の癒着や滑走性障害が生じることで筋・筋膜の力伝達機能が低下し，局所の挙動が低下したり増加することで筋萎縮や線維化が生じ，さらなる炎症を誘発するという悪循環が形成される。また，疼痛が持続することで中枢性感作として不活動となり身体機能低下を招くという悪循環も形成される。このような機序によって生じた症状は筋・筋膜性疼痛症候群（MPS）とよばれ，癒着や滑走性障害が生じた部位はしこりや硬結として認識される。本症候群の発症の誘因として，頚椎椎間関節や椎間板由来の疼痛による不活動も挙げられる。このような悪循環を断つためには，段階的・個別的な運動療法や不活動を防ぐための認知行動療法なども用いられる。

MPS：
myofascial pain syndrome

頚部障害に対する診断と治療

なんらかの神経学的所見を呈し，神経の圧迫所見が疑われる場合にはMRIをはじめとした画像検査を行いその器質的病変を探索する。しかし多くの頚部痛や肩こりを訴える患者では明らかな器質的所見や神経圧迫所見を認めないた

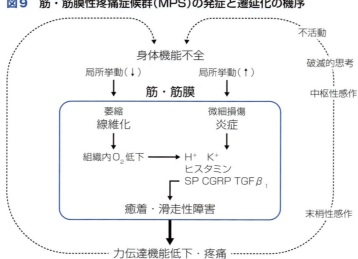

図9　筋・筋膜性疼痛症候群（MPS）の発症と遷延化の機序

め，その評価は疼痛誘発や圧痛部位などから推定する。単純X線画像所見として椎間板腔の狭小や，頚椎局所後弯，ストレートネックともよばれるアライメント異常が挙げられるが，これらの所見が現時点での症状と関連するか否かを明らかにすることは困難である。無症候性にこれらの単純X線画像所見は生じるため，画像所見はあくまでも補助診断手法として病態推定の一助に留めるべきである。

整形外科的な治療方法としては症状に応じて消炎鎮痛薬の経口投与や経皮投与（湿布），各種物理療法が行われる。また頚椎椎間関節障害に対しては椎間関節ブロック注射が用いられることがあり，症状軽減を見ることによる診断的価値も有する。

おわりに：理学療法士（セラピスト）に望むこと

明らかな器質的な病態のない，機能障害によって生じている症候に対しては，その発生メカニズムを推定し，その誘因に対する対処を行うことが求められる。理学療法士には漫然とした物理療法による対処ではなく，症状発症原因に対する根本的な対処方法の探索と実施が求められる。

文献

1) Fuss FK : Sagittal kinematics of the cervical spine-how constant are the motor axes?. Acta Anat (Basel), 141 (1) : 93-96, 1991.
2) Kaneoka K, et al : Motion analysis of Cervical Vertebrae During Whiplash Loading. Spine, 24(8) : 763-770, 1999.
3) Amevo B, et al : Abnormal instantaneous axes of rotation in patients with neck pain. Spine, 17(7) : 748-756, 1992.
4) Stemper BD, et al : The relationship between lower neck shear force and facet joint kinematics during automotive rear impacts. Clin Anat, 24(3) : 319-326, 2011.
5) Pearson AM, et al : Facet Joint Kinematics and Injury Mechanisms During Simulated Whiplash. Spine, 29(4) : 390-397,2004.
6) Giles LG, et al : Innervation of lumbar zygapophyseal joint synovial folds. Acta Orthop Scand, 58(1) : 43-46, 1987.
7) Yamashita T, et al : Mechanosensitive afferent units in the lumbar facet joint. J Bone Joint Surg Am, 72(6) : 865-870, 1990.
8) Dwyer A, et al : Cervical zygapophyseal joint pain patterns. I: A study in normal volunteers. Spine, 15(6) : 453-457, 1990.
9) Tachihara H, et al : Does facet joint inflammation induce radiculopathy? : an investigation using a rat model of lumbar facet joint inflammation. Spine, 32(4) : 406-412, 2007.
10) Lee KE, et al : In vivo cervical facet capsule distraction : mechanical implications for whiplash and neck pain. Stapp Car Crash J. 48 : 373-393, 2004.
11) Lee KE, et al : A novel rodent neck pain model of facet-mediated behavioral hypersensitivity : implications for persistent pain and whiplash injury. J Neurosci Methods, 137(2) : 151-159,2004.
12) Ohtori S, et al : Sensory Innervation of the Cervical Facet Joints in Rats. Spine, 26(2) : 147-150, 2001.
13) White AA, et al : Clinical biomechanics of the spine, 2nd ed, Lippincott Williams & Wilkins (Philadelphia), 1990.

Ⅱ 病態を知る

2 病態を知る（腰椎）

Abstract
- 椎間板性腰痛の診断は，病歴，身体所見，画像所見，および診断的ブロックの評価など，さまざまな情報を収集して，総合的に判断することが重要である．
- 腰椎椎間板ヘルニアの治療は，局所安静と消炎鎮痛薬の投与が治療の基本であるが，馬尾障害を呈する場合は例外で，早期の手術療法の適応である．保存療法に抵抗する神経根障害は，高位診断と症状・所見が合致すれば，手術療法を考慮する．
- 椎間関節性腰痛の確定診断には診断的ブロックによる疼痛改善の確認が必須である．診断的ブロックの限界を理解したうえで，病歴，身体所見，画像所見も併せて総合的に判断する必要がある．
- 腰部脊柱管狭窄症では，一般に，膀胱直腸障害を伴う馬尾障害や重度の神経脱落徴候を伴う症例では手術が積極的に勧められる．日常生活に支障を及ぼす間欠跛行が認められ，保存療法により症状の改善が得られず，本人，家族が手術を希望する場合には相対的手術適応となる．

椎間板性腰痛

▶病態

　椎間板性腰痛とは，椎間板を構成する線維輪，髄核，あるいは椎体終板の神経終末が刺激されて生ずる腰痛と定義される[1]．椎間板は，洞脊椎神経と交感神経幹の両者に支配を受けており，線維輪の外側1/3，前縦靱帯，および後縦靱帯に，神経線維と感覚受容器が分布している（図1）[2]．正常状態では，髄核に神経線維は存在しないが，変性の過程で感覚神経の自由神経終末が，変性髄核に侵入する[3]．変性椎間板内では，さまざまなサイトカインが産生されており，これらが自由神経終末を刺激することにより疼痛が惹起される[4]．また，椎間板変性が進行すると，隣接する椎体終板にも炎症が波及する．椎体終板軟骨には疼痛伝達ペプチド含有の感覚神経の存在が報告されており[5]，この神経が刺激されることにより疼痛が増強する．

図1　椎間板周囲の解剖

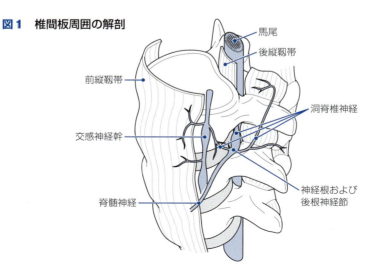

椎間板は，青年期からすでに断裂，変性という病理変化が始まっており[6]，腰痛と椎間板変性には関連がないとする報告がある一方で，急性腰痛と椎間板損傷の関連を示唆する報告も存在する[7]。急性腰痛と診断された腰痛のなかには，一定の割合で椎間板性腰痛が存在すると考えられている。急性腰痛発症後，亜急性から慢性の経過をたどり，画像上に椎間板変性が認められた場合，臨床現場では「椎間板性腰痛」として扱うことが多い。

▶診断法

● 身体所見

椎間板性腰痛では，一般的に腰椎の屈曲時と座位時に腰痛が発現・増強すると理解されている。これは，腰椎屈曲位や座位で椎間板内圧が上昇するという生体力学的研究が根拠になっている[8]。しかしながら，腰椎伸展時痛や立位時での腰痛が主訴の場合もある[9]。腰椎屈曲時に腰痛が誘発される場合，筋・筋膜性腰痛との鑑別が重要である。鑑別には，棘突起圧迫による腰痛の誘発や，筋伸張時痛や筋付着部の圧痛，筋・筋膜への徒手介入による疼痛軽減などが指標となるが，診断精度について明確に述べたエビデンスは乏しい。

● 画像診断

単純X線画像では，椎間高の低下を確認する。また，腰椎の機能撮影（前屈・後屈位）で椎間不安定性の有無を確認する。特に，前屈位で椎間板の前方がつぶれて，椎間の後方が開大する場合，椎間板障害が示唆される[10]。MRIでは，線維輪に生じるHIZと腰椎終板に生じるmodic changeに注目する（図2）。HIZは，腰椎椎間板後方の線維輪に認められるT2強調画像での高信号領域であり[11, 12]，線維輪の損傷と続発する炎症を反映していると考えられている。modic changeは，椎体終板および軟骨下骨の信号変化であり，3つのtypeに分類される[13]。modic change type1は，T1強調画像で低信号，T2強調画像で高信号を呈し，骨髄浮腫と炎症・血管新生を反映していると考えられている。

HIZ：
high intensity zone

図2 注目すべきMRI画像所見

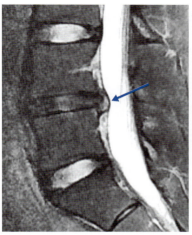
a high intensity zone (HIZ)

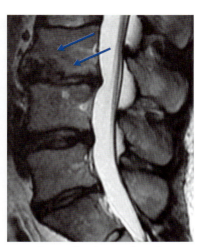
b modic change type1

RCT:
randomized controlled trial

type2は，T1，T2強調画像ともに高信号を呈し，骨髄の脂肪変性を反映していると考えられている。type3は，T1，T2強調画像ともに低信号を示し，軟骨下骨の骨硬化を反映していると考えられている。一般に，腰痛と関連が強いのは，type1で，椎体終板の炎症や微細損傷がその病態と考えられている。注意点としては，化膿性脊椎炎・椎間板炎の初期においてもtype1と同様の画像所見を呈することに留意する。type1を呈する慢性腰痛患者に100日間の抗菌薬投与を行うことで，腰痛が改善されたというdouble-blind RCTの報告があり[14]，感染性疾患との鑑別が重要である。

一方で，無症候性の椎間板変性が存在することは，今や一般的に知られた事実となっており，腰痛のない健常者の約3割にMRIで椎間板変性が確認されたとする報告も存在する[15]。また，腰椎椎間板のMRI所見と腰痛の関連を検討した最新のメタ・アナリシスによれば，椎間板膨隆，椎間板脱出，modic change type 1，椎間板突出，および椎間板変性は有意に腰痛と関連していたが，HIZや線維輪損傷では腰痛との関連は認められなかったと述べられている（表1）[16]。以上から，MRIにおける画像所見は，あくまで補助診断であることに留意する必要があり，椎間板性腰痛の診断は，病歴，身体所見，画像所見，および診断的ブロックの評価など，さまざまな情報を収集して，総合的に判断することが重要である。

● 椎間板造影・ブロック

椎間板性腰痛の診断におけるgold standardは椎間板造影検査である[17]。従来は，造影剤注入時の腰痛が，普段感じている腰痛と性状・局在が類似しているか（再現痛）が診断に用いられてきた。近年では，後述する椎間板内への局所麻酔薬の注入（椎間板ブロック）による疼痛緩和効果も診断に有用であると報告されている[18]。腹臥位で，X線透視下に，ブロック針を椎間板内に到達させる。椎間板造影後に，1％リドカインあるいは0.25％ブピバカインを0.75～1.0mL注入してブロックを行い，除痛を確認する。

表1 腰椎椎間板のMRI所見と腰痛の関連

MRI所見	オッズ比（95％信頼区間）	無症候性の成人における頻度	腰痛患者における頻度	P値
線維輪損傷	1.79 (0.97〜3.31)	11.3% (9.0〜14.2%)	20.1% (17.7%〜22.8%)	0.06
HIZ	2.10 (0.73〜6.02)	9.5% (6.7〜13.4%)	10.4% (8.0〜13.4%)	0.17
椎間板変性	2.24 (1.21〜4.15)	34.4% (31.5〜37.5%)	57.4% (54.8〜59.8%)	0.01*
椎間板膨隆 (bulging)	7.54 (1.28〜44.56)	5.9% (3.8〜8.9%)	43.2% (38.2〜48.2%)	0.03*
椎間板突出 (protrusion)	2.65 (1.52〜4.62)	19.1% (16.5〜22.3%)	42.2% (39.3〜45.1%)	0.00*
椎間板脱出 (extrusion)	4.38 (1.98〜9.68)	1.8% (0.1〜3.7%)	7.1% (5.4〜9.4%)	<0.01*
modic change type 1	4.01 (1.10〜14.55)	3.2% (0.7〜9.4%)	6.7% (4.2〜10.4%)	0.04*

MRI所見における腰椎の「椎間板変性」は，オッズ比2.24倍で腰痛の有病割合が有意に高くなる所見である。一方で，無症候性の成人で「椎間板変性」が認められる頻度も34.4％と高いことに注目。

（文献16より引用）

▶治療法

●薬物療法

椎間板性腰痛に特異的な薬物はなく，一般的には非ステロイド性抗炎症薬（NSAIDs），アセトアミノフェンなどが選択される[19]。慢性腰痛に対する薬物療法では，NSAIDsなどの鎮痛薬だけでなく，抗うつ薬，麻薬性鎮痛薬など多彩な薬剤が適応となるが，長期投与に伴う副作用に注意する必要がある。

NSAIDs：non-steroidal anti-inflammatory drugs

●椎間板ブロック

椎間板ブロックは，椎間板性腰痛の診断のみならず，保存治療としても有効であり，ステロイドなどの抗炎症薬を併用することで，抗炎症効果が期待される。近年では，抗サイトカイン薬の注入により椎間板性腰痛が軽減するという報告があり，今後期待される治療の一つである[20,21]。一方で，このような侵襲的な治療は感染のリスクも伴うため，椎間板内への薬物の注入を行う場合には細心の注意が必要である[17]。また，椎間板への直接的な治療ではないが，下位腰椎椎間板の支配神経であるL2神経根ブロックも椎間板性腰痛に効果があることが報告されている[23]。

●経皮的椎間板内高周波熱凝固療法

経皮的椎間板内高周波熱凝固療法は，椎間板内にカテーテルを挿入し，椎間板内に熱を与えることで椎間板内に侵入した神経を変性させ，膠原線維の収縮により椎間板を安定させることを目的とした治療であるが，その効果に関しては不明な点が多く残されている[22]。

●手術治療

椎間板性腰痛は変性椎間板が疼痛源であり，理論的には同部を固定する脊椎固定術で腰痛は消失するはずである[17]。しかし，実際に脊椎固定術が選択されるケースは少ない。欧州で行われた椎間板性腰痛患者に対する手術療法を検証したシステマティック・レビューによれば，脊椎固定術は，入念なリハビリテーションを行った非手術群と比較して，明らかな優位性は認められなかった[24]。

腰椎椎間板ヘルニア

▶病態

腰椎椎間板ヘルニアとは，椎間板を構成している髄核または線維輪内層が，周囲を取り囲んでいる線維輪を穿破して，本来の位置から周囲へ向かって突出した状態をいう。広義の椎間板ヘルニアには前方突出や椎体内突出も含まれる。臨床的に問題となるのは神経組織と接している後方への突出である。歴史的には，当初，軟骨腫（chondroma）として腫瘍の一種と考えられてきたが，MixterとBarrが椎間板ヘルニアによる坐骨神経痛の概念を確立した[25]。本疾患の発生は，男性に多く（男女比は約2～3：1），好発年代は男女ともに20～40歳代

である。高位別では，L4/5椎間，次いでL5/S1椎間が多い。若年者ではL5/S1椎間が多く，40歳以上ではL4/5椎間が多い。L4から頭側レベルは年齢とともに増加する傾向にある。

また，髄核の水分含有率は小児期で88％，老年で66％といわれているが，変性椎間板ではこの含有率が減少する。これに反復する捻転負荷が加わると線維輪に放射状亀裂が形成され，椎間板ヘルニアが発生すると考えられている[26]。線維輪の放射状亀裂とヘルニアの脱出は後外側に多く発生する。線維輪の後外側部は，胎生期の線維輪への栄養血管の侵入部位であるため，他の部分よりも組織が粗で弱いことがその理由として考えられている。

一方で，MRIでは，腰痛のない健常者の約3割に椎間板ヘルニアが確認され，腰仙部神経根障害の発生には，神経根に対する機械的圧迫因子のみではその発生機序をすべて説明することができない。実験的には，椎間板組織自体が有する炎症性サイトカイン，あるいは椎間板組織が硬膜外腔に曝露されたことにより生じる炎症反応，すなわち化学的因子が神経に機能的・器質的変化を引き起こすことが明らかにされている[27]。現在では，椎間板ヘルニアによる神経症状発現には，機械的圧迫因子と化学的因子がさまざまな割合で関与していると考えられている。

▶診断法

腰椎椎間板ヘルニアの診断基準に統一されたものはないが，日本整形外科学会の「腰椎椎間板ヘルニア診療ガイドライン」では，腰椎椎間板ヘルニアの診断基準を**表2**のように提唱している[28]。

● 自覚症状

腰痛，下肢痛，および下肢のしびれが特徴的である。腰痛は必ずしも椎間板ヘルニア全例に認められる訳ではない。下肢痛やしびれは，椎間板ヘルニアにより障害を受けている神経の支配領域に一致した部位に生じる。また，その部位にさまざまな程度の神経脱落所見が認められる。

● 身体所見

一般に，腰椎前屈で症状が増強する。加えて，神経根刺激症状が特徴的である。まず，仰臥位で片側下肢の伸展挙上を行う下肢伸展挙上テスト（SLR test）が陽性の場合は，L4/5あるいはL5/S1椎間板ヘルニアが疑われる（**図3**）。下肢の伸展挙上により，坐骨神経に緊張がかかり，坐骨神経領域に疼痛が放散す

SLR：
straight leg raising

表2　腰椎椎間板ヘルニア診療ガイドライン策定委員会提唱の診断基準

1. 腰・下肢痛を有する（主に片側，ないしは片側優位）
2. 安静時にも症状を有する
3. SLR testは70°以下陽性（ただし高齢者では絶対条件ではない）
4. MRIなど画像所見で椎間板の突出がみられ，脊柱管狭窄所見を合併していない
5. 症状と画像所見とが一致する

る。ただし，高齢者では神経根の圧迫が存在してもSLR testの陽性率は低い。多くは同側の下肢を伸展挙上させると放散痛を訴えるが，反対側の下肢を挙上させた場合にも患側下肢に放散痛を訴える場合には，contralateral sign陽性とし，神経根症状としての感度は低いが特異度は高い。一方，腹臥位で下腿を上方に引き上げることにより股関節を伸展させる大腿神経伸展テスト（FNS test）が陽性の場合は，L3/4あるいはそれより上位の椎間板ヘルニアが疑われる（図4）。

FNS：
femoral nerve stretch

また，椎間板ヘルニアにより障害を受けた神経の支配領域の知覚，運動，および深部反射に異常が生じる場合がある（表3）。詳細な下肢の神経学的検査により，障害されている神経根を推定することが可能となる。中心性で大きなヘルニアの場合には，まれに両下肢，会陰部の異常知覚や膀胱直腸障害などの馬尾障害を呈することがあり，早期手術の適応であるため，見逃してはならない。

図3 下肢伸展挙上テスト（SLR test）

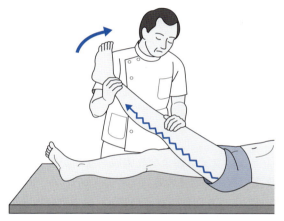

図4 大腿神経伸展テスト（FNS test）

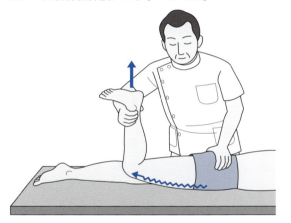

表3 障害神経根の推定（高位診断）

	L4神経根	L5神経根	S1神経根
知覚領域			
筋力低下	大腿四頭筋	前脛骨筋 長母趾伸筋	腓腹筋 長母趾屈筋
深部反射	膝蓋腱反射↓	−	アキレス腱反射↓

● 画像診断

本症に特徴的な単純X線画像所見はない。確定診断の第1選択としてはMRIが用いられる。一般的に，MRIのT1強調画像はヘルニアの形態をとらえるのに適しており，T2強調画像では椎間板変性の程度がわかる。無症候性の椎間板ヘルニアの頻度は多く，MRIで椎間板ヘルニアが認められたとしても，臨床症状と神経学的所見がヘルニア高位と整合性があることを確認する必要がある。

▶治療法

局所安静と消炎鎮痛薬の投与が治療の基本である。馬尾障害を呈する場合は例外で，早期の手術療法の適応である。保存療法に抵抗する神経根障害は，高位診断と症状・所見が合致すれば，手術療法を考慮する。

● 安静

椎間板ヘルニアに対する急性期の治療として安静を支持するエビデンスは少ない[29]。Vroomenらによると，14日間の安静臥床と管理下での注意深い生活とでは成績に差がないと報告されている[30]。このような背景から，安静を指示するよりは，患者自身で動ける範囲で徐々に日常生活に復帰するよう指示するべきである。

● 薬物療法

一般的にはNSAIDs，アセトアミノフェンおよび筋弛緩薬などが選択される[28]。病態からは神経障害性疼痛の機序が含まれることから，プレガバリン，セロトニン・ノルアドレナリン再取り込み阻害薬などが用いられる機会も増えている。

● 神経ブロック

腰部硬膜外へのステロイド注射は保存的治療の選択肢の一つである。治療開始早期の疼痛改善には有効であるが，長期的な機能回復においては有意差が認められないとする報告が多い[28,31]。神経根ブロックは，障害神経根の確定，すなわち高位診断に有用であり，診断的治療として行われる。

● 手術治療

馬尾障害や高度の運動麻痺を呈する場合は，絶対的手術適応であるが，それ以外の場合は，6～12週の保存療法が無効な場合に手術を考慮することが一般的である。過去の多くの報告で，手術療法は，術後1～2年時には保存療法より有意にその成績は良好であるが，それ以降の経過観察では，有意差がなくなるとされている[28,32]。近年は，その手術の大部分が，顕微鏡下あるいは内視鏡下で行われているが，ヘルニアの切除による障害神経根の確実な除圧と緊張の解除が手術成績の根幹であり，成績はほぼ同等とされている[28,33]。

一方，レーザーによる経皮的椎間板蒸散術は，非脱出型の椎間板ヘルニアの

みに適応を限定したとしても，有効率は70％前後であり，合併症として脊椎炎や終板・神経根の熱傷，骨壊死などの大きな合併症が存在する事実を把握すべきである[34, 35]。

馬尾障害に注意

両下肢，会陰部の異常知覚や膀胱直腸障害などの馬尾障害を呈する症例は，早期の神経除圧の適応である。特に膀胱直腸障害を伴う場合は，48時間以内の手術施行が望ましい。

椎間関節性腰痛

▶病態

椎間関節性腰痛とは，椎間関節の構造（骨，関節包線維，滑膜，硝子軟骨）および機能変化を起因とする痛みと定義される[36]。椎間関節とその周囲組織には，豊富な侵害受容器が分布しており，特に関節包の内尾側部や辺縁部，関節突起の筋付着部に多く分布している[37]。侵害受容器の存在は，椎間関節そのものが，力学的ストレスにより疼痛の発生源となりうることを示している。一方，椎間関節の支配神経である腰神経後枝内側枝は，椎間関節のほかに，棘間筋，多裂筋を支配しており，椎間関節に生じる侵害刺激は，同筋群への反射性攣縮，筋緊張を引き起こす可能性がある[38]。したがって，椎間関節性腰痛は筋・筋膜性腰痛とも密接に関連している可能性がある。また，椎間関節に炎症が発生すると，その腹側に存在する神経根に炎症が波及し，神経障害性疼痛をきたす可能性が指摘されている[39]。すなわち，椎間関節に起こった炎症が，腰痛のみならず下肢痛を惹起する可能性がある。このように，椎間関節性腰痛は，椎間関節それ自体に原因を有する独立した病態としてとらえるよりは，周囲の組織に由来する疼痛機序を含んだ病態としてとらえるほうが，臨床的にはより実際的である。

椎間関節の機能は，椎体間の動きの制動と，軸方向の荷重伝達である。椎間関節は，約16％程度の軸方向の荷重を伝達し，残りの約84％は椎体および椎間板が担う[40]。腰椎の椎間関節の関節面は，胸椎よりも矢状面に近いため，屈曲伸展運動に比較的有利である一方，回旋運動は制限されている[41]。生体力学的検討によれば，椎間関節周囲への応力は，腰椎の伸展と回旋の複合運動時に増大し，特に回旋方向と反対側の椎間関節にストレスが集中することが明らかとなっている[42, 43]。さらに，腰椎の伸展と回旋運動の比較では，回旋運動のほうが椎間関節の接触圧が大きく，仙骨の側屈が加わると圧力がより増大する[44]。このことから，腰椎回旋を伴う動作においては，仙骨の側方傾斜により椎間関節への負荷が上昇する可能性が示唆される。したがって，椎間関節性腰痛の患者を評価する場合，腰部だけではなく，動作や骨盤周囲筋群の影響など，仙骨・骨盤を含めた隣接関節のマルアライメントにも注意を払う必要がある。

▶診断法

●身体所見

　椎間関節性腰痛の一般的な身体所見としては，椎間関節部の圧痛や関節近傍の多裂筋の硬結，腰椎の伸展や回旋による片側，または両側の疼痛誘発，および神経脱落症状が存在しないことなどが挙げられる．しかしながら，近年のシステマティック・レビューによれば，椎間関節性腰痛の診断に十分な特異度をもった身体所見や病歴は少ないことが報告されている[45]．

　Jacksonらの大規模な診断学的研究によれば，神経脱落症状がない腰痛患者で，椎間関節ブロックが有効な患者の特徴は，高齢者，腰痛の既往，立位での体幹を屈曲から最大伸展したときの疼痛，下肢痛や筋攣縮がないこと，およびValsalva操作によっても疼痛の増強がない，という結果であった[46]．また，わが国で，田口らが行った検討では，片側性の腰痛で，患者自身が腰痛の最強部位を限局的に示すことができるという項目が，椎間関節性腰痛患者の特徴であり，そのほかには臨床上の特徴は特定できなかったとしている[47]．椎間関節性腰痛の診断によく用いられるKemp手技（腰椎を伸展・側屈させて症状の誘発を確認する）に関しても，除外診断には有用な可能性がある一方で，特異度は低いことが明らかとなっている（Kemp手技で腰痛が誘発されても椎間関節性腰痛とは言い切れない）[48]．

　上記の椎間関節性腰痛の診断精度を検討したエビデンスを総合し，著者は表4のような基準を作成し，これに基づき診断を行っている．椎間関節性腰痛を疑った場合は，画像診断および診断的ブロックを含めた疼痛分析を行うべきと考えている．

●画像診断

　病歴や身体所見から，椎間関節性腰痛を疑った場合には，CTやMRI検査により，椎間関節の変性変化を確認する．MRIでは，ときに関節内に水腫を認めることがある．一方で，これらの椎間関節の変性所見と疼痛とは関連がないとする報告もあり，画像所見は，あくまで補助診断とすべきである[49]．投球や投擲（円盤投げや砲丸投げ）などの一方向性の体幹の伸展・回旋ストレスを伴うスポーツ種目のアスリートでは，きき手と反対側の片側性の腰痛を呈し，同側の椎間関節の変性所見が認められる選手が多い[49]．pitfallとしては，成人発症の腰椎分離症（腰椎疲労骨折），仙骨疲労骨折，および外側ヘルニア（特にL5/S1）などでも，腰椎の伸展や回旋による片側の腰殿部痛が誘発されるため，画像検査（特にMRI-STIRが有用である）において除外しておく必要がある[49]．

STIR：
short-tau inversion recovery

表4　椎間関節性腰痛を疑うべき身体所見

- 棘突起正中より1横指以上外側の片側性／両側性の腰痛
- 伸展・回旋時の痛み
- 椎間関節部の圧痛がある
- Kemp手技で腰痛誘発がない場合は除外
- 棘突起正中より1横指以内の腰痛は除外

●診断的ブロック

前述のように，椎間関節性腰痛の診断において，身体所見と画像所見だけで診断を確定することは不可能であり，確定診断には椎間関節ブロック，あるいは腰神経後枝内側枝ブロックによる疼痛改善の確認が必須となる。ブロックにより症状が消失すれば，腰痛の原因を椎間関節性と推定可能であるが，痛みが完全消失せず，軽減した場合には，その度合いにより椎間関節性腰痛の関与の程度を推測する。診断的ブロックの問題点としては，プラセボ効果や，他の組織由来の疼痛までブロックしてしまう可能性（偽陽性）があり，診断的ブロックの限界を理解したうえで，病歴，身体所見，画像所見も併せて総合的に判断する必要がある[50]。

▶治療法

●椎間関節ブロック

椎間関節ブロックは，診断的ブロックとしての意義のみならず，治療効果も期待できる。ブロック効果は数時間から，症例によっては1年以上の長期間にわたって持続する場合がある。椎間関節ブロックのブロック高位は，本人によるone fingerでの疼痛部位の指示と，触診による圧痛部位から選択する。腹臥位で，単純X線透視下の斜位像で椎間関節面を確認して，ブロック針を椎間関節内に到達させ，リドカイン1.0 mLを注入してブロックを行う。運動選手の場合は，ブロック当日は完全休養とし，翌日のみ練習量の調整を行うが，翌々日からは制限を加えていない[50]。

●手術治療

椎間関節性腰痛に対する手術治療としては，理論上，脊椎固定術が考えられる。しかしながら，椎間関節性腰痛単独の病態に対して，固定術が考慮される症例は極めてまれである。慢性の椎間関節性腰痛に対しては，経皮的電気焼灼術の適応が考慮される。適応は，3カ月以上継続する腰痛がある，神経学的な脱落症状がない，外傷の既往がない，および腰神経後内側枝ブロックが一時的にでも有効である症例に限定される。しかしながら，近年のシステマティック・レビュー[51]と最新の多施設RCTの結果[52]から，その有効性は疑問視されている。

RCT：randomized clinical trials

腰部脊柱管狭窄症

▶病態

腰部脊柱管狭窄とは，腰椎部において先天的，あるいは主として退行性変化による椎間板や黄色靱帯，椎間関節といった神経組織周囲の変性やそれに伴う肥厚により，神経根や馬尾が慢性的な圧迫受けている状態を指す[53]。このような慢性的な神経根や馬尾の圧迫により，自覚的な下肢痛やしびれ，あるいは，運動麻痺や感覚障害といった臨床症状を呈している状態を腰部脊柱管狭窄症とよぶ。

腰部脊柱管狭窄症の特徴的な症状は，神経性間欠跛行である。間欠跛行とは，

安静時には無症状，もしくは軽微な症状であるが，歩行により症状が新たに出現，もしくは悪化することで歩行の継続ができなくなり，短い休息で回復し，再び歩行可能となる状態をいう。間欠跛行には神経性と血管性に分類されるが，神経性間欠跛行では，姿勢性要素が大きく関わっている点が特徴である。「歩行で悪化した下肢症状が，前屈姿勢で休息すると速やかに改善する」「前屈位での歩行や自転車の場合は，下肢症状が出現しない」などは姿勢性要素が存在することを示し，神経性間欠跛行，すなわち腰部脊柱管狭窄症を強く疑わせる所見といえる。

▶診断法

腰部脊柱管狭窄症の診断における最大の問題点は，明確な診断基準が存在しないことである。画像所見において，脊柱管内で馬尾や神経根の圧迫が認められても神経症状を引き起こすとは限らず，狭窄の程度と臨床症状の重症度は必ずしも相関しない[54]。したがって，画像所見のみで腰部脊柱管狭窄症を診断することは不可能である。日本整形外科学会と日本脊椎脊髄病学会の監修により作成された「腰部脊柱管狭窄症診療ガイドライン」では，腰部脊柱管狭窄症を症候群として定義し，**表5**のような診断基準（案）を提示している[55]。患者を腰部脊柱管狭窄症と確定診断するには，診断基準（案）にあるように自覚症状や身体所見を評価し，それを合理的に説明できる画像所見を確認することが必要である。腰部脊柱管狭窄症と診断した場合には，さらに治療方針の決定のために，神経障害型式の評価と合併症の評価を行う。

● 神経障害型式の評価

腰部脊柱管狭窄症の神経障害型式は，馬尾型，神経根型，および混合型の3型に分類できる（**表6**）。馬尾型は，下肢，殿部および会陰部の異常感覚，膀胱直腸障害，下肢脱力感や性機能不全などの自覚症状を呈し，疼痛はない。症状は両側性である。他覚的には，多根性障害を特徴とする。一方，神経根型は，自覚的には下肢の疼痛を主訴とする。片側性の症例が両側性の症例より多い。他覚的には，単根性障害を特徴とする。混合型は，馬尾型と神経根型が合併した病態である。

神経障害型式の診断は，問診，神経根ブロック，そして歩行負荷試験によりなされる[56,57]。特に高齢者の場合，問診だけでは，本人の自覚症状を十分に評価することは困難であり，検者が患者とともに歩行する歩行負荷試験は特に有

表5 腰部脊柱管狭窄症の診断基準（案）

以下の4項目をすべて満たすこと
①殿部から下肢の疼痛やしびれを有する
②殿部から下肢の疼痛やしびれは立位や歩行の持続によって出現あるいは増悪し，前屈や座位保持で軽快する
③歩行で増悪する腰痛は単独であれば除外する
④MRIなどの画像で脊柱管や椎間孔の変性狭窄状態が確認され，臨床所見を説明できる

表6 神経障害型式の分類

神経障害型式	自覚症状	他覚所見
馬尾型	下肢・殿部・会陰部の異常感覚	多根性障害
神経根型	下肢・殿部の疼痛	単根性障害
混合型	馬尾型＋神経根型	多根性障害

用である。歩行負荷試験により，神経障害型式の診断が変更となる患者は約1割存在し，問診により馬尾型あるいは神経根型と診断されていた患者が，歩行負荷試験により混合型と判明する場合が多い[57]。腰部脊柱管狭窄症の自然経過は，神経障害型式によって異なるため，その評価は治療方針決定の参考となる。すなわち，自然寛解例や保存療法の著効例は神経根型に多く，一方で馬尾型は自然寛解傾向を示さない[56]。適切な治療を受けていない馬尾型の患者は日常生活上の工夫（杖や手押し車の使用など）により，間欠跛行出現の防止に努めている場合が多い。

● 合併症の評価

末梢動脈疾患による血管性間欠跛行や糖尿病性末梢神経障害など，腰部脊柱管狭窄症と類似した症状を呈する疾患が存在し，鑑別診断として重要である。また，これらの疾患が腰部脊柱管狭窄症に合併する場合も少なくない。

末梢動脈疾患による血管性間欠跛行は，姿勢と関係せず，立ち止まるだけで下肢痛が軽減するという特徴がある[58]。足背動脈，後脛骨動脈の拍動の有無や，足関節上腕血圧比（ABI）が参考となる。糖尿病性末梢神経障害の発症は，血糖コントロールや罹病期間と密接な関係がある[59]。初期には，血糖コントロールにより，症状の改善が期待できる。

ABI：
ankle brachial pressure index

▶ 治療法
● 生活指導

腰部脊柱管狭窄症では，腰椎の伸展（前弯の増強）で症状が惹起されるため，腰椎の前弯を弛めるような姿勢をとることで，症状が出現する時間を遅らせ，程度を軽減することができる。具体的には，歩行時の杖やカートの使用，立位のときに高さ10 cm程度の踏み台に片足を乗せる，前腕や肘をついて作業をする，などの指導を行う。

● 薬物療法[55]

一般的には，NSAIDs，筋弛緩薬，メチルコバラミンの投与が行われていることが多いが，治療効果としてのエビデンスは不足している。経口プロスタグランジンE1（リマプロストアルファデクス）は，腰部脊柱管狭窄症による神経性間欠跛行や下肢のしびれといった馬尾障害に対して，短期間の有用性は認められている。文献上は，カルシトニン製剤や，プロスタグランジン製剤の静脈投与の有効性の報告はあるが，保険診療の適用外である。

● ブロック療法

腰部脊柱管狭窄症による神経根性疼痛に対しては，硬膜外ブロックや神経根ブロックは短期的には有効である[55]。しかし，自然経過を上回る効果があるかどうかのエビデンスはない。ステロイドの注入の効果についての報告はさまざまであり，現時点ではエビデンスは定まっていない[60]。

● 手術治療

　腰部脊柱管狭窄症の患者における保存療法や無治療での自然経過は必ずしも悪くない。軽度ないし中等度の腰部脊柱管狭窄症の患者では，保存治療で，2〜10年間経過観察が行われた患者のうち約2〜4割は最終的に手術治療が必要となるが，手術を必要としなかった患者の約5〜7割では疼痛が軽減するとされている[55]。保存治療の予後を左右するのは，病態と初期治療の成績であり，神経根症状が主体の患者や初期治療の成績が良好であった患者では，長期成績も良好であるとされている[61]。一方で，変性側弯合併例では保存治療の長期成績は劣っている。

　一般に，膀胱直腸障害を伴う馬尾障害や重度の神経脱落徴候を伴う症例では手術が積極的に勧められる。日常生活に支障を及ぼす間欠跛行が認められ，保存療法により症状の改善が得られず，本人，家族が手術を希望する場合には相対的手術適応となる。手術適応と判断された患者において，罹病期間が長すぎると十分な改善を得られないことがある。また，安静時の下肢しびれは術後に消失しにくいことが知られており，術前に患者に十分に説明して同意を得る必要がある[62]。代表的な術式について以下に述べる。

①後方除圧術

　腰部脊柱管狭窄症に対する手術の基本は，椎弓切除術に代表される後方除圧術である。その中短期成績はおおむね良好である[62-64]。広範椎弓切除術は腰部脊柱管狭窄症に対して古くから施行され，良好な長期成績が報告されているが，経年的な成績の悪化が認められ，特に多椎弓切除群では成績が劣ることが知られている[65]。一般的には，4〜5年の経過では総じて70〜80％の患者で良好な成績が得られており，8〜10年以上になると良好な成績を維持している患者は平均して65％前後に落ち着くとされている[55]。

②脊椎固定術

　腰部脊柱管狭窄症に対する脊椎固定術は，椎体間に骨移植を行う後方経路椎体間固定術（PLIF）が代表的な術式である。通常，椎弓根スクリューなどの金属インスツルメンテーションを使用して固定する。脊椎固定術は，一般的には，腰椎のすべりやX線学的不安定性を合併している場合に適用される。このような症例に対して固定術を行う目的は，腰痛の治療あるいは予防，神経症状の改善，そして神経症状再発の予防である。海外のRCTでは，除圧術単独よりも固定術を追加したほうが良好な転帰がもたらされるとの報告もあれば[66]，差が認められないとの報告も存在し[67]，固定術の適応についてはいまだコンセンサスが得られていない。固定術追加の根拠となる「不安定性」については，その定義と評価基準が必ずしも明確ではない。さらに，不安定性の存在によって必ず症状が生じるとは限らず，不安定性によって生じる症状の特徴も十分明らかにされていないことが，固定術適応の判断を難しくしている。現時点では，個々の症例ごとにその適応を判断しているのが現状であると考えられる。

PLIF：
posterior lumbar interbody fusion

固定術を追加した場合の主な合併症としては，隣接椎間への影響，固定部における骨癒合不全，術後感染率の上昇，金属インスツルメンテーションによるトラブルおよび採骨部痛などが問題となる。

おわりに：理学療法士（セラピスト）に望むこと

病態に対する理解は，理学療法の質を高める。また，病態は経過とともに変化する可能性があることに注意する。すなわち，症状の確認，身体所見の評価を，繰り返し行うことが重要である。例えば，腰部脊柱管狭窄症で理学療法に取り組んでいる患者が，経過中に馬尾障害や下肢の麻痺を発症して，手術適応となることがある。このような場合は医師との素早い連携が重要である。注意深い観察力とコミュニケーション力，そして疾患・病態に対する知識（例：腰椎疾患における馬尾障害は手術適応であること）は，理学療法士にとって重要な能力といえる。

参考文献

1) 菊地臣一：腰痛の発現部位．椎間板性腰痛．腰痛，p110，医学書院，2013．
2) Edgar MA：The nerve supply of the lumbar intervertebral disc. J Bone Joint Surg Br, 89(9)：1135-1139, 2007.
3) Freemont AJ, et al：Nerve ingrowth into diseased intervertebral disc in chronic back pain. Lancet 350 (9072)：178-181, 1997.
4) Burke JG, et al：Intervertebral discs which cause low back pain secrete high levels of proinflammatory mediators. J Bone Joint Surg Br, 84(2)：196-201, 2002.
5) Ohtori S, et al：Tumor necrosis factor-immunoreactive cells and PGP 9.5-immunoreactive nerve fibers in vertebral endplates of patients with discogenic low back Pain and Modic Type 1 or Type 2 changes on MRI. Spine(Phila Pa 1976), 31(9)：1026-1031, 2006.
6) Boos N, et al：Classification of age-related changes in lumbar intervertebral discs：2002 Volvo Award in basic science. Spine(Phila Pa 1976), 27(23)：2631-2644, 2002.
7) Hyodo H, et al：Discogenic pain in acute nonspecific low-back pain. Eur Spine J, 14(6)：573-574, 2005.
?) Bogduk N, et al：The nerve supply to the human intervertebral discs. J Anat, 132(1)：39-56, 1981.
8) Nachemson A：Towards a better understanding of low-back pain：a review of the mechanics of the lumbar disc. Rheumatol Rehabil, 14(3)：129-143, 1975.
9) 大鳥精司，ほか：慢性椎間板性腰痛．J Spine Res, 7(6)：1001-1004, 2016.
10) Leone A, et al：Lumbar intervertebral instability：a review. Radiology, 245(1)：62-77, 2007.
11) Jha SC, et al：Clinical Significance of High-intensity Zone for Discogenic Low Back Pain：A Review. J Med Invest, 63(1-2)：1-7, 2016.
12) April C, et al：High-intensity zone：a diagnostic sign of painful lumbar disc on magnetic resonance imaging. Br J Radiol, 65(773)：361-369, 1992.
13) Modic MT, et al：Degenerative disk disease：assessment of changes in vertebral body marrow with MR imaging. Radiology, 166(1)：193-199, 1988.
14) Albert HB, et al：Antibiotic treatment in patients with chronic low back pain and vertebral bone edema (Modic type 1 changes)：a double-blind randomized clinical controlled trial of efficacy. Eur Spine J, 22(4)：697-707, 2014.
15) Boden SD, et al：Abnormal magnetic-resonance scans of the lumbar spine in asymptomatic subjects. A prospective investigation. J Bone Joint Surg Am, 72(3)：403-408, 1990.
16) Brinjikji W, et al：MRI Findings of Disc Degeneration are More Prevalent in Adults with Low Back Pain than in Asymptomatic Controls：A Systematic Review and Meta-Analysis. AJNR Am J Neuroradiol, 36(12)：2394-2399, 2016.
17) 青木保親，ほか：椎間板性腰痛の診断と治療．MB Orthop, 29(10)：81-90, 2016.
18) Ohtori S, et al：Results of surgery for discogenic low back pain：a randomized study using discography versus discoblock for diagnosis. Spine (Phila Pa 1976), 34(13)：1345-1348, 2009.
19) 日本整形外科学会診療ガイドライン委員会，ほか：腰痛診療ガイドライン2012 第1版（日本整形外科学会 ほか監修），南江堂，2012.

20) Sainoh T, et al : Single Intradiscal Administration of the Tumor Necrosis Factor-Alpha Inhibitor, Etanercept, for Patients with Discogenic Low Back Pain. Pain Med, 17(1) : 40-45, 2015.
21) Sainoh, T, et al : Single intradiscal injection of the interleukin-6 receptor antibody tocilizumab provides short-term relief of discogenic low back pain. prospective comparative cohort study. J Orthop Sci, 21(1) : 2-6, 2016.
22) Manchikanti, et al : An update of comprehensive evidence-based guidelines for interventional techniques in chronic spinal pain. Part II : guidance and recommendations. Pain Physician, 16(2 Suppl) : S49-283, 2013.
23) Nakamura SI, et al : The afferent pathways of discogenic low-back pain. Evaluation of L2 spinal nerve infiltration. J Bone Joint Surg Br, 78(4) : 606-612 : 1996.
24) Mirza SK, et al : Systematic review of randomized trials comparing lumbar fusion surgery to nonoperative care for treatment of chronic back pain. Spine(Phila Pa 1976), 32(7) : 816-823, 2007.
25) Mixter WJ, et al : Rapture of the intervertebral disc with involvement of the spinal canal. N Engl J Med, 211 : 210-215, 1934.
26) Schmorl G, et al : The human spine in health and disease, 2nd ed, Grune & Stratton, New York and London, 1971.
27) Igarashi T, et al : 2000 Volvo Award winner in basic science studies : Exogenous tumor necrosis factor-alpha mimics nucleus pulposus-induced neuropathology. Molecular, histologic, and behavioral comparisons in rats. Spine(Phila Pa 1976), 25(23) : 2975-2980, 2001.
28) 日本整形外科学会診療ガイドライン委員会, ほか：腰椎椎間板ヘルニア診療ガイドライン, 改訂第2版（日本整形外科学会 ほか 監修）, 南江堂, 2011.
29) Hofstee DJ, et al : Westeinde sciatica trial : randomized controlled study of bed rest and physiotherapy for acute sciatica. J Neurosurg, 96(1) : 45-49, 2002.
30) Vroomen, PC, et al : Lack of effectiveness of bed rest for sciatica. N Engl J Med, 340(6) : 418-423, 1999.
31) Manchikanti L, et al : Effectiveness of therapeutic lumbar transforaminal epidural steroid injections in managing lumbar spinal pain. Pain Physician, 15(3) : E199-245, 2012.
32) Kreiner DS, et al : An evidence-based clinical guideline for the diagnosis and treatment of lumbar disc herniation with radiculopathy. Spine J, 14(1) : 180-191, 2014.
33) Türeyen K : One-level one-sided lumbar disc surgery with and without microscopic assistance : 1-year outcome in 114 consecutive patients. J Neurosurg, 99(3 Suppl) : 247-250, 2003
34) 鈴木省三, ほか：経皮的レーザー椎間板除圧術（PLDD）のあと再治療を要した症例の検討. 臨床整形外科, 35(5) : 537-543, 2000.
35) Tonami H, et al : MR imaging of subchondral osteonecrosis of the vertebral body after percutaneous laser discectomy. AJR Am J Roentgenol, 173 : 1383-1386, 1999.
36) 菊地臣一：腰痛の発現部位. 椎間関節性腰痛. 腰痛, p110-111, 医学書院, 2013.
37) Yamashita T, et al : Mechanosensitive afferent units in the lumbar facet joint. J Bone Joint Surg Am, 72(6) : 865-870, 1990.
38) Wakai K, et al : Primary sensory neurons with dichotomizing axons projecting to the facet joint and the low back muscle in rats. J Orthop Sci, 15(3) : 402-406, 2010.
39) Igarashi, A et al : Inflammatory cytokines released from the facet joint tissue in degenerative lumbar spinal disorders. Spine, 29(19) : 2091-2095, 2004.
40) Adams MA, et al : The effect of posture on the role of the apophyseal joints in resisting intervertebral compressive forces. J Bone Joint Surg, 62(3) : 358-362, 1980.
41) Masharawi Y, et al : Facet orientation in the thoracolumbar spine : three-dimensional anatomic and biomechanical analysis. Spine(Phila Pa 1976), 29(16) : 1755-1763, 2004.
42) Farfan HF, et al : The effects of torsion on the lumbar intervertebral joints : the role of torsion in the production of disc degeneration. J Bone Joint Surg Am, 52(3) : 468-497, 1970.
43) Sairyo K, et al : Three-dimensional finite element analysis of the pediatric lumbar spine. Part I : pathomechanism of apophyseal bony ring fracture. Eur Spine J, 15(6) : 923-929, 2006.
44) Popovich JM Jr, et al : Lumbar facet joint and intervertebral disc loading during simulated pelvic obliquity. Spine J, 13(11) : 1581-1589, 2014.
45) Hancock MJ, et al : Systematic review of tests to identify the disc, SIJ or facet joint as the source of low back pain. Eur Spine J, 16(10) : 1539-1550, 2007.
46) Jackson RP, et al : 1988 Volvo award in clinical sciences. Facet joint injection in low back pain-A prospective statistical study. Spine(Phila Pa 1976), 13(9) : 966-971, 1988.
47) 田口敏彦, ほか：腰椎椎間関節性疼痛に対するブロック治療の検討. 整・災外, 38 : 121-126, 1995.
48) Stuber K, et al : The diagnostic accuracy of the Kemp's test : a systematic review. J Can Chiropr Assoc, 58(3) : 258-267, 2014.
49) 加藤欽志, ほか：アスリートの腰下肢痛に対する画像診断－注意が必要な画像所見. 脊椎脊髄, 31(3) : 189-197, 2018.
50) 加藤欽志, ほか：プロ野球選手における腰部障害の病態評価への挑戦－診断的ブロックの有用性. 整スポ会誌, 37(1) : 11-16, 2017.
51) Maas E, et al : Radiofrequency denervation for chronic low back pain. Cochrane Database Syst Rev, doi : 10.1002/14651858.CD008572.pub2, 2015.
52) Juch JNS, et al : Effect of radiofrequency denervation on pain intensity among patients with chronic low back pain : The MINT randomized clinical trials. JAMA, 318(1) : 68-81, 2017.

53) 日本脊椎脊髄病学会, 編：脊椎脊髄病用語事典, 改訂第4版, p116, 南江堂, 2010.
54) Jensen MC, et al：Magnetic resonance imaging of the lumbar spine in people without back pain. N Engl J Med, 331(2)：69-73, 1994.
55) 日本整形外科学会診療ガイドライン委員会, ほか：腰部脊柱管狭窄症診療ガイドライン2011（日本整形外科学会 ほか監修）, 南江堂, 2011.
56) 菊地臣一, ほか：腰椎疾患における神経性間欠跛行 第2報 治療成績. 整形外科, 38：15-23, 1987.
57) 二階堂琢也, ほか：腰部脊柱管狭窄；歩行負荷試験. MB Orthop, 23(10)：34-39, 2010.
58) Markmann JD, et al：Lumbar spinal stenosis in older adults：current understanding and future directions. Clin Geratr Med, 24(2)：369-388, 2008.
59) Maser RE, et al：Epidemiological correlates of diabetic neuropathy. Report from Pittsburgh Epidemiology of Diabetes Complications Study. Diabetes, 38(11)：1456-1461, 1989.
60) Friedly JL, et al：A randomized trial of epidural glucocorticoid injections for spinal stenosis. N Engl J Med, 371(1)：11-21, 2014.
61) Miyamoto H, et al：Clinical outcome of nonoperative treatment for lumbar spinal stenosis, and predictive factors relating to prognosis, in a 5-year minimum follow-up. J Spinal Disord Tech, 21(8)：563-568, 2008.
62) 加藤欽志, ほか：腰部脊柱管狭窄症に伴う自覚症状-術前後での変化 前向き研究. 臨整外, 42(10)：1007-1011, 2007.
63) Atlas SJ, et al：The Maine Lumbar Spine Study, Part Ⅲ. 1-year outcomes of surgical and nonsurgical management of lumbar spinal stenosis. Spine(Phila Pa 1976), 21(15)：1787-1794, 1996.
64) Weinstein JN, et al：Surgical versus nonoperative treatment for lumbar spinal stenosis four-year results of the Spine Patient Outcomes Research Trial. Spine(Phila Pa 1976), 35(14)：1329-1338, 2010.
65) 井口哲弘, ほか：広範椎弓切除術の長期成績. 脊椎脊髄, 21(4)：414-419, 2008.
66) Herkowitz HN, et al：Degenerative lumbar spondylolisthesis with spinal stenosis. A prospective study comparing decompression with decompression and intertransverse process arthrodesis. J Bone Joint Surg Am, 73(6)：802-808, 1991.
67) Försth P, et al：A Randomized, Controlled Trial of Fusion Surgery for Lumbar Spinal Stenosis. N Engl J Med, 374(15)：1413-1423, 2016.

Ⅱ 病態を知る

3 病態を知る（腰椎分離症）

Abstract
- 腰椎分離症は発育期に腰椎椎弓の関節突起間部（pars interarticularis）に起こる疲労骨折である。特に腰椎伸展・回旋時に回旋方向と反対側のpars部に高い応力がみられ，腹側・尾側から始まり頭側へ進行する。
- 病期は「超初期」「初期」「進行期」「終末期」の4つに分類され，それらの診断にはCT・MRI検査が有用である。
- 装具療法・体幹訓練を中心とした保存療法から手術療法まで，病期によって治療方針は異なるが，いずれを選択する場合にも患者背景を十分に考慮する必要がある。

はじめに

　腰椎分離症は発育期に腰椎椎弓の関節突起間部（pars interarticularis）（以下，pars部）に起こる疲労骨折である[1]（図1）。成人の場合はこの発育期の疲労骨折が治癒せず，偽関節に陥っている状態を指す。無症候性の分離症も含めて日本人では5.9％が罹患していると報告されており，臨床の場でみかけることも多い[2]。進行程度により病期は3段階に分けられ，病期に応じて治療方法を考える必要がある。ここでは主に発育期分離症の発生メカニズムと，それに続く病態を明らかにする。

発生メカニズム

　腰椎分離症の原因として先天性や外傷，血流不全などの説が以前には提唱されてきたが，現在は①胎児や新生児には認めない[3]，②出生時から歩行したことのない人には認めない[4]，③体幹運動の多いスポーツ選手[5]や体幹の不随意運動が繰り返されるアテトーゼ患者[6]では発生率が高い，④長管骨の疲労骨折

図1　腰椎分離症

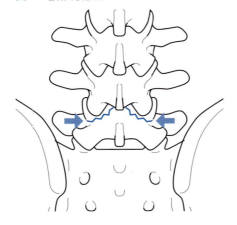

とよく似た画像経過をたどる[7,8]，などの観点から遺伝的な要因は否定できないものの主因は疲労骨折であるとされている。

本態が疲労骨折であるならば，疲労を蓄積させる腰椎の運動を考えることは発生メカニズムを理解するうえで必要不可欠である。Sairyoらが有限要素解析を用いて検討した結果[9]によると図2にみられるように腰椎伸展・回旋時にpars部に高い応力がみられ，これが同時に起こるときに最も高い応力値となった。ここで注意すべきは回旋方向と反対側のpars部に応力が集中することである。つまり，右に回旋する場合には左pars部に高い応力が生じる。これは，回旋運動を多く必要とする右効きの野球選手やバレーボール選手には左片側分離症がみられることがあることと矛盾しない。疲労骨折が生じると，ほぼ全例で腹側・尾側から皮質骨の骨吸収が始まる。この骨吸収像は頭側へ進行し，完全分離に至る（図3）。このことは動作解析の結果でも立証されている[10]（図4）。

図2 有限要素法を用いた応力分布図

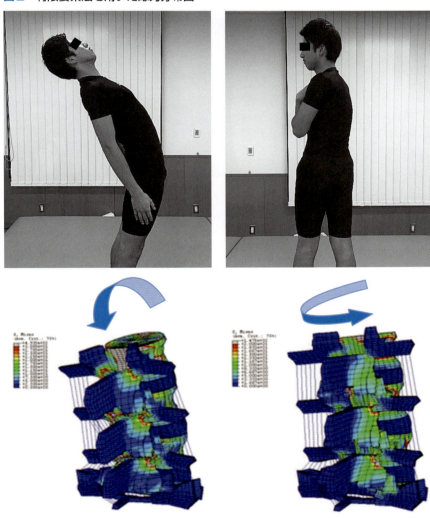

a 伸展時　　　b 回旋時

（文献9より引用）

図3 腰椎分離症（CT 矢状断像）

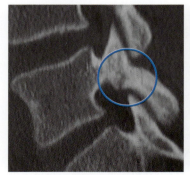
a 13歳 男子

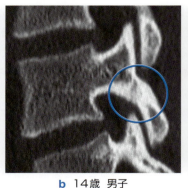
b 14歳 男子

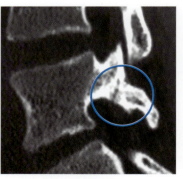
c 16歳 男子

骨吸収像は腹・尾側から始まる。

図4 pars部にかかる応力とその方向

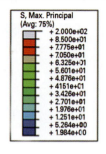
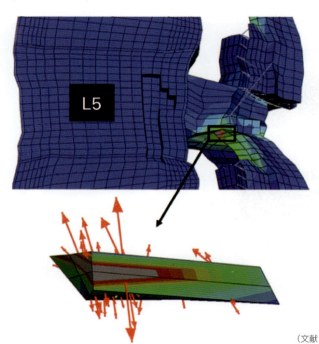

（文献10より引用）

病態について

　腰椎pars部の疲労骨折から始まり，①分離初期，②分離進行期，③分離終末期の3つの病期を経て腰椎分離症に至る。その病期診断にはCTが有用である（**図5**）。

　pars部に骨吸収像がhair line状にみられる時期が「初期」，明らかな骨性gapがみられる時期が「進行期」，分離部にgapを残したまま骨硬化像がみられる，いわゆる偽関節となるのが「終末期」である。最近，画像検査の発達により，CTで骨折線が不明瞭な時期に，MRIでのみ輝度変化を認める時期があることがわかってきた。われわれはそれを「超初期」として加え，4病期に分類して

いる。それぞれの病期で疼痛の原因は異なる。

「超初期」から「進行期」にかけての痛みは疲労骨折そのものの痛みである。骨折部の痛みであるため，比較的圧痛点がはっきりしていることも多いが，骨折部の出血や浮腫が周囲の軟部組織に及ぶと神経根性疼痛や背部の筋性疼痛を呈することがあり，腰椎伸展時のみでなく，屈曲時にも疼痛がみられることがある。

「終末期」の偽関節になると，分離部周囲に発生する滑膜炎が疼痛の原因となる[11]（図6）。炎症が頭尾側の隣接椎間にも波及することで，椎間関節に負荷のかかる腰椎伸展位での疼痛が強くなる。

図5　CTによる病期分類

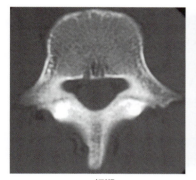
a　初期

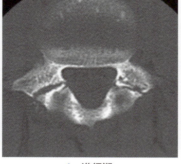
b　進行期

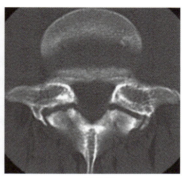
c　終末期

（文献8より引用）

図6　分離終末期における滑膜炎像（STIR-MRI）

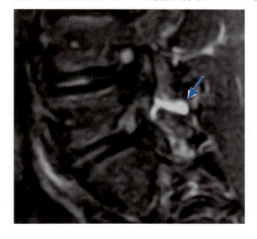

Memo　すべりの発生と骨成熟度

発育期の腰椎分離症はすべり症へ移行することがあり，骨が未熟であるほど椎体のすべりが発生・進行しやすいといわれている[12]。なぜなら，高齢者の変性すべり症とは異なり，分離すべり症は発育期に特有の力学的に脆弱な成長軟骨板で起こるためである。

すなわち，椎体の骨成熟が完了した後には新たなすべりの発生や増悪はみられない。分離すべり症へ進行してしまうと，腰痛だけでなく下肢痛やしびれなど神経根症状を呈するため，病期や骨年齢を正確に診断することは重要である。

診断方法

　成人の分離症は，ほぼ偽関節の終末期であり，単純X線画像で診断は可能である。しかしながら，発育期の初期分離症では，それと疑って診察を行わないと見逃すおそれがあり，治療の遅れは骨癒合の妨げとなるため，注意が必要である。

　無症候性の分離症も少なくないが，詳細な問診と身体所見は早期発見には不可欠である。問診ではスポーツ歴と疼痛発現の契機が重要であるが，分離症では安静時痛はなく，運動時の特に腰部伸展・回旋時の瞬間的な痛みを訴えることが多い。身体所見としては伸展位で増強する腰痛やピンポイントの圧痛を認めた場合には，腰椎分離症を強く疑い，画像検査を進める必要がある。

　画像検査としては腰椎単純X線が基本となるが，斜位像にて分離部が描出される，いわゆる「スコッチテリアの首輪」がみられるのは進行期・終末期に至ってからである（図7）。

　初期や進行期では単純X線では診断が難しいことが多く，分離症を強く疑う場合にはCT撮影は欠かせない。また，治療経過中の骨癒合評価にもCT撮影は有用である。

　一方，MRIでは椎弓根部の骨髄の評価が可能である（図8）。Sairyoらは T2強調脂肪抑制像のaxial viewで単純X線，CTで分離部の骨折線が明らかになる前に椎弓根に高輝度変化を認めることを報告した[13]。「超初期」にみられるこの輝度変化は，疲労骨折が起こる前の特徴的な stress reaction と考えられ，早期発見につながる重要な所見である[14]。

　また，MRI-STIR像では進行期の骨折部周囲の骨外出血像や骨髄浮腫の有無を判断する事ができる（図9）。終末期では分離部周囲の滑膜炎を診断できるため，疼痛の原因を明確に区別することが可能となり，左右の病期が異なる症例などでは特に有効である[15]。

図7　単純X線画像（斜位像）における分離所見（スコッチテリアの首輪）

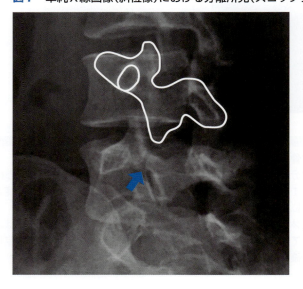

図8 初期分離症のCT，MRI

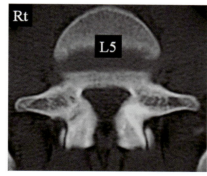
a CT

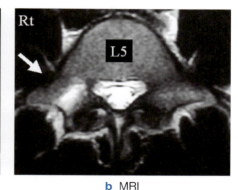
b MRI
⇨：椎弓根部の骨髄浮腫像

図9 骨髄浮腫と骨外出血

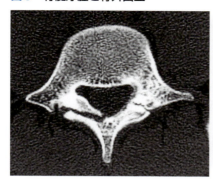
a CT
右：終末期，左：進行期

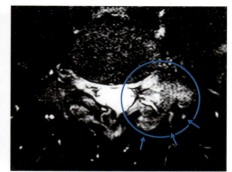
b MRIにおける骨髄浮腫と骨外出血

Clinical Hint

CT撮影時の被曝量低減のために

　腰椎分離症の診断においてCT撮影は必須であるが，患者は発育期であることが多く，無用な被曝は避けるべきである．われわれはCT撮影のタイミングとして，初診時に撮影した後はMRIの輝度変化が消失した後に骨癒合の評価として用いている．その際に，罹患椎体に絞って撮影するなど，できるだけ被曝量を減らすように努めている．

治療方法

　腰椎分離症の治療は病期を正確に把握したうえで治療のゴールを明確にすべきである．すなわち，治療の目的を骨癒合とするか疼痛管理とするかを決定する必要がある．超初期では適切な治療により骨癒合率100％であるのに対し，終末期では骨癒合は期待できない[15]．

▶①分離超初期・初期

　この時期の分離症は基本的にスポーツ競技の中止，硬性体幹装具の装着[16]（図10）で骨癒合を目指す．われわれのグループではこれらの保存療法により超初期では100％，初期では93.8％が3カ月以内に骨癒合が得られた[17]．

図10 硬性体幹装具

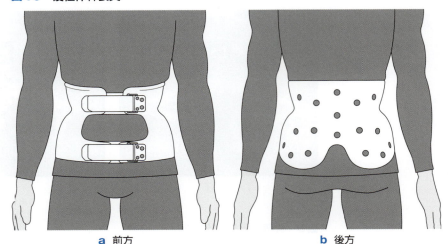

a 前方　　　　　　　　b 後方

伸展と回旋予防に胸郭と骨盤までの高さで殿部まで包むようにする。

▶②分離進行期

　進行期においても骨癒合を目指す場合は初期と同様の保存療法となるが，骨癒合率は80.0％と低くなり，平均治療期間も3カ月を超える[17]。

　発育期では学年に応じて目標とする復帰時期も異なり，今後の予後を十分に説明したうえで，患者本人・保護者と十分に相談し，治療方針を決定する必要がある。

▶③分離終末期

　終末期はすでに偽関節となっており，保存療法による骨癒合は期待できない。そのため，保存療法においては疼痛管理が主体となり，成人の分離症もこの状態である。装具にて局所安静を行うことで疼痛軽減を図り，必要に応じて鎮痛剤の内服や分離部ブロックを行う。

　疼痛が強く保存療法でも改善が得られない場合は手術療法の適応となる。分離部に生じた骨棘や軟骨様組織による神経根症状を生じた場合は，それらを切除する「分離部除圧術」，椎間板変性やすべりが生じた場合には「椎体間固定術」を行うこともあるが，当院では発育期には基本的に「分離部修復術（smiley face rod法）」[10,18]を行っている（図11）。この術式は経皮的椎弓根スクリューを用いるため背筋群に低侵襲であり，また椎体間の可動性も保つことができるため，青少年に対しては非常に有効であると考えている。

図11　smiley face rod法

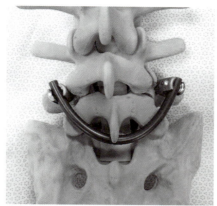
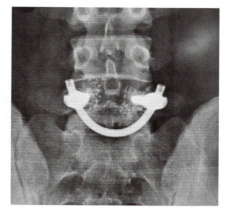

（文献18より引用）

Clinical Hint

適切な装具療法の選択

　装具療法において重要な点はどの動きを何の目的で制御するかである．治療開始初期において，骨癒合を目指すためにはpars部に負荷のかかる伸展・回旋を予防する必要がある．次にある程度骨癒合のめどがついた場合，もしくは終末期の滑膜炎に対する疼痛軽減目的の場合は，装着下でもスポーツ活動ができるように過度の伸展のみが予防される軟性装具を装着する（図12）．この装具はその場で採型・作製が可能という利点がある．装具は保存療法において要であり，適切なタイミングと選択が求められる．

図12　スポーツ用軟性装具（アルケア社製）

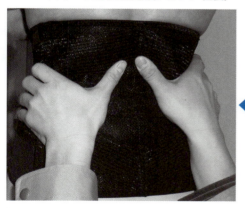
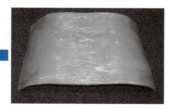

腰部のみパットが入っている．

おわりに：理学療法士（セラピスト）に望むこと

　ここでは発育期分離症の発生メカニズムと，それに続く病態，診断，治療について述べた．

　特に治療に関しては，①骨癒合を導く，あるいは②痛くない偽関節分離を導く，の2つの指針を解説した．腰椎分離症患者の大多数はスポーツ選手であり，休止中にパフォーマンスを落とさず，再発を予防するために発症時からスポーツ復帰まで，さらには復帰後にも理学療法の介入を必要とする．

一概にスポーツ選手といえども，競技レベルや患者背景（学年，チーム内の立場など）はそれぞれ異なる．疾患に対する十分な知識はもとより，医師・セラピストはそれぞれの患者に合わせた治療を行うことが大切である．

文献

1) Wiltse LL : The etiology of spondylolisthesis. J Bone Joint Surg Am, 44-A : 539-560, 1962.
2) Sakai T, et al : Incidence of lumbar spondylolysis in the general population in Japan based on multidetector computed tomography scans from two thousand subjects. Spine (Phila Pa 1976), 34(21) : 2346-2350, 2009.
3) Rowe GG, et al : The etiology of separate neural arch. J Bone Joint Surg Am, 35-A(1) : 102-110, 1953.
4) Rosenberg NJ, et al : The incidence of spondylolysis and spondylolisthesis in nonambulatory patients. Spine (Phila Pa 1976), 6(1) : 35-38, 1981.
5) Soler T, et al : The prevalence of spondylolysis in the Spanish elite athlete. Am J Sports Med, 28(1) : 57-62, 2000.
6) Sakai T, et al : Lumbar spinal disorders in patients with athetoid cerebral palsy : a clinical and biomechanical study. Spine(Phila Pa 1976), 31(3) : E66-70, 2006.
7) Fujii K, et al : Union of defects in the pars interarticularis of the lumbar spine in children and adolescents. The radiological outcome after conservative treatment. J Bone Joint Surg Br, 86(2) : 225-231, 2004.
8) Sairyo K, et al : Conservative treatment of lumbar spondylolysis in childhood and adolescence : the radiological signs which predict healing. J Bone Joint Surg Br, 91(2) : 206-209, 2009.
9) Sairyo K, et al : Spondylolysis fracture angle in children and adolescents on CT indicates the facture producing force vector-A biomechanical rationale. Internet J Spine Surg, 1(2) : 2005.
10) Terai T, et al : Spondylolysis originates in the ventral aspect of the pars interarticularis : a clinical and biomechanical study. J Bone Joint Surg Br, 92(8) : 1123-1127, 2010.
11) Sairyo K, et al : Painful lumbar spondylolysis among pediatric sports players : a pilot MRI study. Arch Orthop Trauma Surg, 131(11) : 1485-1489, 2011.
12) Sairyo K, et al : Development of spondylolytic olisthesis in adolescents. Spine J, 1(3) : 171-175, 2001.
13) Sairyo K, et al : MRI signal changes of the pedicle as an indicator for early diagnosis of spondylolysis in children and adolescents : a clinical and biomechanical study. Spine (Phila Pa 1976), 31(2) : 206-211, 2006.
14) Sakai T, et al : Significance of magnetic resonance imaging signal change in the pedicle in the management of pediatric lumbar sponcylolysis. Spine(Phila Pa 1976), 35(14) : E641-645, 2010.
15) Yamashita K, et al : Utility of STIR-MRI in Detecting the Pain Generator in Asymmetric Bilateral Pars Fracture : A Report of 5 Cases. Neurol Med Chir(Tokyo), 58(2) : 91-95, 2018.
16) Sairyo K, et al : Conservative treatment for pediatric lumbar spondylolysis to achieve bone healing using a hard brace : what type and how long? : Clinical article. J Neurosurg Spine, 16(6) : 610-614, 2012.
17) Sakai T, et al : Conservative Treatment for Bony Healing in Pediatric Lumbar Spondylolysis. Spine(Phila Pa 1976), 42(12) : E716-E720, 2017.
18) 山下一太, ほか：スポーツ選手の腰痛の正確な診断に基づく低侵襲治療. 関節外科, 35(5) : 489-497, 2016.

II 病態を知る

4 病態を知る（仙腸関節）

Abstract
■ 仙腸関節は靱帯で制限されたわずかな動きを有すことで脊柱の根元で衝撃吸収装置として働いている。この関節の機能障害では，仙腸関節裂隙の外縁部（PSIS付近）の殿部痛を生じる。また多くの例で鼠径部痛や，デルマトームに一致しない下肢症状を伴う。仙腸関節障害は画像所見に乏しいが，臨床症状が特徴的で仙腸関節ブロックで確定診断できる。

はじめに

仙腸関節は脊柱の根元に存在し，体重の約2/3を占める上半身をしっかり支えつつ，地面からの衝撃をわずかな可動域で緩和している（図1）。すなわち，仙腸関節は人体の重心近くで衝撃吸収装置として機能しており[1,2]，直立二足歩行のために不可欠な構造である。

仙腸関節は仙骨と腸骨の関節面で構成される滑膜関節であるが，特に後上部1/3は骨間仙腸靱帯で仙骨と腸骨が靱帯結合をなしている[3]（図2）。このため，

図1 仙腸関節の機能

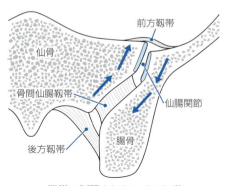

a 靱帯で制限されたわずかな動き

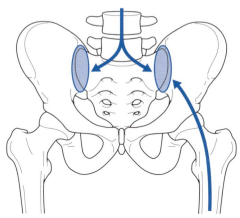

b 脊柱の根元で衝撃吸収装置として機能

図2 仙腸関節の肉眼解剖

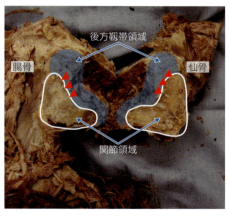

前方凸のブーメラン様の関節面と，後方靱帯領域を有する。
滑膜関節であるが，後上方3分の1は関節包がなく，骨間靱帯で仙骨と腸骨が靱帯結合をなしている（▼）。

（弘前記念病院・小野　睦先生のご厚意による）

仙腸関節の動きは制限され，わずかな関節運動のみ可能である。一般的に関節の基本構造は，関節腔，関節軟骨，関節包，関節包の線維膜が一部肥厚した関節靱帯からなる[4]が，仙腸関節をはじめとして，肩鎖関節，手根間関節，足根関節など，わずかな動きのみ許容される半関節においては関節腔の領域に加え靱帯領域が占める割合が多いのが特徴である。このため，Bernardは関節腔と後方の靱帯領域の両方を合わせて仙腸関節と定義している[5]。

　肩関節や股関節，足関節などの可動性の大きい滑走関節に比し，可動性の少ない仙腸関節はこれまで重要視されてこなかったが，仙腸関節がわずかな動きを有することで，飛行機や，自動車，免震構造物に多く使用されているダンパーとよばれる衝撃緩和装置に似た役割を人体構造のなかで担っているという視点[6]から，この関節の病態を考えていくと理解しやすい。

発生メカニズム

　仙腸関節はわずかな可動域で大きな負荷に対応しているため，不意の外力や繰り返しの衝撃で関節に不適合が生じて，関節の機能障害＝仙腸関節障害を起こしやすい（図3）。仙腸関節疾患には大きく分けて，①化膿性関節炎などの関節腔内の病変と，②関節の機能障害＝仙腸関節障害の2種類があるが，大部分は仙腸関節障害である。よって，仙腸関節障害の診断と治療ができれば，仙腸関節疾患の多くに対応が可能である。この関節の微小な不適合による機能障害は現時点では画像上の異常としてとらえることができないが，関節運動学的アプローチ（AKA）博田法に代表される徒手療法において，仙腸関節の不適合を正常化する操作が多くの症例で有効な事実は，仙腸関節機能障害の存在を支持している[7,8]。

AKA：
arthrokinematic approach

図3　仙腸関節障害

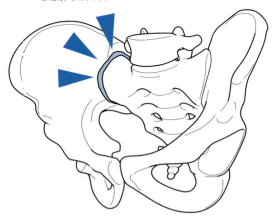

仙腸関節の微小な不適合により機能障害を生じる。

> **Memo** ぎっくり腰の実態
> 　当院において救急搬送された急性腰痛症のうち仙腸関節障害が13％を占め，胸腰椎圧迫骨折や腰椎破裂骨折などの外傷を除くと最も多く，腰椎椎間板ヘルニアや椎間板症よりも頻度は高かった[9]。ぎっくり腰とよばれる病態の一部には，突然生じた仙腸関節の微小な不適合による腰殿部痛が含まれていることを念頭に置くべきである。

病態について

　かつて仙腸関節の痛みというと出産に関連した痛みと考えられたが，当院に来院した仙腸関節障害例の年齢分布をみると9歳の女児から90代の男女までに及び，この疾患は老若男女に起こる通常の腰痛である。
　仙腸関節に微小な不適合を生じると，後方靱帯が過緊張となる。この靱帯内にある知覚神経終末や侵害受容器が刺激されて，関節の機能異常を痛みとして知らせているものと考えられる[10]。この関節の不適合は，重量物の挙上や不意の動作で突然生じ，急性腰痛症として発症することがある。また，不適合が解除されないと慢性腰痛症の原因にもなる。

病態に対する診断方法

PSIS：
posterior superior iliac spine

　仙腸関節裂隙の外縁部（PSIS付近）の殿部痛と鼠径部痛，また多くの例でデルマトームに一致しない下肢症状を伴う[11]（図4）。仙腸関節障害の約50％で殿部痛に鼠径部痛を伴い特徴的である。腰部脊柱管狭窄症や腰椎椎間板ヘルニアでは鼠径部痛の頻度は10％以下であり，非常に少ない[13]。

図4　仙腸関節障害の疼痛域

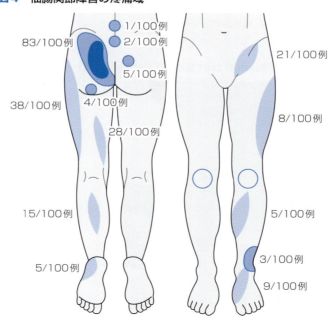

（文献12より改変引用）

SIJ:
sacroiliac joint

FABERE:
flexion-abduction-
external rotation-
extension

　椅子座位が困難な例が多く，重症例では座位時間は5〜10分程度が限界で，患側の坐骨を座面から浮かせるようにして座っているのが特徴的である。一方，正座は楽で長時間座れることが多い（図5）。腰椎椎間板ヘルニアでも座位時疼痛を呈することがあるが，多くは殿部中央や障害神経根支配領域の痛みであるのに対して，仙腸関節障害ではPSIS，坐骨結節，鼠径部の痛みが増悪することが多く，座位時疼痛領域からも両者の鑑別は可能である[14]。

　仙腸関節由来の痛みを疑ったら，Newton test変法（SIJ shear test）[5]，Gaenslen test，FABERE testといった仙腸関節の疼痛誘発テストを行う。自験例では腹臥位で直接，仙腸関節に圧迫を加えるNewton test変法の感度が高く，汎用している（図6）。また仙腸関節障害では股関節の開排制限を生じる例が少なくなく，FABERE testで殿部に痛みが誘発される場合には仙腸関節障害の診断に有用である。

図5　仙腸関節障害例に特徴的な座位姿勢

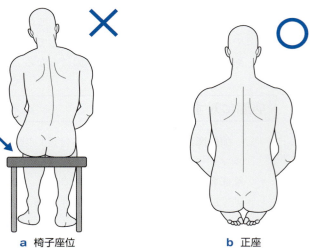

a　椅子座位　　　　　　　　b　正座

椅子座位では罹患側の坐骨を座面から浮かせるように座っていることが多い。一方，正座は楽であるという症例が多い。

図6　Newton test変法（SIJ shear test）

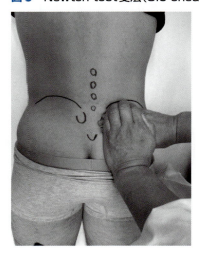

PSIS, 長後仙腸靱帯, 仙結節靱帯, 腸骨筋が仙腸関節障害に特徴的な圧痛点である[15]（図7）。国際的には, 5つの疼痛誘発テスト（distraction, thigh thrust, FABERE, compression, Gaenslen）のうち3つ以上が陽性であると診断に有用とする報告があるが, 特異度は高くない[17]。そのためわれわれは, 日常診察のなかでNewton test変法, 前述した骨盤帯の4つの圧痛点にthigh thrust testを加え, 陽性所見が多い例ほど仙腸関節障害の可能性が高いと確信を深めつつ, 最終的に仙腸関節ブロックで70％以上の疼痛の改善を得た例を仙腸関節障害と確定診断している。

　画像診断については, 現時点では単純X線, CT, MRIで仙腸関節の微小な不適合を直接とらえることはできない。このことから当初, 仙腸関節の画像所見は重要視していなかったが, 難治例を数多く経験するなかで, 比較的若年者で症状側優位の仙腸関節の変性所見や, 両側の関節面のerosionや骨硬化像が病態と関連している可能性があり, 診断の補助に用いるようにしている（図8）。また近年, 慢性重症例ではSPECT/CTで異常が検出できることがわかってきた[19]（図9）。整形外科診療に超音波装置が頻用されるようになり, 解像度の進化が著しく, 慢性の仙腸関節障害例に骨間仙腸靱帯や後仙腸靱帯に異常像[20]を示す例が散見され, 病態解明につながる可能性がある。

図7　仙腸関節障害に特徴的な4つの圧痛点

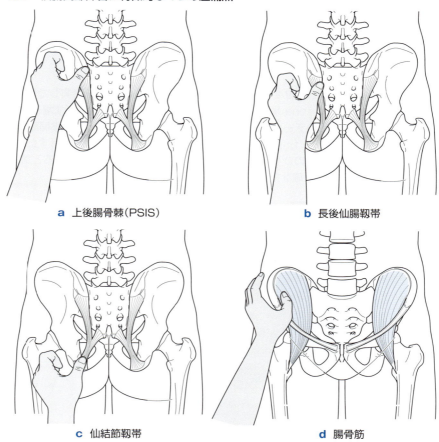

　　a　上後腸骨棘（PSIS）　　　　　　　　b　長後仙腸靱帯

　　c　仙結節靱帯　　　　　　　　　　　　d　腸骨筋

（文献16より改変引用）

図8 仙腸関節の画像所見

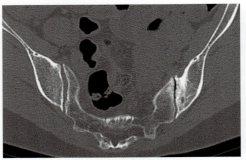

a 左仙腸関節の高度な変性

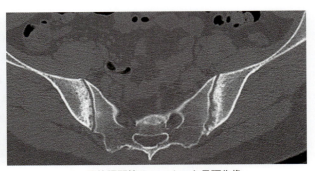

b 両仙腸関節のerosionと骨硬化像

(文献18より改変引用)

図9 SPECT/CTによる仙腸関節障害重症例の検出

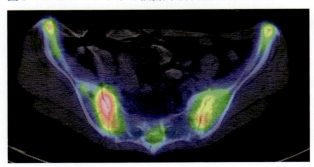

右仙腸関節障害例。症状側に一致して仙腸関節部に高度な集積を認める。

Clinical Hint

one finger test

　患者さんに最も痛い部位を指一本で示させるone finger testを考案した[21]（図10）。Fortinら[22]も指摘しているように，one finger testで上後腸骨棘（PSIS）付近を指す場合には仙腸関節の痛みの可能性が高い。われわれのデータではPSIS付近を指す患者の8割以上が仙腸関節の痛みであった[23]。また，上殿皮神経障害もone finger testで中央から数cm外側の腸骨稜を示すため，疑うのは容易である。疼痛領域の同定は，手のひら全体で示させるのではなく指一本で示させると領域はより絞られ，厳密になる[24]。疼痛領域の正確な把握が発痛源を探る第一歩となる。

図10 one finger test

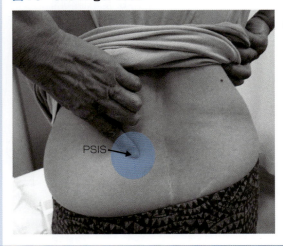
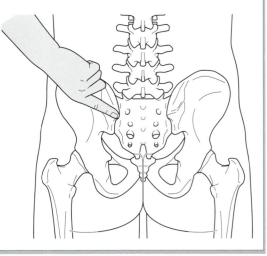

Clinical Hint

仙腸関節スコア（仙腸関節障害と腰椎椎間板ヘルニア，腰部脊柱管狭窄症との鑑別）[16]

　日本仙腸関節研究会での多施設共同研究：仙腸関節障害に特徴的な所見10項目を腰椎疾患と比較した結果，①one finger testでPSISを指さす，②鼠径部痛，③仙結節靱帯（STL）の圧痛の項目が腰椎疾患と比べて有意に陽性率が高いことがわかった。one finger test：3点，鼠径部痛：2点，椅子座位時疼痛：1点，Newton test変法：1点，PSISの圧痛：1点，STLの圧痛：1点の合計9点のスコアを作成した結果，スコア4点以上で仙腸関節障害と腰椎疾患との鑑別の感度は90％，特異度は86％であった。本スコアは主に脊椎専門外来における腰椎疾患との鑑別，腰椎術前・術後の仙腸関節障害の合併を検出するのに優れている。

STL：sacrotuberous ligament

病態に対する医学的な治療

▶保存療法

　安静や消炎鎮痛剤の投与で軽快する仙腸関節障害も少なくない。

●骨盤ゴムベルト

　骨盤装具のような強固なものは不要で，腸骨稜より下方の骨盤部にゴムベルトを装着することで十分に効果が期待できる。特に帯状のゴムベルトは滑らないうえに，前締め，後ろ締めができる。仙腸関節障害には前締めが有効な例，後ろ締めが有効な例があり，各タイプに対応できる。

●ブロック療法：診断と治療の主軸となる。

　仙腸関節ブロックには関節腔内ブロックと後方靱帯ブロックの2つがある。これまで，仙腸関節痛の診断には関節腔内ブロックがgold standardとされてきたが，手技が難しく，しかも診断率が決して高くないことが問題であった。これに比べて，われわれが考案した後方靱帯ブロック（後方領域を4区画に分けて各区画で発痛源の有無を確認）[25]は手技が簡便で，透視を用いれば研修医でもすぐ習得できる。しかも，自験例では典型的な仙腸関節の痛みの8割に後方靱帯ブロックが有効で，2割のみが関節腔内ブロックが必要であった[23]。また，4区画のうち頭側区画は上殿部や鼠径部に，尾側区画は殿部から下肢の症状に関連していることがわかっているため，症状に応じてブロックすべき区画を選択することができる[26]（**図11**）。

　関節腔内ブロックに関しては，これまで関節尾側1/3からの刺入が一般的であった。しかし，手技が難しく成功率は高くなかったことから，われわれは関節裂隙中央1/3からアプローチする新しいブロック手技を開発し，関節腔内ブロックの成功率を高めている[27]（**図12**）。

●徒手療法

　仙腸関節の機能障害に対する徒手療法の種類は国内外にさまざまあり，関わる専門職も多様であるが，わが国では医師または理学療法士・作業療法士の

図11 透視下仙腸関節後方靱帯ブロック

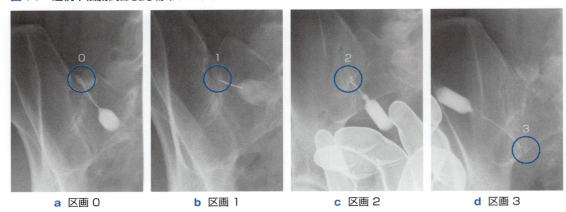

a 区画0　　b 区画1　　c 区画2　　d 区画3

図12 裂隙中央アプローチによる仙腸関節腔内ブロック

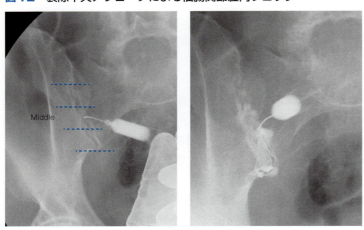

みが研鑽を積んで行うAKA博田法が広く認知されており，仙腸関節の動きを直接正常化する徒手療法としてきわめて有効である。

● 運動療法

仙腸関節への負担軽減のため，腰椎可動域改善，股関節柔軟性獲得を目的としたストレッチが多くの症例で有効である。

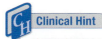

仙腸関節障害の治療戦略

まず，多くの例に有効で簡便な後方靱帯ブロックを行って，効果が出ない例に関節腔内ブロックを追加するのがよい。

靱帯ブロックの効果の機序

仙腸関節ブロックで麻酔効果時間を大きく上回り，1週間以上効果が持続する例が少なくない。これは局所麻酔剤による効果だけでは説明し難く，狭い関節後方の裂隙に液が注入されることで，関節がわずかに広がり，関節の不適合が改善している可能性がある。

▶手術

●仙腸関節固定術

多くの症例では数回のブロックにより段階的に痛みが軽快する．しかし，6カ月以上の保存療法を行っても効果が持続せず，日常生活が困難になった例には手術療法を考慮する．われわれがこれまで行ってきた手術は，主に傍腹直筋アプローチによる前方固定術（図13）であり，術後成績は安定しているものの，術後の大腿外側皮神経痛や両側前方固定術後の恥骨結合痛の発生が問題であった．近年，新たな側方アプローチによる低侵襲仙腸関節固定術が開発され，なかでもtriangular titanium implant（i-FUSE implant system®）を用いた手術（図14）はすでに欧米を中心に2万5,000例以上に施行され，手術成績もよい[28]．このことは手術にまで至らない仙腸関節障害の症例がそれ以上に相当数存在していることを物語っている．

図13 仙腸関節前方固定術

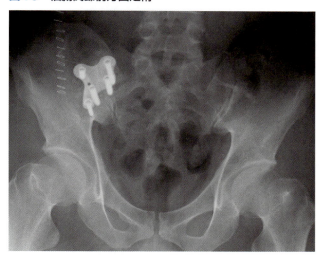

図14 低侵襲仙腸関節側方固定術

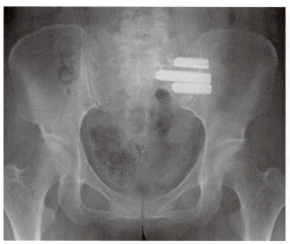 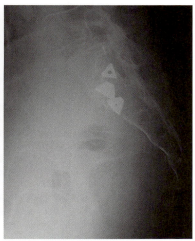

52歳女性，左仙腸関節障害．殿部側方に3cmの皮切で可能．殿筋群の損傷は最小限に抑えることができる．

おわりに：理学療法士（セラピスト）に望むこと

ILL：
iliolumbar ligament

　仙腸関節由来の疼痛は改善していても上殿部，下殿部の痛みが残存することがある．仙腸関節障害と隣接した靱帯，特に仙結節靱帯（STL）や腸腰靱帯（ILL）の障害が合併，残存しやすいが，障害部位としての同定には医師によるブロックとその効果の確認が不可欠である．これを確実に行えば，理学療法士はより強い確信をもって当該靱帯ストレッチを中心に治療方針を構築できるため，医師と理学療法士との連携が非常に有用である[29]．

　仙腸関節機能障害への理学療法として，AKA博田法はきわめて有効であるが，高度な徒手技術が要求され，その習得は容易ではない．しかし，特に仙腸関節をはじめとした可動域の非常に小さな関節に関して，AKA博田法が理論的背景にしている関節運動学，関節神経学の知識は治療の基盤となる[30]．仙腸関節そのものにアプローチできなくとも，腰椎可動性，股関節柔軟性の確保などで仙腸関節への負荷を軽減させることは多くの症例に有効である．また，関節不安定の要素を骨盤ベルトや骨盤圧迫手技の効果で判定し，関節安定化のためのコルセット筋トレーニング[31]を痛みの程度に合わせて追加していくことも有用である．医師と連携して病態を明確にしつつ，徒手技術を生かしながら，病態に応じた理学療法を行うことで治療効果を上げていくことができる．

文献

1) Vleeming A, et al : The sacroiliac joint : an overview of its anatomy, function and potential clinical implications. J Anat, 221(6) : 537-567, 2012.
2) Lovejoy CO : Evolution of the human lumbopelvic region and its relationship to some clinical deficits of the spine and pelvis. Movement, Stability and Lumbopelvic Pain : Integration of research and therapy (Vleeming, et al eds), p141-158, Churchill Livingstone, Edinburgh, 2007.
3) Egund N, et al : Anatomy and histology of the sacroiliac joints. Semin Musculoskelet Radiol, 18(3) : 332-339, 2014.
4) 博田節夫, 編著：AKA関節運動学的アプローチ―博田法, 第2版, p3, 医歯薬出版, 2007.
5) Bernard TN, et al : The sacroiliac joint syndrome. Pathophysiology, diagnosis and management. The Adult Spine : Principles and Practice (Frymoyer JW, ed), p2343-2363, Lippincott-Raven Publishers, Philadelphia, 1997.
6) 村上栄一：仙腸関節の痛み―診断のつかない腰痛, p13-14, 南江堂, 2012.
7) Hakata S, et al : Wirksamkeit der AK-Hakata-Methode bei der Behandlung der akuten Lumbago. Manuelle Med, 43(1) : 19-24, 2005.
8) Kogure A, et al : A Randomized, Single-Blind, Placebo-Controlled Study on the Efficacy of the Arthrokinematic Approach-Hakata Method in Patients with Chronic Nonspecific Low Back Pain. PLoS One, 10(12) : e0144325, 2015.
9) 黒澤大輔, ほか：救急車で搬送された急性腰痛症に占める仙腸関節障害の頻度と臨床所見. 整形外科, 65(11) : 1132-1136, 2014.
10) Murakami E, et al : Sacroiliac joint injection to diagnose SIJ-related pain : intra-articular or peri-articular? Osteoporose Rheuma Aktuell, 4 : 24-28, 2015.
11) Murakami E, et al : Leg symptoms associated with sacroiliac joint disorder and related pain. Clin Neurol Neurosurg, 157 : 55-58, 2017.
12) 村上栄一, ほか：仙腸関節性腰殿部痛の診断と治療. MB Orthop, 18(2) : 77-83, 2005.
13) Kurosawa D, et al : Groin pain associated with sacroiliac joint dysfunction and lumbar disorders. Clin Neurol Neurosurg, 161 : 104-109, 2017.
14) 川上 純, ほか：仙腸関節障害と腰椎疾患の坐位時疼痛領域の比較. 整形外科, 65(6) : 513-517, 2014.
15) 黒澤大輔, ほか：仙腸関節障害と腰椎疾患を鑑別できる圧痛点の検討. 整形外科, 63(12) : 1231-1235, 2012.
16) Kurosawa D, et al : A diagnostic scoring system for sacroiliac joint pain originating from the posterior ligament. Pain Med, 18(2) : 228-238, 2017.
17) Laslett M, et al : Diagnosis of sacroiliac joint pain : validity of individual provocation tests and composites of tests. Man Ther, 10(3) : 207-218, 2005.

18) 黒澤大輔, ほか：仙腸関節痛の画像診断. 脊椎脊髄, 29(3)：181-185, 2016.
19) Tofuku K, et al：The diagnostic value of single-photon emission computed tomography/computed tomography for severe sacroiliac joint dysfunction. Eur Spine J, 24(4)：859-863, 2015.
20) 吉田眞一：関節外後方靭帯リリースと関節内ブロック. 無刀流整形外科 メスのいらない運動器治療（柏口新二, 編著）, p96-100, 日本医事新報社, 2017.
21) Murakami E, et al：Diagram specific to sacroiliac joint pain site indicated by one-finger test. J Orthop Sci, 13(6)：492-497, 2008.
22) Fortin JD, et al：The Fortin finger test：an indicator of sacroiliac pain. Am J Orthop (Belle Mead NJ), 26(7)：477-480, 1997.
23) Murakami E, et al：Treatment strategy for sacroiliac joint-related pain at the posterior superior iliac spine. Clin Neurol Neurosurg, 165：43-46, 2018.
24) Kanno H, et al：Comparison of low back pain sites identified by patient's finger versus hand：prospective randomized controlled clinical trial. J Orthop Sci, 12(3)：254-259, 2007.
25) Murakami E, et al：Effect of periarticular and intraarticular lidocaine injections for sacroiliac joint pain：prospective comparative study. J Orthop Sci, 12(3)：274-280, 2007.
26) Kurosawa D, et al：Referred pain location depends on the affected section of the sacroiliac joint. Eur Spine J, 24(3)：521-527, 2015.
27) Kurosawa D, et al：Fluoroscopy-guided sacroiliac intraarticular injection via the middle portion of the joint. Pain Med, 18(9)：1642-1648, 2017.
28) Rudolf L, et al：Five year clinical and radiographic outcomes after minimally invasive sacroiliac joint fusion using triangular implants. Open Orthop J, 8：375-383, 2014.
29) 佐々木 健, ほか：仙腸関節障害に合併した仙結節靭帯炎の2例. 整形外科, 69(1)：29-31, 2018.
30) 片田重彦, 編著：仙腸関節機能障害 AKA-博田法による診断と治療, 南江堂, 2014.
31) 浜西千秋：腰痛性疾患にみられる「コルセット筋」の筋力低下と簡便な座位トレーニング. 日本腰痛会誌, 13(1)：52-57, 2007.

Ⅱ 病態を知る

5 病態を知る（筋・筋膜性腰痛）

Abstract
■ 一般的な症候である筋・筋膜性腰痛は主にmyofascial pain syndrome，筋付着部障害，肉離れの3つの病態に分けられ，いずれも体幹浅層筋群への過度な負荷によって発症する。これらの発症メカニズムを明らかにし，身体機能改善による症状軽減，再発予防が求められる。

はじめに

　椎間板，椎間関節，仙腸関節などの関節構造由来の腰痛や，神経由来の下肢痛に関する基礎的研究は進んでおり，その病態は解明されつつあるが，筋肉や筋膜由来の腰痛については基礎的研究に乏しく，その病態や発生メカニズム，最適な対処方法は明らかにされていない。

　ここでは筋・筋膜が関与する腰痛について，①筋・筋膜性腰痛，②脊柱起立筋付着部症，③体幹筋肉離れの3病態に分けて，推定される病態やその発生メカニズムと対処方法について解説する。

筋・筋膜性腰痛

　筋収縮力を腱に伝え，各々の筋同士や周囲の組織との滑走性を保って独立した運動が行えるようにするために，筋は結合組織（fascia）で包まれている。近年fasciaに関する研究は注目を集めており，豊富に神経組織が分布し，侵害受容器[1]やルフィニ小体，パチニ小体などの固有受容器の存在が確認されている。またfasciaに過活動や不活動などが誘因として炎症が生じると，これらの受容器が増加し疼痛感受性が高まり，また炎症によって生じた線維化によって筋膜間の滑走性が低下するとされている（「Ⅱ章-1 病態を知る（頚椎）」の図9（p30）参照）。

　筋膜は筋周囲を覆う筋周囲筋膜（muscle-related layer）のみならず，皮下に薄く広く分布するsuperficial fascia（皮下結合組織），より厚く全身に連結し筋組織の張力を伝達するdeep fasciaに分けられ，deep fasciaは直立位などの姿勢保持や動作を行う際に緊張力を全身に伝える働きをもつ[2]。

　ある筋に局所的な損傷による炎症や不活動が生じると，筋は萎縮しfascia周囲は線維化し運動機能の低下を招く（「Ⅱ章-1 病態を知る（頚椎）」の図9（p30）参照）。このような線維化したfasciaに生じる圧痛点や硬結はMTPとよばれ，"腰痛や肩こり"の原因になると考えられ，このような病態による症候は筋・筋膜性疼痛症候群（MPS）と呼称される[3]。また筋膜には侵害受容器が存在するため，MTPの疼痛は関連痛として，deep fasciaを介してより遠位部の疼痛として認識されることがあり，臨床上経験する，神経症状や神経圧迫画像所見を認めないにもかかわらず，腰殿部痛が下肢へ放散する症候の病態の一つとも考えら

MTP：
myofascial trigger point

MPS：
myofascial pain syndrome

れる。

　筋・筋膜の線維化によって組織の伸張性や滑走性が低下すると、後述するように体幹筋機能が低下して他の病態の発症を招いたり、身体機能低下による局所挙動の低下がさらなる筋萎縮を招き、不適切な運動によって局所挙動が亢進するとさらなる炎症が生じることで組織の線維化を促進する悪循環を招く。また疼痛によって末梢性感作、中枢性感作が生じると破滅的思考と相まって不活動となり、動作や行動が減少することで身体機能が低下してしまう、という悪循環も生じる。これらの悪循環を断つことが慢性腰痛の保存療法には求められる。

　腰部には腹壁を取り囲むように胸腰筋膜（TLF）が存在し、腰椎横突起や棘突起に付着し、筋膜内の腹横筋の収縮によってその緊張が増し、腰椎の安定性に貢献する[4]（図1）。このTLFには豊富な神経組織が確認されており、腰痛の発生源になりうる[5]。筆者は大腰筋や腰方形筋の筋活動を解析する実験で、被験者背部よりワイヤ電極を刺入し、TLF中葉を貫く際に被験者が皮膚と同程度の強い疼痛を訴えることを経験している。このことからも脊柱起立筋とTLFの間の筋間筋膜の炎症や線維化による滑走性障害は腰痛の発生源になると考える。

　筋組織の繰り返しの遠心性収縮によって遅発性筋痛（DOMS）とよばれる筋痛が出現するが、これは日常よく経験する一般的なものである。脊柱起立筋をはじめとする腰背部の筋への繰り返しの負荷、特に遠心性の収縮の繰り返しによってDOMSが生じ、筋への負荷や炎症によって筋膜によって囲まれたコンパートメント内圧が上昇し、筋膜への刺激によって鈍痛や違和感などの症状が生じると考えられる。また高齢者の脊椎圧迫骨折後の腰椎後弯変形や、前屈動

TLF：
thoracolumbar fascia

DOMS：
delayed onset muscle soreness

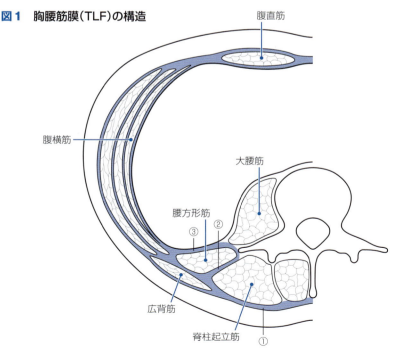

図1　胸腰筋膜（TLF）の構造

体幹全体を取り囲み、脊椎には胸腰筋膜の後葉（①）が棘突起に、中葉（②）と前葉（③）が横突起に付着する。腹横筋はこのコルセット様構造の緊張力を高める役割をもつ。

作での脊柱後弯姿勢などによってコンパートメント内圧がさらに上昇すると筋膜が刺激され腰痛を誘発すると考えられている[6]。

▶症例提示（図2）

23歳男性，大学野球選手（左打ち）。素振り練習を1日700回行っていたところ，右腰部に疼痛出現した。第3腰椎横突起付近に圧痛を認め，MRI-STIR画像にて右腸肋筋前方に高輝度領域を認める。この高輝度領域は胸腰筋膜に沿っており，胸腰筋膜の侵害受容器を介して腰痛を生じていたと推察される。

STIR：
short-tau inversion recovery

筋付着部障害

運動時の姿勢保持のためには，脊椎に直接付着する体幹深部筋を用いることが合理的であるが，脊柱起立筋などの体幹浅層にあり複数の関節をまたぐ多関節筋が働き，姿勢保持に伴う遠心性収縮を繰り返すことで，腸骨稜の筋付着部（図3）に継続して牽引力が作用する。このような負荷によって筋と骨の結合部に付着部障害が発生する。その発生メカニズムは上腕骨外側上顆炎，膝蓋靱帯やアキレス腱の付着部症と同様と考えられる。

好発部位は腸肋筋が腸骨稜に付着する部位（図3）で同部に圧痛を認める場合には本障害を疑う。本症は脊柱起立筋に過度な負荷を加えるアスリートに生じやすいが，特に脊柱後弯変形を呈した高齢者においても，立位姿勢を保つため

図2　筋・筋膜性腰痛の症例

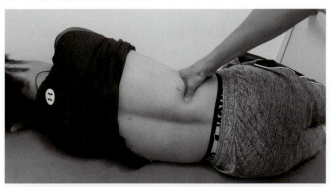
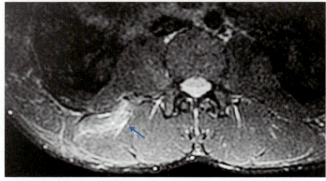

素振りを繰り返して腰痛出現。右脊柱起立筋外側に圧痛を認め，
MRI-STIR画像にて横突起付着部付近から外側に高輝度変化（→）を認める。

に脊柱起立筋に牽引力が加わり続けるため同障害を呈しやすい(図4)。

図3 脊柱起立筋の走行と付着部

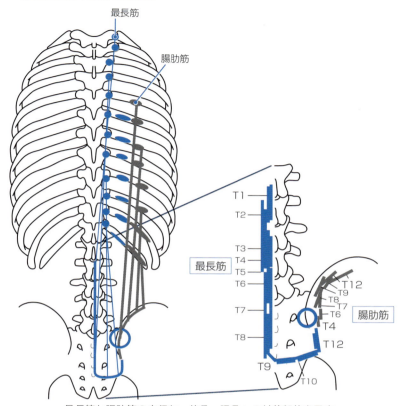

最長筋と腸肋筋の走行と，仙骨・腸骨への付着部位を示す。

(SPTS2017脊椎より)

図4 脊柱後弯アライメントによる障害

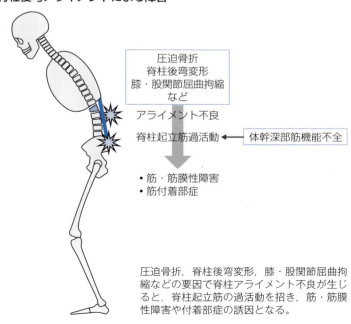

圧迫骨折，脊柱後弯変形，膝・股関節屈曲拘縮などの要因で脊柱アライメント不良が生じると，脊柱起立筋の過活動を招き，筋・筋膜性障害や付着部症の誘因となる。

体幹筋肉離れ障害

遠心性の収縮によって，筋・筋膜に強大な伸張力が作用すると筋と筋膜の境界で損傷が生じ，筋損傷(肉離れ)が生じる。スポーツ障害として発症することが多く，ランニング時のハムストリングスの遠心性の収縮によって好発する。同様の肉離れ障害が野球，やり投げ，カヌー，ハンドボールなど急激に体幹を回旋させる競技種目の内外腹斜筋で生じることがある。また体操選手の腹直筋肉離れ，テニス選手の腰方形筋肉離れ症例を筆者は経験している(図5)。

➤症例提示

22歳，女性，ハンドボール選手。右手でジャンプシュートをした際に急激に左側腹部痛が出現。MRI-STIR画像にて左内腹斜筋内に高輝度変化を認め，同筋の肉離れと診断した(図5)。

筋・筋膜性腰痛の評価

➤脊柱所見

脊柱所見において本障害に特異的なものはなく，前屈をしていく途中や，立ち上がり時などの動作開始時に腰痛が再現される。また左側の脊柱起立筋に筋・筋膜性疼痛を呈する場合には，左斜め後屈することで疼痛や"詰まる感じ"を誘発することが多い。

図5　女子ハンドボール選手の症例

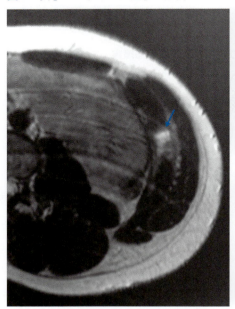
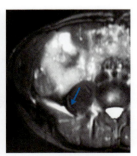

a　腰方形筋の筋損傷

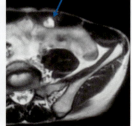

b　腹直筋の筋損傷

シュート動作後に左側腹部痛が出現。MRI-STIR画像にて内腹斜筋内に高信号変化を認め，同部位の筋損傷(肉離れ)と診断した。

▶圧痛部位

圧痛は脊柱起立筋外側に生じることが多く，その部位によって他の腰部障害と鑑別する。

▶画像所見

画像所見を呈することはまれであるが，肉離れを疑う場合にはMRI-STIR画像を撮像し損傷部位とその程度を確認する。

▶その他（prone hip extension test，図6）

脊柱起立筋の過活動状態を評価する方法として用いられる。腹臥位で下肢の自動挙上運動を支持した際に，脊柱起立筋活動による骨盤前傾運動を用いて下肢挙上すると，筋付着部症を有する者は疼痛が誘発されることがあり，同テスト陽性と判断する。

筋・筋膜性腰痛の発生メカニズム（図7）

不安定な脊柱を支持して安定した運動を行わせるためには，体幹筋群の筋力のみならず，その収縮タイミングが調整された精緻な活動パターンが必要となる。そのため体幹筋機能の低下によって以下の問題が発生し，さまざまな障害につながると予測される。

①筋・筋膜（fascia）の線維化・滑走性障害
　→MPSを発症
②過大な牽引力による損傷や障害
　→筋付着部症・体幹筋肉離れ・裂離骨折を発症
③胸腰筋膜の牽引力低下
　→腰椎の分節的不安定性を招き，椎間関節障害や椎間板障害などを発症
④骨盤付着筋群の牽引力不足・協調性低下
　→骨盤輪の不安定性を招き，仙腸関節障害や骨盤股関節障害を発症

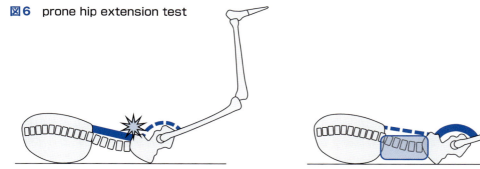

図6　prone hip extension test

　　　　a　背筋による骨盤前傾運動　　　　　　　b　大殿筋による股関節の伸展運動

腹臥位で膝関節屈曲位で下肢の自動挙上を指示すると，脊柱起立筋の活動による骨盤前傾運動を用いて下肢を挙上し，脊柱起立筋の筋付着部に疼痛が再現される（a）。体幹深部筋の活動によって体幹を安定させ大殿筋の活動により股関節伸展動作を行っていれば腰痛は誘発されないため（b），このような筋活動様式が行えるようにするためのアスレティックリハビリテーションが必要となる。

図7 体幹筋の機能とその機能不全がもたらす障害

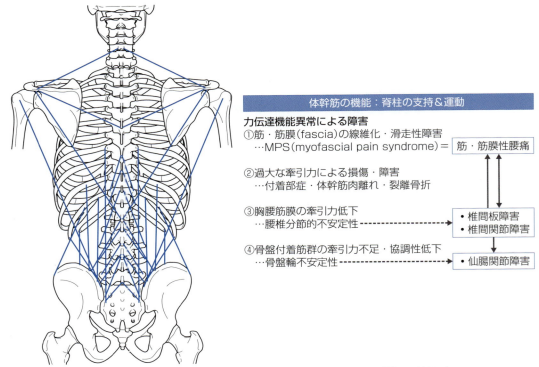

体幹筋・筋膜は力伝達機能を持ち，脊柱の支持と運動を司る。この機能の破綻によって，筋・筋膜性腰痛，体幹筋肉離れ，筋付着部症や，腰椎分節的不安定性に伴う椎間板障害や椎間関節障害を生じ，骨盤輪の不安定性によって仙腸関節障害などを生じる。このような因果関係から，筋・筋膜性腰痛は，他の組織由来の腰痛と合併することが多い。

このように体幹筋機能異常は筋・筋膜性障害の発症機転となるだけではなく，他の腰部障害の発生にも関係するため，筋・筋膜性障害は他の腰部障害と合併して発症することが多い。

発生メカニズムに基づいた対処方法

切り返し動作やジャンプ着地など急減速する際の姿勢を保持するとき，遠心性収縮が生じ，筋・筋膜・腱・付着部に大きな伸張力が作用し，その程度によって損傷が生じる。筋には複数の関節を跨ぐ多関節筋と関節周囲にある単関節筋があり，関節を支えるためには関節近傍に位置し，遅筋線維が豊富で持久性の高い単関節筋を用いることが合理的である。しかし，なんらかの理由で短関節筋の機能が低下すると，多関節筋の活動割合が増し，その繰り返しの負荷で筋痛や付着部障害が生じたり，短時間での強大な力が働くことによって筋損傷が生じる。この障害発生メカニズムは四肢・体幹に共通する損傷メカニズムである。体幹における単関節筋は脊椎に直接付着している腹横筋，多裂筋を代表とする体幹深部筋群が，多関節筋としては脊柱起立筋，外腹斜筋が挙げられ，体幹深部筋の活動タイミングの遅れや筋活動不足などによる機能低下によって多関節筋への負荷が増すことが予測される。そのため運動時の体幹深部筋の機

能を高めることが求められる。

　また，体幹深部筋の活動は脊柱・骨盤の安定性を高め，四肢の運動をより効果的にすると考えられている。例えば，うつ伏せで股関節を伸展させる動作を行う際には大殿筋，ハムストリングスが主に活動するが，脊柱起立筋を用いた骨盤の前傾運動により下肢を挙上させる運動戦略を取るものがいる。そのような動作を繰り返していると脊柱起立筋の過活動による筋痛や付着部障害を招くことになる。実際に脊柱起立筋付着部障害を有する患者にうつ伏せで下肢挙上を指示すると，前述のような骨盤の前傾運動を伴うことがあり，同時に腰痛が再現される(prone hip extension test，図6)。Ohらの報告[7]によるとうつ伏せで下肢挙上する際に脊柱起立筋，大殿筋，ハムストリングスの筋活動を計測し，次いで腹横筋の収縮を促すドローインを行いながら同様の計測を行ったところ，ドローインさせることによって脊柱起立筋の筋活動が抑制され，大殿筋の筋活動が高まったことを報告している。これらのことから，脊柱起立筋の過活動を伴っている患者に対しては，運動時に腹横筋の活動を促進させることで，よりよい筋の使い方（motor control）が促され，脊柱起立筋の活動を抑制させることが期待される。

　同様のmotor controlの観点からデッドリフトや着地動作時の背部，殿部，大腿後面のdeep fasciaによって連続する後方筋筋膜連結への負荷について考察する(図8)。体幹深部筋活動によって腰椎骨盤が1つのユニットとなり（one unit theory）[8]，腰椎と仙腸関節の安定性が得られた状態で，大殿筋を用いて股関節伸展動作として身体を伸展させる動作が合理的である。しかし，体幹深部筋や大殿筋の機能が低下すると，腰椎の安定性が低下し脊柱起立筋には遠心

図8　デッドリフト・着地動作による後方筋筋膜連結への負荷

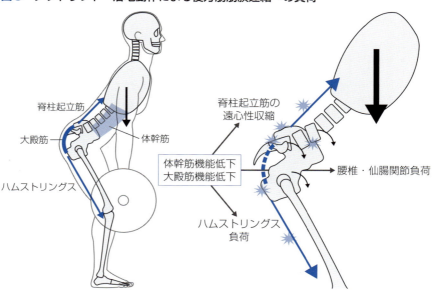

体幹深部筋や大殿筋の機能によって脊柱・骨盤は安定し，大殿筋筋力によって体幹・骨盤・大腿の伸展動作が円滑に行われる。もし体幹筋機能や大殿筋機能が低下すると，脊柱起立筋過活動となり筋・筋膜性腰痛や付着部症を招く。また腰椎・骨盤不安定性によって椎間板障害，椎間関節障害，仙腸関節障害を招き，ハムストリングスへの負荷が増すことで坐骨結節付着部症や肉離れを招く。

性の収縮が生じ，これが繰り返されることによって筋・筋膜性腰痛や付着部障害を招く。また同時に腰椎，骨盤の不安定性が椎間関節障害，椎間板障害や仙腸関節障害を招くことにもなる。さらに大殿筋の代わりにハムストリングスが骨盤前傾のコントロールを行うことになり，ハムストリングスの遠心性の収縮が生じ，脊柱起立筋と同様に坐骨付着部症や筋障害を招くこととなる。このため，これらの障害発生を予防するためには，体幹深部筋や大殿筋を適切なタイミングで活動させるというmotor controlを獲得することが求められる。

その介入方法に統一されたものはないが，prone hip extension動作や各種stabilization体操などにおいて腹横筋の収縮と大殿筋活動を促すことを繰り返させ，中枢における筋の協調性を学習させることが求められる。またファンクショナルトレーニング，ヨガ，ピラティス，太極拳などの運動介入も筋の協調性を高めるためにも有効な方法と考えられる。

また，これらの対策のほかにも，脊柱の後弯アライメントを是正するために骨盤，股関節，膝関節の可動性を維持することや，脊柱起立筋の筋持久力を高めるための有酸素運動も有効と考える（図9）。

筋・筋膜性腰痛に対する治療方法

筋・筋膜性腰痛に対しては手術治療は行われず，以下に述べる保存療法で対処する。

▶薬物療法

筋・筋膜性腰痛に対しては急性期には消炎鎮痛薬を用いて炎症を抑制する。経口薬のほか経皮吸収剤もわが国においてはよく用いられている。

▶ブロック注射

筋・筋膜の線維化や炎症によるmyofascial trigger pointへのトリガーポイントブロック注射は以前から行われているが，近年では超音波画像ガイド下に筋膜間の癒着を剥離するように生理食塩水などを注入する治療方法（エコーガイド下筋膜リリース）が用いられる。その疼痛部位は症例によって異なるが，多裂筋，最長筋，腸肋筋の筋間筋膜やこれらの筋膜の骨付着部（腰椎横突起先端，

図9　筋・筋膜性腰痛に対する運動療法の概念

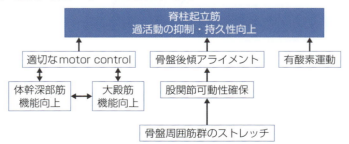

さまざまな動作における脊柱起立筋の過活動を抑制し，持久力を高めることで障害を予防する。そのためには図示する要素が必要となる。

副突起）に多く（図1），同部位へのブロック注射が行われている。筋間筋膜の滑走性障害によって生じている疼痛に対しては局所麻酔薬を用いない，生理食塩水による癒着剥離（hydro-release）によっても良好な疼痛改善が報告されており，同障害の病態理解にもつながり興味深い。

▶物理療法

温熱療法，超音波療法，牽引療法，マッサージ，鍼灸などさまざまな介入方法があり，代替医療として定着している。筋・筋膜性腰痛の病態を理解し，筋間筋膜の癒着を剥離することを意識してマッサージなどの介入を行うことで，よりその効果は高まると考えられる。

▶装具療法

脊柱起立筋への負荷を減ずることを目的として，急性期の症状が強い時期に対して用いる。しかし，疼痛軽減した後に継続して使用すると，筋の不活動による筋萎縮を招き，負の連鎖につながることも予想されるため，正しいmotor controlを身につけるための運動療法を行う。

▶運動療法

繰り返す腰痛を予防し，その慢性化を防ぐためには個々の身体特性の評価によって低下している身体機能を明らかにし，その改善を図るアスレティックリハビリテーションが必要となる。図9に示す障害発生メカニズムに基づいた運動介入を行う。具体的には体幹深部筋機能向上に向けたドローインなどの腹横筋単独収縮訓練[8]や，大殿筋を賦活化させるバックブリッジ姿勢保持，股関節伸展可動性確保のための腸腰筋，大腿直筋のストレッチを指導する。

おわりに：理学療法士（セラピスト）に望むこと

筋・筋膜性腰痛はなんらかの身体機能低下を反映して生じた症候であるため，セラピストはその原因を推定し，対処していく姿勢が求められる。

文献

1) Mense S, et al : Evidence for the existence of nociceptors in rat thoracolumbar fascia. J Bodyw Mov Ther, 20 (3) : 623-628, 2016.
2) Klingler W, et al. Clinical Relevance of Fascial Tissue and Dysfunctions. Curr Pain Headache Rep, 18(8) : 439, 2014.
3) Ramsook RR, et al : Myofascial Low Back Pain. Curr Pain Headache Rep, 16(5) : 423-432, 2012.
4) Willard FH, et al : The thoracolumbar fascia : anatomy, function and clinical considerations. J Anat, 221 (6) : 507-536, 2012.
5) Tesarz J, et al : Sensory innervation of the thoracolumbar fascia in rats and humans. Neuroscience, 194 : 302-308, 2011.
6) 紺野慎一，ほか：腰椎背筋群のコンパートメント内圧上昇と腰痛．臨床整形外科，28(4) : 419-426, 1993.
7) Oh JS, et al : Effects of Performing an Abdominal Drawing-in Maneuver During Prone Hip Extension Exercises on Hip and Back Extensor Muscle Activity and Amount of Anterior Pelvic Tilt. J Orthop Sports Phys Ther.37 (6) : 320-324, 2007.
8) 金岡恒治：腰痛の病態別運動療法-体幹筋機能向上プログラム．p4-7, 文光堂，2016.

Ⅱ 病態を知る

6 手術特性を知る

Abstract
- 脊椎に対する手術は，大きく前方法と後方法に分けられ，基本的に①除圧，②固定，③矯正または整復の組み合わせで行われる。
- 頚椎の椎弓形成術（脊柱管拡大術）は，頚椎の脊髄症に対して広く行われている後方からの除圧術である。長期成績は安定しているが，軸性疼痛やC5麻痺などの問題がある。
- 頚椎前方固定術は，前方から脊髄や神経根の圧迫性病変を切除して症状の改善を図る術式である。頚部後方筋群の侵襲が避けられる一方で，長期的には隣接椎間障害が問題となる。
- 腰椎椎間板ヘルニアに対する手術療法の成績は安定しており，近年では低侵襲化が進んでいる。ヘルニアの再発が問題である。
- 腰部脊柱管狭窄症では，除圧術単独あるいは固定術を追加した手術が行われる。脊椎固定術は，移植骨が生着して完成する。したがって，数カ月単位での注意深い術後経過観察が必要である。

はじめに

脊椎に対する手術は，基本的に①除圧，②固定，③矯正または整復の組み合わせで行われる。脊椎手術の術式を理解するためには，まず，これらのどの内容をどの脊椎高位で行ったのかを確認する。また，脊椎に到達するにあたって，前方から進入したか，後方から進入したかによって，手術特性が大きく異なる。脊椎の術後理学療法を開始する際には，術式とその特性について医師に確認する必要があり，詳細について患者の手術記録を確認することを勧める。本項では代表的な術式について解説する。

頚部椎弓形成術（脊柱管拡大術）

▶手術の適応

椎弓形成術は，頚椎に対する後方法の代表といえる術式であり，現在まで数多くの術式がわが国で考案され，広く普及している[1-4]。適応疾患は頚部脊柱管狭窄による頚部脊髄症であり，歩行障害や手の巧緻運動障害などの脊髄症状があり，進行性であれば手術適応とされる[5]。神経症状が軽度でもMRIで硬膜管の圧迫が強く，脊髄内の信号変化が確認できる際には，早期の手術を考慮する場合がある。本手術は，頚椎症，頚椎椎間板ヘルニア，頚椎後縦靱帯骨化症など，原因疾患を問わず実施可能であり，特に多椎間での狭窄が認められる場合が良い適応となる。また，単椎間狭窄でも発育性脊柱管狭窄を伴い，多椎間の拡大が必要な場合には実施される。

椎弓形成術の除圧効果は，脊柱管の拡大により，脊柱管内で脊髄が後方へ移動可能となることにより得られる。したがって，頚椎後弯が強い症例では，脊髄が後方に移動せず，脊髄の圧迫が解除されない場合がある。このような場合

は，前方除圧術あるいは固定術の追加（後方インストルメント使用）による頚椎の前弯位の形成が検討される。

▶手術の概要

椎弓形成術には，大きく分けて片開き式[2]と正中縦割式[4]がある（図1）。

片開き式では，両側傍脊柱筋を骨膜下に剝離し，片側の椎弓を椎弓と椎間関節突起の境界部で縦割した後，対側の椎弓に側溝を作成してヒンジとし，椎弓を開大する。圧迫病変に左右差がある場合は，圧迫が強いほうを開大側とする。拡大椎弓の保持にはハイドロキシアパタイト製スペーサーなどが用いられる。

正中縦割式では，両側の傍脊柱筋を骨膜下に剝離し，両側の椎弓と椎間関節突起の境界部で側溝を作成し，正中で椎弓の縦割を行い，観音開きに椎弓を拡大する。拡大した椎弓にはハイドロキシアパタイト製スペーサーをナイロン糸などで縫合固定する（図2）。

いずれの術式でも，脊髄の除圧に関しては安定した長期成績が得られている。一方で，軸性疼痛の発生や頚椎可動域低下の問題がある[6]。軸性疼痛とは，頚椎後方手術後に頚部や肩周辺の疼痛が増強することであり，頻度は10～20％と報告されているが，施設間で差があるといわれている[5]。軸性疼痛の予防のために，項靱帯を一塊として温存する方法，頚半棘筋の軸椎への再縫着する方法，棘突起先端部を縦割する方法，C2あるいはC7棘突起を温存し選択的に椎弓形成術を行う方法など，さまざまな工夫が報告されている。

図1 椎弓形成術

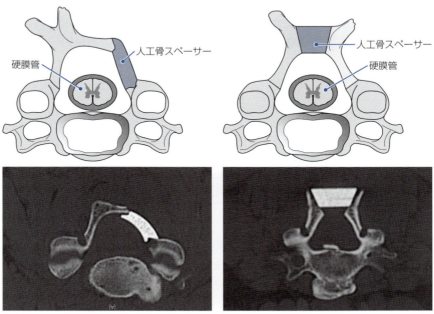

a 片開き式　　　　　　　　　　b 正中縦割式

（上図：文献7より引用）

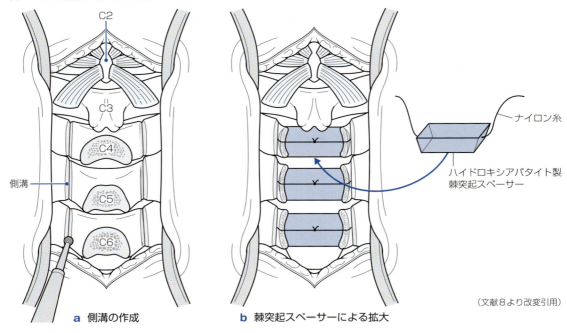

図2　正中縦割式椎弓形成術
a 側溝の作成
b 棘突起スペーサーによる拡大
（文献8より改変引用）

▶理学療法を行ううえでの注意点

術当日はベッド上安静とする。術翌日に全身状態が落ち着いていれば，ベッドサイドでの座位の後，起立や歩行が許可される。頚椎装具の装着は基本的に不要である。施設によっては，術後の安静目的に1～2週間程度のソフトカラー固定を行う場合もある（ただし，術後早期の外固定除去，運動療法開始が軸性疼痛の軽減に有効とする報告がある）。術後2日目にドレーンが抜去され，立位，歩行練習，四肢筋力訓練，および作業療法（手指巧緻運動練習，ADL練習）を進めていく。

術後に，主に三角筋や上腕二頭筋などの上肢近位筋の筋力低下が発生することがある（C5麻痺）。約5％程度の症例に発生し，発生機序については神経根障害説と脊髄障害説があるが，いまだ結論は出ていない。

ADL：activities of daily living

頚椎前方除圧固定術

▶手術の適応

頚椎前方固定術は脊髄や神経根の圧迫性病変に対して，前方から病変を切除して症状の改善を図る術式である。圧迫病変が脊髄の前方にあれば，直接病変を切除できる。その他の利点としては，狭小化した椎間高の復元，不安定椎間の安定化，変形の矯正が可能，および頚部後方筋群の侵襲が避けられることが挙げられる。

対象疾患は，頚椎椎間板ヘルニア，頚椎症性脊髄症・神経根症，頚椎後縦靱帯骨化症，頚椎損傷などで，主として前方から脊髄または神経根が圧迫されて症状を呈する場合に適応となる。特に，固有脊柱管前後径が広く，脊髄圧迫部

位が1～2椎間に限定されている場合は，頸椎前方除圧固定術を選択することが多い[5]。

▶手術の概要

頸椎前方固定術では，病変レベルの椎間板，骨棘，靱帯骨化を切除して除圧を行い，椎体の一部を摘出して自家骨やインプラントを挿入して椎間を固定する（図3）。後方からアプローチする椎弓形成術に比べて，骨棘や椎間板など前方圧迫病変を直接取り除くことができる。また，椎間への骨移植により，椎間を固定して安定性を得ることができる，局所変形（後弯や高度前弯）を矯正して良好なアライメントを得ることができるなどの利点がある。一方で，3椎間以

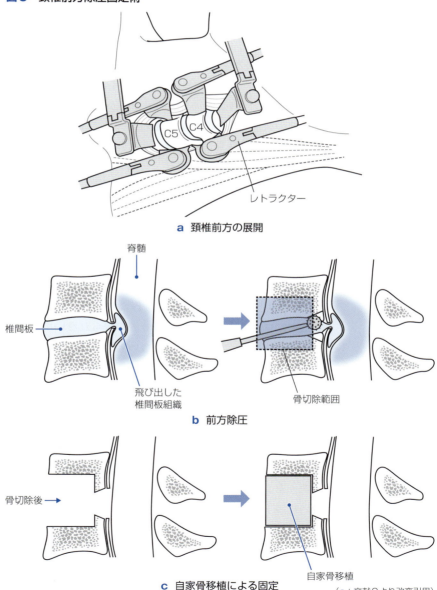

図3 頸椎前方除圧固定術
a 頸椎前方の展開
b 前方除圧
c 自家骨移植による固定
（a：文献9より改変引用）

上の多椎間病変や，発育性脊柱管狭窄の症例には対応しにくいことや，後方と比べて頸部の臓器，血管，神経の合併症のリスクが高くなることが欠点である。

喉頭を支配する反回神経の走行から，左側の前頸部より椎体前面に進入する。胸鎖乳突筋の内側で頸動脈鞘を外側によけ，気管，甲状腺，食道を内側に避けて筋間を進入して椎体前面に到達する。椎間板を切除後，椎体に矩形の骨溝を作成する。椎体後縁まで骨性の除圧を行った後，後縦靭帯を切除し，この際，遊離したヘルニアなどが認められれば，これを摘出する。術前の圧迫の程度に応じて神経根部も除圧する場合がある。

次に腸骨から移植骨を採取し，これを亜全摘した骨溝に挿入する。固定範囲が長くなる症例や不安定性が強い症例では，プレートによるインストルメント固定を要することもある。術中の固定性や骨質により後療法も異なる。前方除圧固定術に特徴的な合併症として，移植骨の脱転，偽関節，採骨部痛，反回神経麻痺（嗄声），食道損傷などがある。

▶理学療法を行ううえでの注意点

術後は1～3カ月程度頸椎カラーを装着し，主に頸椎の前後屈の動作を制限する。インプラントの使用の有無にかかわらず，本術式では骨癒合が優先され，頸部の負荷のかかる運動は避けるべきである。また腸骨から採骨を行うため，術後早期では採骨部に付着する筋群に負担のかかる運動は控える。全身状態と頸部の安静を考慮しながら，立位，歩行練習，四肢筋力訓練，および作業療法（手指巧緻運動練習，ADL練習）を進めていく。

腰椎椎間板ヘルニア摘出術

▶手術の適応

椎間板ヘルニアの治療は保存療法が基本である。しかしながら，保存療法を3カ月以上行っても日常生活動作に制限がある場合，高度の疼痛により薬物療法やブロック療法では症状の軽減が得られない場合，そして社会的事情により保存療法を行う時間的余裕がない場合には，手術療法が考慮される。一方，膀胱直腸障害がある場合には緊急手術の適応であり，進行性の筋力低下がある場合にも早期の手術が推奨される。

▶手術の概要

腰椎椎間板ヘルニアに対する手術療法には，直接ヘルニアを切除する後方法が一般的である。後方椎間板摘出術には，LOVE変法による直視下，顕微鏡視下，および内視鏡下（MED法）に大別できる。近年では，局所麻酔下の経皮的内視鏡下椎間板摘出術（PED法）も行われるようになっている（図4）。

直視下・顕微鏡視下椎間板摘出術は，約2～4cmの正中縦の皮膚切開で後方進入にてヘルニア脱出側の傍脊柱筋（多裂筋）を骨膜下に剝離し，椎弓の一部と椎間関節内側を展開して部分切除を行った後に，黄色靱帯を部分切除して硬膜を露出させる。肉眼，ルーペ，顕微鏡視下に硬膜と神経根を確認して丁寧に剝

MED：
micro endoscopic discectomy

PED：
percutaneous endoscopic discectomy

図4　MED法とPED法

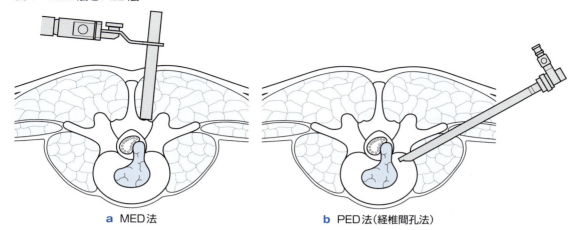

a　MED法　　　b　PED法（経椎間孔法）

離操作を行ってからヘルニアを摘出する。

内視鏡下ヘルニア摘出術（MED法）は，約1.5〜2cmの皮膚切開で多裂筋内を経由して椎弓後面/硬膜外に到達し，内視鏡下にヘルニアを摘出する。これらの治療法には，多くの比較研究があり，後方法での顕微鏡下手術，内視鏡下手術や通常のLOVE変法の比較では，いずれも長期の術後成績は同等である[10]。

いずれの術式においても，皮膚と筋組織の侵襲の程度にかかわらず，椎間板に対する処置と侵襲は基本的に同様である。したがって，内視鏡手術は，低侵襲であっても術後スポーツや重労働への早期復帰は慎重を期すべきである。MED法の平均調査期間3.6年の中長期調査では，再発率は10.8％であったが，そのうちの半数がMED術後1年以内の再発であり，従来法の再発時期に比較して，より早期であったと報告されている[11]。

種々のヘルニア切除術の合併症として，神経根損傷，しびれや知覚障害の増強，硬膜損傷，血腫による麻痺，創感染，深部静脈血栓症などがある。

▶理学療法を行ううえでの注意点

椎間板内圧は前屈を伴う運動や荷重により強い影響を受ける。そのため，椎間板への早期荷重を控えるように努める。術後早期の運動復帰に向けては，日常生活も含めて特に注意を要する（車での長時間移動など）。ヘルニアの型としては，尾側に移動したヘルニアは再発しやすいことが知られている[11]。

腰椎椎弓骨切り術

▶手術の適応

腰椎椎弓骨切り術や腰椎開窓術は，主として腰部脊柱管狭窄症に適応される術式で，脊柱管内で後方から神経を圧迫する椎弓や黄色靱帯を切除する。最近では術後疼痛の軽減や，腰椎の術後不安定性の出現を予防する目的で，神経圧迫部位のみを切除し，筋の付着部となる棘突起や背筋を温存する手術が行われ

ている。症状が軽微な場合や発症初期は保存療法が行われる。生活指導で症状の出現するような動作を避けること(腰椎伸展動作など)に加え，薬物療法，ブロック療法，装具療法，物理療法，運動療法などを行うことにより一定の効果が得られるが，膀胱直腸障害などの馬尾障害，進行性の筋力低下，重篤な歩行障害のために日常生活に障害をきたしている場合は手術を検討する。

▶手術の概要

腰部脊柱管狭窄症に対する手術の目的は，圧迫された神経根や馬尾の除圧である。従来は後方組織を切除する部分椎弓切除が一般的であったが，後方支持組織の温存のため，展開の工夫や顕微鏡の使用，内視鏡を使用した低侵襲手技など数多くの手術手技が考案されている。腰椎の不安定性を伴う場合や，除圧により不安定性が増悪する可能性があれば，固定術の追加を考慮する。

後方進入では，椎弓・脊柱管まで到達するのにさまざまなアプローチがある。開窓術では，両側の傍脊柱筋を棘突起から剥離して当該椎弓を露出する。傍脊柱筋や棘上・棘間靱帯など後方脊柱支持組織に侵襲を加えず，さらに傍脊柱筋の付着も温存する正中縦割式の椎弓切除術は，従来の椎弓切除と同様の広い視野が獲得できる(図5a)。症状優位側の片側の傍脊柱筋を棘突起から剥離し，棘突起の基部を切除して両側の除圧を行う方法もある(図5b)。これらのアプローチで展開した後，肉眼，ルーペ，顕微鏡，または内視鏡を用いて神経除圧を行う。骨切除は，上位椎弓は黄色靱帯付着部まで，下位椎弓は上関節突起から椎弓根部を経て椎間孔入口部まで行い，神経根を含めて十分に除圧する。骨切除部の黄色靱帯を切除し，硬膜外静脈叢を十分に止血し，直下の椎間板の圧迫の有無を確認してからドレーンを挿入して終了する。

合併症として，神経障害，硬膜損傷，血腫による麻痺，創部感染，深部静脈血栓症などがある。

図5　腰椎後方除圧術

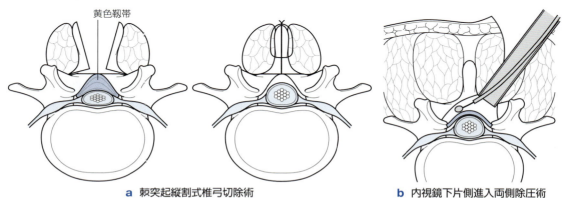

a　棘突起縦割式椎弓切除術　　　　　　　　b　内視鏡下片側進入両側除圧術
(a：文献12より引用，b：文献13より引用)

▶理学療法を行ううえでの注意点

　腰部脊柱管狭窄症の患者の多くは高齢者であり，腰椎以外にも変形性関節症などの他の運動器疾患を合併していることが多い．そのため，合併疾患も考慮に入れたリハビリテーション計画の立案が必要である．術後1〜2日目にドレーンが抜去された後は，安静度をフリーとする施設が多いが，立位，歩行練習，四肢筋力訓練を段階的に，慎重に進めていく．

腰仙椎部固定術（インストルメント併用）

▶手術の適応

　腰椎固定術は，隣接する腰椎同士を骨癒合させることを目的とする術式である．腰椎の前方要素，すなわち椎体同士を骨癒合させる術式（椎体間固定術）には，進入経路により，後述するさまざまな方法がある．一方，腰椎の後方要素，すなわち横突起と椎間関節を骨癒合させる術式は，後側方固定術である（図6）．
　腰椎固定術は，①脊椎管の不安定性により神経症状や疼痛を引き起こしている病態，②神経除圧などの手術操作により不安定性が発生する病態，③脊柱の後弯や側弯などの脊柱変形により姿勢のバランス不良が生じて，日常生活動作，QOLが低下している病態に対して行われる．適応疾患としては，腰椎変性すべり症，分離すべり症，不安定性を伴う腰椎椎間板ヘルニアや脊柱管狭窄症，腰椎後側弯症などが挙げられ，また，再手術例で除圧範囲が拡大する場合にも実施される．
　腰椎変性疾患により神経症状が生じている症例では，まず椎弓切除などの神経除圧手術が検討される．固定術を併用するかどうかは，患者の腰痛の有無や神経症状，画像上の不安定性，脊柱変形の程度，姿勢のバランス，患者の年齢，職業や活動性，全身状態などを総合的に考慮して判断する．
　近年の腰椎固定術は，内固定材料の進歩により，金属材料を用いるインストルメンテーション手術が主流となり，後療法の簡略化が可能になった．しかし

QOL：
quality of life

図6　腰椎固定術による骨移植の違い

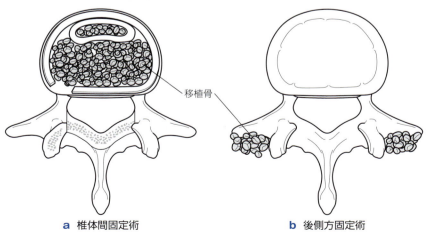

　　a　椎体間固定術　　　　　　　　b　後側方固定術
（a：文献14より引用，b：文献15より引用）

骨粗鬆症を伴う患者では，術後の内固定材料の折損や引き抜きのリスクが危惧されるため，後療法には細心の注意を要する．

▶手術の概要

前方要素を固定する椎体間固定術には，後方からアプローチし多裂筋を含めた傍脊柱筋に侵襲が加わる後方経路椎体間固定術（PLIF）と椎間孔進入椎体間固定術（TLIF），前方からアプローチし後方の筋群に損傷を加えない前方椎体間固定術（ALIF）がある．また，近年では側方から椎体間固定を行う側方経路椎体間固定術（LIF）が急速に普及しており，経大腰筋的にアプローチするXLIF，大腰筋への損傷と腰神経叢への影響を回避するために大腰筋前縁からアプローチするOLIFがある（図7）．側方進入する術式の場合には，進入側の腹斜筋群と腹横筋に侵襲が加わる．

PLIFでは，後方からの進入により両側の椎間関節，黄色靱帯を切除して硬膜管を除圧，そして硬膜の外側で椎間板へ到達して椎間板を切除し，自家骨または人工スペーサーを挿入する．椎弓根スクリューを刺入してロッドで締結し，椎体間を固定する．利点として，正中の脊柱管だけでなく，椎間板腔の拡大による椎間孔の神経根の除圧が可能であり，さらにすべりの矯正，前方の荷重支持性があり，全周性に強固な初期固定が得られることが挙げられる．

TLIFでは，PLIFの欠点といえる術中の神経組織の牽引操作を回避すべく，片側の関節突起を切除して進入する．側方から硬膜管を除圧後，直接神経組織を牽引することなく，対側の椎間板まで切除し，自家骨とともに，ブーメラン型などの左右に広いスペーサーを挿入する．

ALIFは椎間板に直接アプローチすることが可能で，椎間板を大きく切除することで椎体間固定のための骨母床を広く確実に作製できる．適応疾患は，椎間の不安定性を示す変性疾患，外傷，感染症，腫瘍が該当する．自家腸骨移植

PLIF：
posterior lumber interbody fusion

TLIF：
transforaminal lumber interbody fusion

ALIF：
anterior lumber interbody fusion

LIF：
lateral lumber interbody fusion

XLIF：
extreme lateral interbody fusion

OLIF：
oblique lateral interbody fusion

図7　椎体間固定術の進入経路による違い

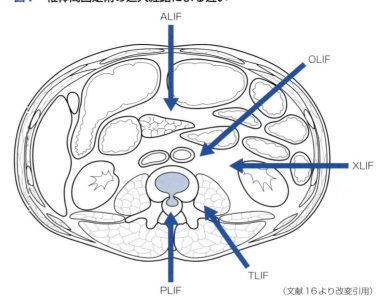

（文献16より改変引用）

と脊椎ケージを用いた方法がある。

XLIFやOLIFでは，専用の開創器と光源を用いることにより，最小限の侵襲で椎体間固定を行うことができる。また，ALIFと異なる点は，対側も含めた側方線維輪を切離し，椎体横径に及ぶ大型な脊椎ケージを挿入可能であり，椎間高を効果的に整復できることである。したがって，変性すべりや変性側弯などの脊柱変形症例に用いられることが多い。

後方要素を固定する術式には，後側方固定術（PLF）があり，横突起から椎弓，椎間関節を固定する。PLFは，部分椎弓切除による除圧後，上下の横突起から関節突起間部，椎間関節外側，そして椎間関節の皮質骨を新鮮化して骨移植する。椎弓根スクリューにより固定するが前方の支持性がPLIFと比較して少ないことから，スクリューにかかる負担が大きいことに留意する必要がある。

PLF：
posterolateral fusion

これら脊椎固定術の合併症として，感染，神経根障害，髄液漏，血腫，肺塞栓などが挙げられる。中長期的には偽関節，隣接椎間変性の進行などがある。インストルメンテーションの併用により，感染や金属折損などの合併症の頻度も高くなる。腸骨の採骨部痛もある。

▶理学療法を行ううえでの注意点

良好な長期成績のためには，骨癒合の獲得が重要である。コルセットの装着に関して，方法や期間を確認して患者に指導する。全身状態を考慮しながら，立位，歩行練習，四肢筋力訓練を進めていく。

文献

1) 小山正信, ほか：頸椎椎弓切除術の一新術式の試み. 中部整災誌, 1：792-794, 1973.
2) 平林 洌：頸髄症に対する広報除圧術としての片開き式頸部脊柱管拡大術について. 手術, 32：1159-1163, 1978.
3) 辻 陽雄：En-bloc laminectomy. 整形外科, 29：1755-1761, 1978.
4) 黒川高秀, ほか：棘突起縦割法脊柱管拡大術. 別冊整形外科, No.2, 頸椎外科の進歩（小野村敏信, ほか編）, p243-250, 南江堂, 1982.
5) 頸椎症性脊髄症診療ガイドライン策定委員会 編：頸椎症性脊髄症診療ガイドライン2015, 改訂第2版, 南江堂, 2015.
6) Wada E, et al:Subtotal corpectomy versus laminoplasty for multilevel cervical spondylotic myelopathy a long-term follow-up study over 10 years. Spine, 26(13)：1443-1447; discussion 1448, 2001.
7) 本郷道生, ほか：頸部脊柱管拡大術. 整形外科術後理学療法プログラム, 改訂第2版（島田洋一, ほか編）, p14, メジカルビュー社, 2014.
8) 石井 賢：片開き式頸椎椎弓形成術（ELAP）. OS NEXUS, No.2 頸椎・腰椎の後方除圧術（西良浩一, ほか編）, p24, メジカルビュー社, 2015.
9) 宮本 敬：頸椎椎体亜全摘前方除圧固定術. OS NEXUS, No.6 脊椎固定術 これが基本テクニック（西良浩一, ほか編）, p94, メジカルビュー社, 2016.
10) Li X, et al：Tubular microscopes discectomy versus conventional microdiscectomy for treating lumbar disk herniation: Systematic review and meta-analysis. Medicine (Baltimore), 97(5)：e9807, 2018.
11) Matsumoto M, et al：Recurrence of lumbar disc herniation after microendoscopic discectomy. J Neurol Surg A Cent Eur Neurosurg, 74(4)：222-227, 2014.
12) 渡辺航太：腰部脊柱管狭窄症に対する棘突起縦割式椎弓切除術. OS NEXUS, No.2 頸椎・腰椎の後方除圧術（西良浩一, ほか編）, p140, 142, メジカルビュー社, 2015.
13) 中西一夫, 長谷川 徹：内視鏡下片側進入両側除圧術（MEL）. OS NEXUS, No.2 頸椎・腰椎の後方除圧術（西良浩一, ほか編）, p157, メジカルビュー社, 2015.
14) 篠原 光, 曽雌 茂：TLIF（経椎間孔的腰椎椎体間固定術）. OS NEXUS, No.6 脊椎固定術 これが基本テクニック, p116, メジカルビュー社, 2016.
15) 本郷道生, ほか：インストルメント併用腰仙椎部固定術. 整形外科術後理学療法プログラム, 改訂第2版（島田洋一, ほか編）, p35 メジカルビュー社, 2014.
16) Mobbs RJ, et al：Lumbar interbody fusion: techniques, indications and comparison of interbody fusion options including PLIF, TLIF, MI-TLIF, OLIF/ATP, LLIF and ALIF. J Spine Surg, 1(1)：2-18, 2016.

II 病態を知る

7 慢性腰痛

Abstract
- 慢性腰痛は単純に急性腰痛が遷延した状態ではなく，非器質的要因によって病態が複雑化している場合が少なくない。
- 心理・社会的要因が存在しているかどうかのスクリーニングについてはBS-POPが有用である。
- 慢性腰痛患者の治療のポイントは，信頼関係の確立にある。理学所見や画像所見から合理的な説明ができない患者に対して，いかに非合理的かを患者に説明しても問題の解決にはつながらない。
- 慢性腰痛患者に対応するセラピストに最も求められる資質は，患者の苦悩に耳を傾け，共感し，患者に寄り添う姿勢である。

はじめに

従来，腰痛はその原因にかかわらず，罹病期間に基づいて急性腰痛と慢性腰痛に分類されてきた。一般的には「3カ月以上の持続」が慢性腰痛の基準とされている[1]。しかしながら，慢性腰痛といってもその内容は一様ではなく，慢性腰痛は単純に急性腰痛が遷延した状態ではない。慢性腰痛では，非器質的要因によって病態が複雑化している場合が少なくない。

慢性腰痛の診断のポイント

▶見逃されやすい病態

腰痛の診断にあたっては，腫瘍，感染，骨折など重篤な病態や外傷を見逃さないようにすることが重要である。急性の経過をたどる場合の診断は比較的容易であるが，臨床症状が穏やかな場合には，必要な検査が行われずに漫然と治療が行われて，重篤な病態や外傷が見逃されるケースがある（図1）[2]。特に，腹腔内臓器由来や婦人科疾患など，運動器以外の見落としやすい病態には注意が必要である。また，悪性腫瘍（原発性または転移性）は，腰背部痛の原因として1％未満にすぎないとされるが[3]，見逃しは生命予後にかかわるため，常に念頭に置くことが必要である。したがって，癌の既往歴（特に前立腺癌，肺癌，および乳癌）がある高齢者では，腰痛の原因として，常に転移性脊椎腫瘍を考慮する必要がある。特に，長期間の外来通院を継続している場合には，時間の経過とともに病態が変化している場合があり（例：腰部脊柱管狭窄症の患者が，あるときから腰痛が増強し，実は化膿性脊椎炎を発症していた），患者が症状の増悪を訴えた際には，red flagsの再確認を行う必要がある（表1）[1]。red flagsが陽性となった場合には，躊躇なく主治医に報告するべきである。

図1 経過観察されていた坐骨部の転移性骨腫瘍

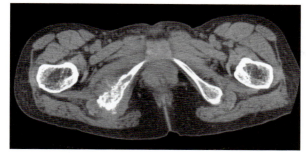

70歳代，女性。腰痛，両殿部痛にて外来を定期通院し，保存加療（投薬，トリガーポイント注射）を受けていた。既往歴に横行結腸癌の加療歴があったが，担当医は把握していなかった。右殿部痛の増悪を訴えたが，局所注射，仙骨硬膜外ブロックなどによって対応され，約4カ月間，経過観察された。疼痛が徐々に増悪し，安静時痛が出現したため，画像検索が行われた。骨盤部CTにて右坐骨部に骨破壊像が認められた。

（文献2より引用）

表1 重篤な脊椎疾患の合併を疑うべきred flags（危険信号）

- 発症年齢 ＜20歳 または ＞55歳
- 時間や活動性に関係のない腰痛
- 胸部痛
- 癌，ステロイド治療，HIV感染の既往
- 栄養不良
- 体重減少
- 広範囲に及ぶ神経症状
- 構築性脊柱変形
- 発熱

（文献1より引用）

HIV：
human immunodeficiency virus

BS-POP：
brief scale for psychiatric problem in orthopaedic patients

▶心理・社会的因子の評価 〜BS-POPが有用〜

腰痛の増悪と遷延化には，早期から心理的要因，社会的要因が深く関与している。心理・社会的因子の関与が疑われる慢性腰痛患者の特徴を**表2**に示した[4]。また，患者に精神医学的問題や心理・社会的要因が存在しているかどうかのスクリーニングについては「整形外科患者における精神医学的問題に対する簡易質問表（BS-POP）」（**表3，4**）が有用である。BS-POPは，精神医学，心理学的な素養がない整形外科医や理学療法士が，精神医学的問題が存在しているかどうかを簡便にスクリーニングすることを目的に開発された[5]。治療者用では8項目（**表3**），患者用では10項目（**表4**）の質問項目が設定されている。それぞれの質問に対して1〜3点で評価し，合計で治療者用は8〜24点，患者用は10〜30点で評価する。治療者用で11点以上，あるいは治療者用10点以上，かつ患者用15点以上を異常値としている[6]。BS-POPによる評価の結果，精神医学的な問題の関与が疑われ，整形外科医，理学療法士のみでは対応困難な患者に対しては，基本的には，心身医療科などの専門家による精神医学的評価・診断を行うべきである。慢性腰痛に関与する代表的な精神医学的問題を**表5**にまとめた。

表2 心理・社会的因子の関与が疑われる慢性腰痛の特徴

腰痛の局在	腰痛の範囲が漠然としている 日によって疼痛の部位が変化する
疼痛の程度	痛みの表現が感情的 多弁で痛みの表現が演技的 症状の程度が心理状態によって変化 疼痛の変化を詳細に記録している
腰痛以外の身体症状の合併	頭痛,肩こりなど多部位の愁訴を多数合併している
身体症状以外の症状の合併	不眠,イライラ感などを合併している

(文献4より引用)

表3 BS-POP医療者用

質問項目	回答と点数		
1. 痛みのとぎれることはない	1 そんなことはない	2 時々とぎれる	3 ほとんどいつも痛む
2. 患部の示し方に特徴がある	1 そんなことはない	2 患部をさする	3 指示がないのに衣服を脱ぎ始めて患部を見せる
3. 患肢全体が痛む(しびれる)	1 そんなことはない	2 ときどき	3 ほとんどいつも
4. 検査や治療をすすめられたとき,不機嫌,易怒的,または理屈っぽくなる	1 そんなことはない	2 少し拒否的	3 おおいに拒否的
5. 知覚検査で刺激すると過剰に反応する	1 そんなことはない	2 少し過剰	3 おおいに過剰
6. 病状や手術について繰り返し質問する	1 そんなことはない	2 ときどき	3 ほとんどいつも
7. 治療スタッフに対して,人を見て態度を変える	1 そんなことはない	2 少し	3 著しい
8. ちょっとした症状に,これさえなければとこだわる	1 そんなことはない	2 少しこだわる	3 おおいにこだわる

(文献2より引用)

表4 BS-POP患者用

質問項目	回答と点数		
1. 泣きたくなったり,泣いたりすることがありますか	1 いいえ	2 ときどき	3 ほとんどいつも
2. いつもみじめで気持ちが浮かないですか	1 いいえ	2 ときどき	3 ほとんどいつも
3. いつも緊張して,イライラしていますか	1 いいえ	2 ときどき	3 ほとんどいつも
4. ちょっとしたことが癪にさわって腹が立ちますか	1 いいえ	2 ときどき	3 ほとんどいつも
5. 食欲はふつうですか	3 いいえ	2 ときどきなくなる	1 ふつう
6. 一日のなかでは,朝方がいちばん気分がよいですか	3 いいえ	2 ときどき	1 ほとんどいつも
7. 何となく疲れますか	1 いいえ	2 ときどき	3 ほとんどいつも
8. いつもとかわりなく仕事ができますか	3 いいえ	2 ときどきやれなくなる	1 やれる
9. 睡眠に満足できますか	3 いいえ	2 ときどき満足できない	1 満足できる
10. 痛み以外の理由で寝つきが悪いですか	1 いいえ	2 ときどき寝つきが悪い	3 ほとんどいつも

(文献2より引用)

表5　慢性腰痛に関与する代表的な精神医学的問題

身体表現性障害	身体化障害，鑑別不能型身体表現性障害，転換性障害，疼痛性障害，心気症
不安障害	パニック障害，適応障害
気分障害	うつ病，双極性障害
発達障害	精神発達遅滞，注意欠陥多動性障害
パーソナリティ障害	自己愛性，強迫性，演技性

（文献4より引用）

▶慢性腰痛患者に対する問診

　慢性腰痛の患者では詳細な病歴聴取が基本である。腰痛の経時的な変化を確認する。腰痛における増悪・寛解因子（姿勢や動作のみならず，結婚，転職などの生活上の出来事も含める）が存在するかどうか，詳細に確認する。また手術治療などの治療歴について聴取する（多数の医療機関を渡り歩いていないか。多数回の腰椎手術の既往はないか。その時々の治療に対する反応はどうであったか）。可能な限り社会的な背景の情報を得る。生育歴，学歴，職歴，生活歴，家族構成，趣味，そして現在の悩みなどを聴取する。慢性腰痛患者の社会背景として，家庭内や職場での問題は特に重要である。慢性腰痛患者の病歴は，非常に長く訴えも多彩であることが多い。複数回の長時間にわたる問診が必要な場合もまれではない。時間をかけて問診を行うことは，情報収集のみならず治療者-患者間の信頼関係の確立にも有用である。

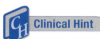

患者に対するセラピストの姿勢

　慢性腰痛の患者では，医師に打ち明けない悩みをセラピストにのみ相談する患者も存在する。患者が悩みを「言語化」すること自体が治療となる場合もあり，患者の苦悩に寄り添う姿勢が求められる。

特徴的な自覚症状や理学所見

　心理社会的要因が原因となっている，器質的な問題のない慢性腰痛患者の特徴を以下に示す[7,8]。

▶nonganic tenderness（図2）

　疼痛を誘発するような検査でもないのに高度な疼痛を訴える。検者が患者の腰部の皮膚を軽くつまんだだけで，より広い範囲に強い疼痛を訴えれば陽性である。

▶axial loadingによるsimulation test（軸方向の負荷：図3）

　患者に立位をとらせ，検者が患者の頭部を下方に押さえる操作で腰痛を訴えれば陽性である。この操作では腰部に直接の作用が及ばないはずである。

図2　nonorganic tenderness

図3　axial loadingによるsimulation test

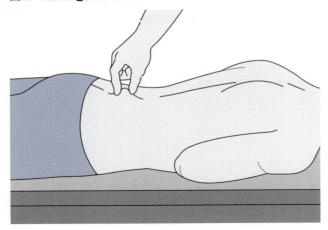
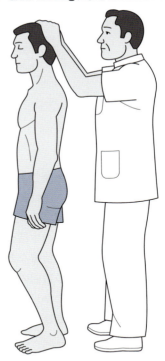

▶rotationによるsimulation test（回旋模擬：図4）
　患者に立位をとらせ，患者の両肩と骨盤を同一平面上のままで（すなわち胸椎から腰椎を回旋させないようにして）検者が他動的に体幹を回旋させる操作で腰痛を訴えれば陽性である．この操作では腰椎に直接捻転を加えてはいけない．

▶Hoover test（図5）
　背臥位で下肢挙上が行えない患者において，患者が故意に挙上しないようにしているかをみるテストである．患者を背臥位とし，片側の下肢挙上を指示する．挙上しようとする反動で反対側の下肢に下方向に力が加わることを確かめる．患側下肢の挙上が真剣に試みられれば，検者の手掌に健側下肢の力を感じる．患側下肢の挙上動作を試みない患者では，健側支持の検者の手掌に力は感じられず，本テストは陽性である．

▶Burn's test（図6）
　診察台に患者を正座させ，患者が少し腰を浮かせた状態で検者が患者の両足をしっかり固定してから，患者に手を床につける（腰椎屈曲動作をする）ように指示する．その際には，下肢後方にストレスがかかっているため，腰痛がある患者でも比較的容易に腰椎の屈曲ができるはずである．よって，腰椎の屈曲ができない場合や，大げさに落下しそうになったり，とてもできないと主張する場合は，本テスト陽性である．

慢性腰痛

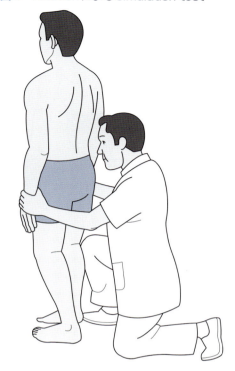

図4 rotationによるsimulation test

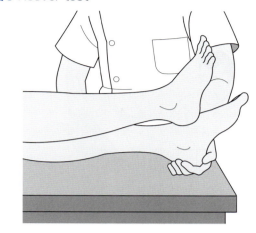

図5 Hoover test

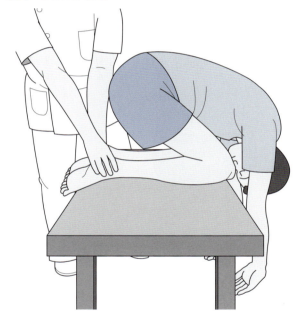

図6 Burn's test

▶flip test（indirect straight leg raising test）（図7）

　本テストは，SLR testが高度陽性の患者に対する詐病テストである．まず患者を端座位とし，片側ずつゆっくりと膝の伸展を指示する．真に坐骨神経痛が認められる場合には，SLR testで示された角度とほぼ同じ角度で疼痛を訴え，患者は疼痛から逃れようと体幹を後方に倒す．詐病の場合には，SLR testで示された角度を超えても痛みの訴えはなく，体幹をまっすぐにしたままで膝の伸展を行うことができる．

▶Magnuson's test（図8）

　端座位の患者に対して，自分の腰背部の疼痛部位を指差すように指示する．そして，まったく関連性のない理学検査などを行って患者の気をそらした後に，

SLR：
straight leg raising

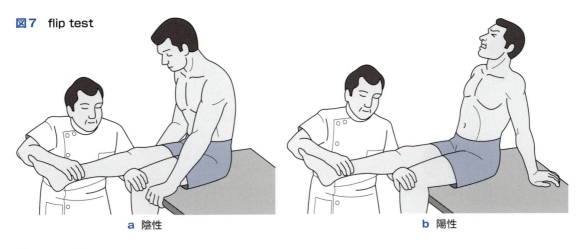

図7 flip test
a 陰性　　　　　　　　　　　　　　b 陽性

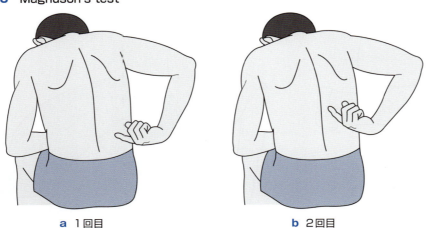

図8 Magnuson's test
a 1回目　　　　　　　　　　　　　b 2回目

患者に再度疼痛部位を指差してもらう。本当に痛みが強い患者では，2回とも同じ部位を指差すことができるが，詐病の患者では1回目と2回目の指差し位置に違いが生じる。

▶Mannkopf's maneuver（図9）

　まず患者を端座位として，脈拍数を調べる。次に，患者の疼痛部位を押して，意図的に苦痛を与え，すぐに再度脈拍数を調べる。もし本当に痛みが強い場合には，脈拍数に10％以上の増加が認められるが，詐病の場合には変化が認められない。

慢性腰痛に対するマネジメント

　慢性腰痛患者の治療のポイントは，信頼関係の確立にある。理学所見や画像所見から合理的な説明ができない腰痛患者に対して，いかに非合理的かを患者に説明しても，問題の解決にはつながらない。患者がなんらかのメカニズムで痛みや苦痛を感じ続けていることは事実であり，そのことを十分に理解し，患

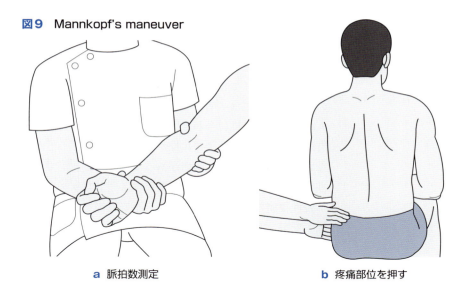

図9 Mannkopf's maneuver

a 脈拍数測定　　b 疼痛部位を押す

者を受け入れる姿勢が重要である。

　福島県立医科大学附属病院整形外科(以下，当科)では，1996年6月より心身医療科との間で，運動器に関する慢性疼痛患者に対するリエゾン診療を開始した[9]。リエゾンとはフランス語で「連携」「橋渡し」という意味の言葉であり，複数の診療科が恒常的に協力して，患者を多面的・学際的に診療することをリエゾン診療とよぶ。

▶リエゾン診療の導入[9]

　徹底した問診，診察，画像検索を含めた精査により，明らかな器質的異常が否定された場合，心身医療科(精神科)への紹介受診を行う。患者本人に，痛みの原因として心理的な問題が関与している可能性があること，そして治療には心身医療科受診と精神医学的なアプローチが有用であることを説明する。心身医療科受診について同意が得られれば紹介し，受診させる。慢性腰痛患者は，自身の腰痛に心理的な要因が関与するという事実を受け入れられない場合がある。また，心身医療科への受診を勧めても，拒否的な場合が少なくない。このような患者に対しては，難治性の疼痛であるので多方面からの評価や治療が必要であること，すべてを心身医療科に任せるのではなく，あくまで整形外科医が主治医として治療にかかわり続けることを患者に対して明言することが重要である。

▶リエゾン診療における腰痛治療[9]

　まず，治療目標の設定を明確化し，繰り返し患者に伝える。慢性腰痛患者は，「痛みの消失」に固執する場合が多い。しかしながら，痛みの軽減や消失は，現実的に困難な場合も多い。そこで，治療の目標は「痛みの消失」ではなく，痛みによって社会生活機能が障害されている点に注目し，「痛みがあっても動くことができる」「痛みがあるが日常生活を送ることができる」といった目標に修正する。そして，「痛みの軽減は，第一の目標ではなく最終の目標である」と患者

に伝える．

　整形外科医としては，手術が不要であること，ブロック療法が中止可能であること，鎮痛薬が漸減中止可能であることを明確に患者に伝える必要がある．理学療法は，リエゾン診療においても中心的な役割を担う．しかしながら，その内容に関しては，明確なエビデンスは確立されておらず，現場では，患者個人の痛みや活動性に合わせて，四肢・体幹の筋力強化・維持，歩行訓練などの有酸素運動，簡易な腰痛体操から導入していることが多い．腰痛があって動けないという状態から，腰痛があっても動くことができる状態に近づけていくよう努力し，積極的にポジティブなフィードバック（声かけ）を行う．

　慢性腰痛の患者では，うつ病・不安障害を高率に合併するため，抗うつ薬や抗不安薬などの薬物療法の併用が必要な場合が多い．また，整形外科医，理学療法士からも認知行動療法的なアプローチを開始する．認知療法の基本は，腰痛の原因として心理社会的問題が関連していることに患者自身が気付くことであり，心因と腰痛との関連を患者自身が洞察し，その心因を解決することが認知療法の最終目標である．心理社会的問題の例としては，高齢者に多い嫁姑の葛藤，若年者に多い同胞間の葛藤，家庭内の孤立あるいは職場・学校内の孤立などの患者が周囲の援助を得られない状況，などが挙げられる．家庭や職場などの環境要因が明らかとなった症例では，介入可能な範囲で環境調整を行うが，心身医療科を含めた専門家の協力が必須である．難治性疼痛の場合は，症状が残存していても，医療機関を渡り歩くことなく通院していること自体が，一つの治療の成功形態である，というとらえ方もときに必要となる．

　慢性腰痛患者に対する腰痛診療における理学療法士の役割は大きい．慢性腰痛患者に対応する療法士に最も求められる資質は，患者の苦悩に耳を傾け，共感し，患者に寄り添う姿勢である．

文献

1) 腰痛診療ガイドライン策定委員会，ほか編：腰痛診療ガイドライン2012（日本整形外科学会，ほか監修），南江堂，2012．
2) 加藤欽志，ほか：原因不明の非特異的腰痛に陥りやすい病態（おとな）．MB Orthopaedics, 29(10)：69-74, 2016．
3) Deyo RA, et al：Cancer as a cause of back pain：frequency, clinical presentation, and diagnostic strategies. J Gen Intern Med, 3(3)：230-238, 1988.
4) 二階堂琢也：腰痛が長く続く原因は何が考えられますか？ -慢性腰痛の原因, 腰痛診療ガイド（紺野愼一，編），p14-16, 日本医事新報社, 2012.
5) 佐藤勝彦，ほか：脊椎・脊髄疾患に対するリエゾン精神医学的アプローチ（第2報）-整形外科患者に対する精神医学的問題評価のための簡易質問票（BS-POP）の作成. 臨整外, 35(8)：843-852, 2000.
6) 渡辺和之，ほか：整形外科患者に対する精神医学的問題評価のための簡易質問票（BS-POP）- 妥当性の検討. 臨整外, 40(7)：745-751, 2005.
7) Cipriano JJ：Photographic Manual of Regional Orthopaedic and Neurological Tests, 4th ed, Lippincott Williams & Wilkins, Philadelphia, 2003.
8) Waddell G, et al：Nonorganic physical signs in low back pain. Spine(Phila Pa 1976), 5(2)：117-125, 1980.
9) 加藤欽志，ほか：腰痛に対するリエゾン精神医学的アプローチ. 神経内科, 83(2)：137-140, 2015.

III

部位・症状別 評価／マネジメント

III 部位・症状別 評価／マネジメント

1 頚部痛

Abstract
- 頚部痛の評価・治療においては，解剖学や運動学を基盤とした臨床推論を基に，力学的負荷をかけたときの症状の反応によって最終的な臨床判断を行うことが大切である．
- 非外傷性頚部痛に対してはdirectional preferenceを特定し，それに沿った力学的負荷を用いる．

はじめに

頚部痛は腰痛と同じく，原因組織の断定が困難な場合が多く[1]，非特異性頚部痛とよぶことが妥当かもしれない．したがって，形態学的な分類に加えて他の分類によってもマネジメント戦略を判断する必要が出てくるため，理学療法評価が非常に重要になってくる．

さまざまな分類法があるが，分類を行うメリットはマネジメント戦略の方向性が示されることである．ここでは，頚部痛を**表1**に示すように分類することとする．

紙面の関係上，すべての分類に対しての評価・マネジメント戦略を紹介することができない．本項では力学的な負荷を用いることで評価できる「非外傷性頚部痛」について概説する．さらに，頚部は機能的に，「上位頚椎」と上位胸椎を含めた「中下位頚椎」に分類して考えると，力学的な理学療法評価の解釈や臨床推論がスムーズに進むことが多い．したがって，ここでは特に，上位胸椎を含めた中下位頚椎に焦点を当てることとする．

基本的知識

▶形態学的分析

細かな構造に関する解説は成書を参照していただき，ここでは理学療法機能評価において特に重要な部分のみを取り上げる．

上位胸椎を含めた中下位頚椎の機能異常を考えた場合，次ページの①〜③は必ず押さえておくべきである．

表1 頚部痛の分類

・非外傷性頚部痛	・炎症状態
・末梢性神経感作	・心因性頚部痛
・中枢性神経感作	・頚椎原性頭痛
・神経根症	・頚性めまい
・重篤な病態（例：骨折，悪性腫瘍）	・その他
・外傷性頚部痛	

①鉤状突起と上位の椎体による鉤椎関節（ルシュカ関節）が存在し，頚椎の伸展・屈曲に大きく寄与する。
②椎間板・椎間孔・椎間関節が存在し，椎間関節の矢状面上の傾きは下位頚椎になるにつれて垂直に近くなっていく。
③頚椎の側屈では同側への回旋が生じ，頚椎の回旋では同側への側屈を伴う。

頚椎には，屈曲・伸展・回旋・側屈のほかに，頭部を水平に前に出す前方突出（protraction）と頭部を水平に後ろに引く後退（retraction）という動きがある（図1）。前方突出では上位頚椎の最大伸展と下位頚椎の軽度屈曲，後退では上位頚椎の最大屈曲と下位頚椎の軽度伸展[2]が起こる。また，屈曲では上位頚椎・下位頚椎の中程度屈曲，伸展では上位頚椎・下位頚椎の中程度伸展が起こる[2]。下位頚椎の最大屈曲は前方突出した状態からの屈曲で起こり[3]，下位頚椎の最大伸展は後退した状態からの伸展で起こる[4]。

したがって，下位頚椎領域の機能異常では矢状面の動きが大きく影響を受け，各椎体への特異的な力学的負荷をかける場合には関節のレベルと椎間関節の傾きを考慮に入れる必要がある。さらに，痛みが上肢に広がることも少なくなく，椎間孔やさらに末梢の領域での末梢神経圧迫や滑走性障害が症状に関連する場合がある。

図1　前方突出と後退

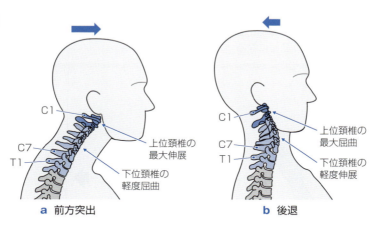

a　前方突出　　　　　b　後退

Clinical Hint

下位頚椎へ負荷をかけるときのアドバイス
　下位頚椎に問題があり，右側屈に制限があれば右回旋にも制限があると推測できる。さらに，右回旋の手技で症状が改善するがプラトーに達した場合，右側屈での負荷でさらに改善する可能性があることを考慮する。

Memo　下位頚椎へ負荷をかけるときの力の方向
　下位頚椎の生理学的な動きを起こすような負荷をかけるときには，力の方向は「触っているところから目の方向」と覚えておく。

▶症状の反応による分析

　解剖学・運動学を熟知するわれわれ理学療法士は，臨床推論や臨床判断をするときについすべての拠り所を解剖学・運動学にを求めてしまいがちである．解剖学・運動学は臨床推論を行ううえで重要ではあるが，症状をアウトカムにして治療を行う場合には，力学的負荷を加えたときの症状の反応によって，最終的な臨床判断をすることも重要になってくる．

　症状の反応に関して押えておくべきことに，centralization（中心化），peripheralization（末梢化），directional preference（DP）という用語がある．「中心化」とは，脊柱に対してある特定の最終域までの力学的負荷を加えることで，末梢の症状が脊柱側に移動し，症状の範囲が減少する現象をいう（**図2**）．反対に「末梢化」とは，脊柱に対してある特定の力学的負荷を加えることで症状が末梢に移動する現象をいう．これらの現象において重要なのは，症状の強さではなく，部位の変化である．症状の中心化を起こす力学的負荷の方向は，理学療法介入としてよいもので積極的に取り入れるべきで，末梢化を起こす力学的負荷の方向は避けるべきである．「DP」とは，症状の改善を導く力学的負荷の方向のことである．

　力学的負荷を用いた理学療法機能評価をするにあたり，危険なサインについて最低限のことは押さえておかなければならない．紙面の関係上，詳しくは成

> **Memo　DP伸展の例**
> 　例えば，大雑把な表現で「下位頚椎の伸展」，より限局して「C3がC4に対して後方に滑り，下方に滑ること（つまり，C3がC4に対して伸展）」で症状が軽減もしくは中心化したならば，DPは伸展ということになる．

図2 中心化

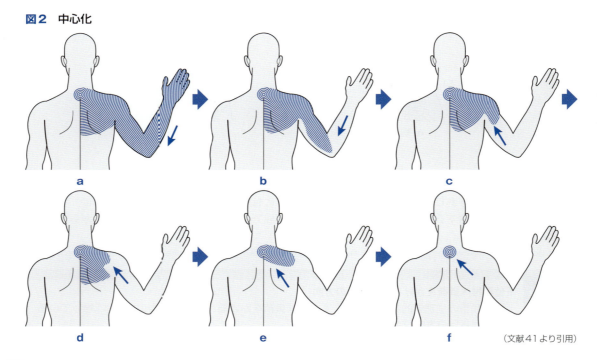

（文献41より引用）

書[6,7]を参照されたいが，例えば，上位頚椎の靱帯損傷や緩みが引き起こされるような外傷起点があったかや重症な慢性関節リウマチの既往があるかなどは必ず問診で確認することを忘れてはならない。また，長期のステロイド投与や過度な骨密度の低下があるかどうかも力学的な理学療法評価の前には確認が必須である。

頚部痛では血管系の問題も関係する場合があり，椎骨脳底動脈循環不全を疑う5D2Nサイン（dizziness：眩暈，diplopia：複視，drop attack：突然の意識消失，dysarthria：構音障害，dysphasia：嚥下障害，nausea：吐き気，nystagmus：眼振）は非常に有名である。治療効果を焦るあまり，重篤な所見を見逃さないことが大切である。そのためには，理学療法評価はシステマティックに行うべきであり，一定の問診表を用いることで重篤な所見を見落とさない工夫が可能である[8]。

> **Memo**
>
> **DPを意識したアプローチの効果**
>
> 中心化やDPが存在する場合は，DPを意識した力学的負荷を行う正当性は，Longら[5]が行った腰痛患者を対象とした無作為臨床試験が示している。中心化を起こした腰痛患者290名を①DPがマッチする運動を行う群，②DPが真逆になる運動を行う群，③DPとは関係なく多方向へ最終域まで動かさず，股関節や大腿の筋群のストレッチを行う群の3群に分けて介入を行った。その結果，DPがマッチする運動を行う群で著明な改善（症状が回復もしくは改善が95％）が認められた。

肩に感じる痛み，それは肩の問題か，それとも頚椎からの放散痛か？

肩関節の挙上や外転で肩に痛みが起こり，肩の診断名がついている患者で，肩の治療を行っても思ったような効果が得られない症例を経験したことはないだろうか？ 近年の研究によって，腰部だけではなく肩においても症状と画像所見が一致しないことが多々あることがわかっている[9]。エキスパートといわれる理学療法士は，肩の症状をみる場合に，頚部が関係しているかどうかを考慮に入れる[10]。臨床報告においても，肩の症状が頚部に由来するものであったという報告が多数みられる[11,12]。肩と頚部には筋の連結があるため，肩の外転などの筋収縮により頚椎が微妙に動いている[13]。したがって，肩の動作で痛みが出現するからといって肩の問題と決めつけるのは時期尚早で，頚椎のスクリーニングは必ず行うべきである。

肩の器質的な問題は頚椎の問題と同様に，上腕や前腕へ放散することが知られている[14,15]。また，頚椎の問題は肩甲帯へ放散することがある[16-18]。一方で，肩の問題が肩甲帯に放散することはまれである。したがって，問診のなかで頚部には症状がなくても肩だけではなく肩甲帯にも症状がある場合は，頚部への介入で改善する可能性が高くなると考えるとよい。

放散痛と根性痛

上肢の痛みに関して，referred pain（放散痛）とradiculopathy（神経根症）によるradicular pain（根性痛）を混同してはいけない。どちらも上肢に痛みを伴うが，決定的に違う点は，神経根症による根性痛の場合，デルマトームに沿った症状の出方と，対応した髄節筋の筋力低下がともに存在する必要があることである。根性痛ではない上肢の痛みは，椎間板や椎間関節[16-18]，筋のトリガーポイントや，肩関節の問題による関連痛[14,15]であると考えるべきである。

> **Memo** **bio-psycho-social モデル**
>
> 頚部痛だけではなく，どの運動器疾患を診る場合においても，bio-psycho-social モデルでの見方が必要であるということは現在世界的な常識となっている。bio-psycho-social モデルとは，疼痛は「局所の組織の損傷によって引き起こされるものである」という考え方ではなく，「局所の問題と心理的・社会的な状況によっても影響を受ける」という考え方である。近年のさまざまな疼痛研究により，「痛みの程度」＝「局所の侵害刺激の量」ではないことが明らかとなっている。
>
> bio-psycho-social モデルを実践するためには，「回復を阻害する患者の心理・認知の問題」を意味する yellow flag を早期に理学療法士が認知し，適切に対応することが求められる。

> **Memo** **予後予測スクリーニングツール**
>
> 手厚い介入をしないと回復が遅延し重篤化するケースを早期に予測し，効率よく理学療法のトリアージを行うためにしばしばアンケートが使われることがある。腰痛に対しては STarT Back Screening Tool[19] などがあるが，頚部痛にも応用できるものとしては，Örebro musculoskeletal screening questionnaire がある[20]。Takasaki ら[20]の研究によると，このアンケートを使用することは yellow flag の発見に有益であり，理学療法士の bio-psycho-social モデルでの評価介入への意識が強化される傾向にあるということもわかってきている。

近年の研究によって，疼痛により頚部の筋の活動様式が変化することや外傷後すぐに筋の組織変性，特に，深層筋群の活動低下をきたすさまざまな変性[21, 22]が起こることがわかっている。疼痛による活動様式の変化には個人差がある[23]ものの，全般的には表層の筋の活動亢進と深層筋の活動抑制や遅延といったコントロール異常が起こる[24, 25]。コントロール異常の状態が長期的に続くことによって，別の問題が複合し問題が複雑化する可能性がある[26]。したがって，コントロール異常があるかの評価を行い，異常を認める場合はなんらかの介入を行う必要がある。

筋のコントロール異常に対する最も効果的な介入は十分明らかになってはいないが，低負荷で意識的に頚部深層筋群に収縮を促し，運動学習する必要があると考えられる[27-29]。運動学習では末梢からの正しい感覚入力が非常に重要である。したがって，疼痛という末梢からの入力があると，他の入力系を阻害し，運動学習を阻害してしまう[30]。効果的に運動学習を行うためには，疼痛を早く軽減・解消し，運動療法を行える準備を整える必要がある。

頚部痛の評価

▶姿勢評価

不良姿勢がなぜよくないかというと，持続的な負荷が一方向にのみかかり続けるからである。パソコンの普及などによって，頭部前方突出の姿勢頻度が高いことは説明の必要がないであろうが，最近はスマートフォンの普及によって持続的な頚部屈曲が起こり，スマートフォンの使用と頚部痛に関連があることが知られている[31]。長時間にわたり頭部前方位でいることは，上位頚椎への持

続的な伸展と下位頸椎へ持続的な屈曲の負荷が発生することになる．当然，筋への影響を考えた場合，上位頸椎の伸筋群は収縮しながら短縮位に置かれるため，筋の短縮やスパズムを発生させる原因となる．同様に長時間にわたり頸部屈曲位でいることは，上位・下位頸椎に持続的な屈曲の負荷が発生し，頸部の伸筋群は筋疲労状態に陥ってしまう[32,33]．したがって，不良姿勢を修正するという力学的負荷に対して，症状がどのように変化するかという評価は，一連の力学的負荷を用いる評価課程の第一歩となり，DPのヒントを得ることができるかもしれない．

Clinical Hint

姿勢評価のポイント

例えば，普段からノートパソコンを膝の上に置いて長時間作業をする人で，症状は頸部から両肩甲帯にかけてあるとする．問診を行うときは，患者を足のつかないベッドに腰かけた状態にし，どのような姿勢の崩れが顕在化してくるかを評価する．問診を行うなかで，本人が姿勢に意識を向けないときこそ，姿勢を評価するチャンスである．問診中，時間とともに頭部前方位になってきて，頸から肩甲骨にかけていつもの痛みが誘発していれば，姿勢修正による症状の反応を見極めるには好都合である．姿勢修正のみによって症状が軽減すれば，自分でできる程度のことで症状が改善する成功体験を患者に与えるとともに，下位頸椎への伸展の力学的負荷がDPである可能性を示唆する．

▶頸椎の可動性評価ならびにDPの確認

頸椎の可動性評価ならびにDPの確認では，flexion-rotation testのような運動軸が複合した力学的負荷を用いるだけではなく，シンプルに矢状面，前額面，水平面の力学的負荷を用いることが多い．Heffordら[34]の研究によると，111人の頸部痛患者のなかで81％の患者においてDPが存在することが報告されている．DPをもつ患者のなかで，症状が頸部に限局している，もしくは左右対称の場合，94％の患者で伸展がDPであることがわかっている．また，症状が片側にある場合は，側屈や回旋などの方向がDPである患者の割合が20〜25％と報告されている．

DPや中心化が存在することは予後良好を示し[35]，特に頸部痛に関しては機能改善と相関していることがわかっている[36]．したがって，頸部痛患者の大部分は理学療法士の介入により急激に改善し，DPを探すことが評価において非常に重要であることがわかる．

Memo

DP確認の注意点

DPが存在するためには，その方向に可動域制限がなければならないことに注意する．

Clinical Hint

DPを見つけるためのアドバイス

DPをいかに早く的確に見つけられるかが，評価治療のスピードアップに欠かせない．DP探しの厄介な点としては，1回の負荷では痛みが増悪するなどの負の反応を示すが，繰り返し負荷をかけると一転して痛みが改善し可動域が改善してくることが非常に多くみられることである．また，負荷量が適切であれば症状がどんどん軽減するが，強すぎても少なすぎても症状が増悪することがよくある．症状をアウトカムにするため，患者の心理状況も関連因子となる．したがって，問診や姿勢分析，可動域の検査データから臨床推論し，患者の表情や言動を分析し，動きの質を考慮しつつ負荷量を調整する能力が求められる．

Clinical Hint

ベースラインの評価

　DPを見つけるために重要なことが、ベースラインの評価を徹底することである。力学的負荷をかける前にどのような症状であったかがわからなければ、与えた力学的負荷が良いのか悪いのかが判断できなくなる。ベースラインの取り方は安静時の症状（例えば痛みの程度や場所）だけではなく、機能（例えば可動域）や機能的な動作時の症状（例えば1kgのダンベルを持って挙上する）、各種検査結果（例えば握力やflexion-rotation testのようなスペシャルテストの結果）など複数あるほうが臨床判断しやすくなる。

Memo　DPや中心化があるかの判断は、MDT（俗称マッケンジー法）の有資格者では検査者間信頼性があることがわかっている[37]。

MDT：mechanical diagrosis and therapy

CCF：cranio-cervical flexion

▶CCF test

　頚筋群のコントロール能力評価において、頚部深層屈筋の機能評価としてCCF test（図3）は有名である。CCF testは、上位頚椎の背部に置いたスタビライザーの圧を頷く動作によって20mmHgから2mmHg段階ずつ上げていくテストである[38]。胸鎖乳突筋などの表層の筋の過剰な収縮が入らずに、10秒間の維持を自然に3回できる最大の圧がスコアとなる。健常者においては24mmHgが可能な人が大多数であることがわかっている[39]。CCF testスコアに頚部深層屈筋の筋活動評価の妥当性があることが筋電図研究によって明らかにされている[40]。

図3 CCF test

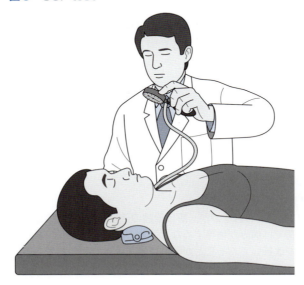

筆者のCCF testの手順

①膝を立てた仰向けでの両上肢外転位で頷く動作をしたときに，後頭部に痛みが出る場合はCCF testを行わない。CCF testでは，頸部痛は誘発しない。

②舌は口の上壁に付けて，口は閉じるが上と下の歯は少し離しておく。もし患者が胸式呼吸をしているならば，呼気のときに頷くよう指示する。

③第1ステージ：CCFができるかの評価

　　頷く動作によってスタビライザーの圧を20 mmHgから24 mmHgまで上げ，その状態を2～3秒維持する。同様に，30 mmHgまで2 mmHgずつターゲット圧を上げていく。その際，評価者は頭部の動きと表層の頸部屈筋群を観察もしくは触知する。20 mmHgから30 mmHgまでの5段階において徐々に頸椎の屈曲角度が増加するはずで，最後の2段階以外では胸鎖乳突筋や斜角筋の活動は観察もしくは触知されないはずである。

④第2ステージ：CCF持久力test

　　CCF持久力testは第1ステージで30 mmHgまで上げられなくても行うが，22 mmHgができない場合は行わない。

　　患者は第1段階である22 mmHgまで頷く動きで圧を上げ，そこで10秒間維持する。10秒間の維持を問題なく3回できれば，次の段階（24 mmHg）まで圧を上げていくことを繰り返す。

筆者のCCF testでの判定基準

以下のものが1つでも観察されれば，そのレベルでのCCF testは正しく行えていないと判断する。

- ターゲット圧の上昇に伴って，上位頸椎の屈曲が段階的に増えない（頭部後退の動きがみられる）。
- 頭部を持ち上げる。
- スムーズな圧の上昇ではなく，急激に圧を上げ，ターゲット圧を超えてしまう。
- 20 mmHgから26 mmHgの圧までの3段階において，表層の頸部屈筋群や舌骨筋群の触知可能な過活動。
- リラックスしたときにスタビライザーの針が最初の20 mmHgに戻らず22 mmHg以上を示している。
- ターゲット圧が一定に保たれずに低下してしまう。
- ぎこちない頸部の動きでなんとかターゲット圧を一定に保っている。

Memo　CCF test開始肢位の設定

　正しくCCF testを行うためには，開始肢位がとても重要である。具体的には，後頭部にたたんだタオルの厚い部分がくるよう位置を調整する。タオルの厚さは，耳孔と肩峰が水平になるように調整する。完全な水平か疑問が残る場合は，タオルの厚みを若干増して，決して頭部後退位でテストを行わないようにする。頭部の中間位は額が水平になることを目安に調整する。

頚部痛の治療手技

　頚部痛で応用できる治療手技すべてを紹介するとなると，分厚い一冊の辞典になってしまう。したがって，各専門の講習会や大学院で技術の獲得を目指してほしい。ここでは紙面が限られているため，①MDTやマリガンコンセプトで紹介される力学的負荷のいくつかの例，②末梢神経感作に対するアプローチの例，③姿勢修正の例について簡単に紹介する。

▶頚部に対する力学的負荷の例

　力学的な負荷のかけ方はさまざまなものがある。ここでは，他動的な関節モビライゼーション以外によく使用する負荷のかけ方のなかで，MDTで紹介されているもの[41]やマリガンコンセプト[42]で紹介されている一部の例を示す。

①座位でのセルフretractionとそのオーバープレッシャー[41]（図4）

　retraction時には頭部を水平に後退させることが大切である。オーバープレッシャーを下顎にかけて顎関節などに痛みがある場合は，上顎部を押してもよい。

②座位でのセルフretractionベルトオーバープレッシャー

　Y型をしたベルトを用いて，手でベルトを前方に押しながらretraction（図5a，b）を行う。最も負荷をかけたいレベルは，下のベルトを引くことで調整できる。Y型のベルトはネクタイなどを利用して代用できる。

図4 座位でのセルフretractionとそのオーバープレッシャー

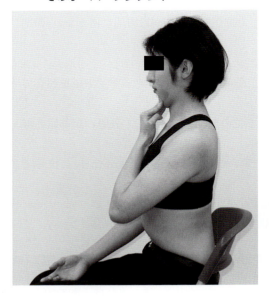

Memo　オーバープレッシャー
　オーバープレッシャーとは，最終可動域まで動かした後に最後に自分で圧をかける手技である。

Clinical Hint
負荷を適切に入れるためのコツ
　腰部にランバーロールなどを入れ，頚部中間位で行うことで負荷が適切に入りやすくなる。

③座位でのretractionセラピストオーバープレッシャー[41]

患者が自分でretraction最終域まで行った後，セラピストがオーバープレッシャーをかける（図6）。一度オーバープレッシャーをかけた後は中間位まで戻す。オーバープレッシャーをかける際，前腕は水平に保ち，左右均等に圧をかける。脊柱側の手の位置は，母指球が棘突起状になるよう正中部に置く。

④座位でのretraction+extension[41]（図7）

座位でretractionを最終域まで行った後，背もたれに寄りかかりながら伸展する。

図5　座位でのセルフretractionベルトオーバープレッシャー

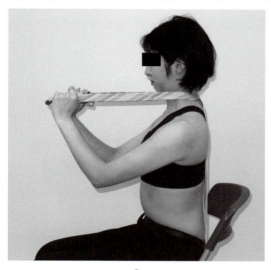
a

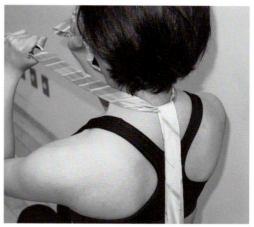
b

図6　座位でのretractionセラピストオーバープレッシャー

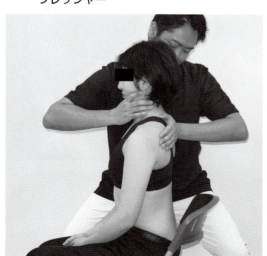

母指球の位置はDPが最も顕在化する位置にする。つまり，臨床推論を基に，複数レベルで試みの負荷を入れ，最もよい反応が出る部位を探す。

図7　座位でのretraction+extension

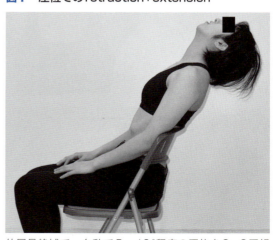

伸展最終域で，自動で5〜10°程度の回旋を2，3回繰り返してさらに伸展していくと本当の伸展最終域まで到達できて，はっきりとしたDPを確認できることが多々ある。

⑤**座位でのセルフ側屈とそのオーバープレッシャー**[41]（図8）

　頭部は前方で頚部は中間位から側屈する。オーバープレッシャーは同側の手で側頭部を引き上げるようにして加え，対側の手は体幹が同側に側屈する（図9）のを防ぐために座面などを押さえる。

⑥**座位での側屈セラピストオーバープレッシャー**[41]（図10）

　患者が自分で側屈最終可動域まで行った後，セラピストがオーバープレッシャーをかける。一度オーバープレッシャーをかけた後は中間位まで戻す。セラピストの母指は棘突起の側屈側に当てて（図11），両手で圧をかける。

⑦**座位でのセルフ回旋とそのオーバープレッシャー**[41]（図12）

　回旋側の手は頬を，反対の手は後頭部を把持して回旋のオーバープレッシャーを加える。

⑧**座位での回旋セラピストオーバープレッシャー**[41]（図13）

　患者が自分で回旋最終可動域まで行った後，セラピストがオーバープレッシャーをかける。一度オーバープレッシャーをかけた後は中間位まで戻す。セラピストの回旋側と反対の母指は棘突起の外側にあてて，脊柱の動きを止める。回旋側の手は後頭部を把持する。

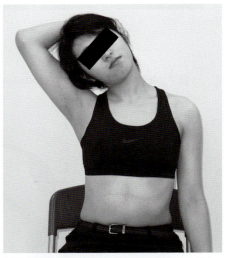

図8 座位でのセルフ側屈とそのオーバープレッシャー

頚椎中間位ではなくprotrusionから始めると，目的の場所に側屈の負荷が十分に入らないので注意。

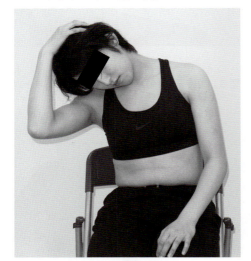

図9 座位でのセルフ側屈とそのオーバープレッシャー（悪い例）

図10 座位での側屈セラピストオーバープレッシャー

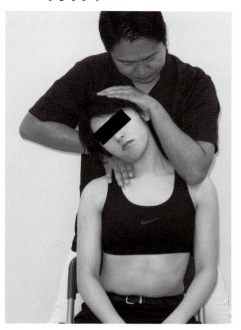

図11 セラピストの母指の当て方

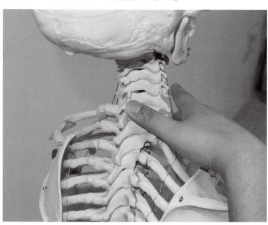

図12 座位でのセルフ回旋とそのオーバープレッシャー

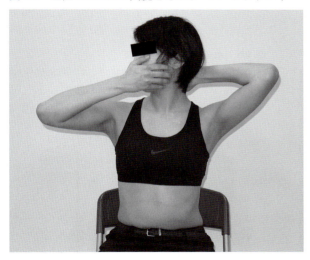

図13 座位での側屈セラピストオーバープレッシャー

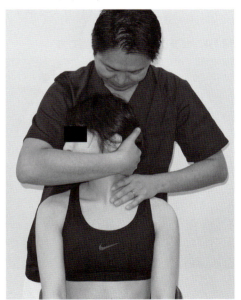

セラピストの脇が挙がったままだと，軸回旋ではなく側屈を誘発してしまう。

SNAGs：
sustained natural apophyseal glides

⑨ C3-7中央SNAGs[42]

　C3-7の棘突起にセラピストの母指末節骨外側を当てて（**図14**），目の方向にグライド圧をかけた状態で，患者が痛み・可動域制限のあった動きを行う．動いている最中，グライドの方向や圧を一定に保つ．ホームエクササイズでは，幅2cm程度のストラップを使って目の方向に引きながら運動を行う．ストラップがなければ細めのネクタイで代用（**図15**）することもある．

⑩ C3-7片側SNAGs[42]

　C3-7の関節柱にセラピストの母指末節骨外側をあてて（**図16**），目の方向にグライド圧をかけた状態で，患者が痛み・可動域制限のあった動きを行う．動いている最中，グライドの方向や圧を一定に保つ．ホームエクササイズでは，ストラップを目の前でクロスに持ち，回旋側の手でストラップを目の方向に引きながら運動を行う（**図17**）．

▶姿勢修正

　パソコンのディスプレイや電話の置く場所を変えるなど，環境を変化させることで不良姿勢関連因子を取り除くことが重要である．特に，座位が長く，頭部前方位である頸部痛患者には，腰部にランバーロールを入れ腰椎骨盤の操作によって頭部前方位を減らす方法がある[44]．また，頭部前方位で長時間運転する患者には，姿勢修正をした状態でルームミラーを合わせることで，姿勢の崩れを自分で認識する手助けとなる．

図14 セラピストの母指の当て方

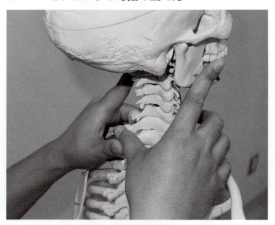

図15 ホームエクササイズ

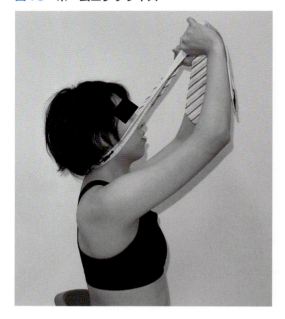

> **Memo** C3-7中央SNAGs
> マリガンコンセプトでは，この手技の最中は痛みがない状態であることが適応のサインである．

姿勢修正におけるポイントは，①骨盤後傾を軽減し坐骨で体重を支えられる位置に骨盤の前後傾を調整する，②過度な胸腰椎以降部での伸展を伴わずに胸骨を上に上げるよう意識させる，③後頭骨を軽く持ち上げるように意識することである[45]。

> **Memo** 頸部深層筋群と腰部多裂筋の収縮の促し方
> 姿勢修正による頸部深層筋群と腰部多裂筋の収縮の促し方について興味深い研究が，Fallaら[45]によって報告されている。この研究では，「単に自分が思う正しい姿勢で座ってください」と指示するよりも，理学療法士が上記の3点を指示し修正した場合のほうが頸部深層筋群と腰部多裂筋の収縮が促されるとしている。

図16 セラピストの母指の当て方

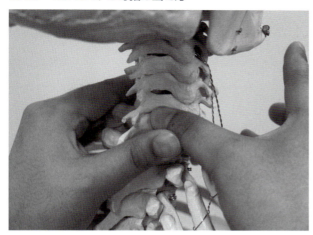

図17 ホームエクササイズ

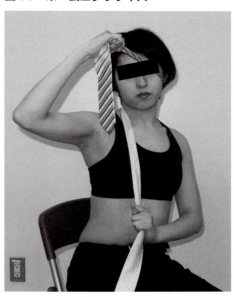

> **Memo** C3-7片側SNAGs
> マリガンコンセプトでは，この手技の最中は痛みがない状態であることが適応のサインである。

Clinical Hint

効果的な二次予防戦略を実施するための工夫

数ある力学的負荷の方法のなかで筆者が重視しているのは，その手技が効果的かどうかよりも患者自身が実践可能かどうかという点である。したがって，セラピストによる受け身なハンズオンは最小限にし，患者の積極的な治療参加を最大限に引き出す。患者自身でDPに沿った力学的負荷をかけることができ，それによって症状の改善を実感することができればセルフマネジメントへの意識を強化でき[43]，エクササイズの実行率を最大化できる。

セラピストの役割は患者の症状をとることではなく，患者が何をすればよいかを分析評価することにあり，治療は患者自身が行うものであるということを患者に理解させることが大切である。セルフマネジメントへの意識改革がなされれば，行動変容が起きて治療効果が高まるだけでなく，最終的には再発予防につながると考えられる。時間が制約されたなかで，患者が患者自身の力学的負荷により明らかな改善を経験できる時間を確保することは簡単ではなく，セラピストの処理・判断能力を高める必要がある。

文献

1) Childs JD, et al : Neck pain : Clinical practice guidelines linked to the international classification of functioning, disability, and health from the Orthopaedic Section of the American Physical Therapy Association. J Orthop Sports Phys Ther, 38(9) : A1-A34, 2008.
2) Ordway NR, et al : Cervical flexion, extension, protrusion, and retraction. A radiographic segmental analysis. Spine (Phila Pa 1976), 24(3) : 240-247, 1999.
3) Park SH : Kinematic analysis of the lower cervical spine in the protracted and retracted neck flexion positions. J Phys Ther Sci, 27(1) : 135-137, 2015.
4) Takasaki H, et al : A radiographic analysis of the influence of initial neck posture on cervical segmental movement at end-range extension in asymptomatic subjects. Man Ther, 16(1) : 74-79, 2011.
5) Long A, et al : Does it matter which exercise? A randomized control trial of exercise for low back pain. Spine (Phila Pa 1976), 29(23) : 2593-2602, 2004.
6) Greenhalgh S, et al : Red flags : a guide to identifying serious pathology of the spine, Churchill Livingstone, New York, 2006.
7) Greenhalgh S, et al : Red flags II : a guide to solving serious pathology of the spine, Churchill Livingstone, New York, 2009.
8) Soerensen B : Mechanical diagnosis and therapy (MDT) approach for assessment and identification of serious pathology. Man Ther, 16(4) : 406-408, 2011.
9) Girish G, et al : Ultrasound of the shoulder : asymptomatic findings in men. AJR Am J Roentgenol, 197(4) : W713-719, 2011.
10) May S, et al : Expert therapists use specific clinical reasoning processes in the assessment and management of patients with shoulder pain : A qualitative study. Aust J Physiother, 54(4) : 261-266, 2008.
11) Pheasant S : Cervical contribution to functional shoulder impingement : two case reports. Int J Sports Phys Ther, 11(6) : 980-991, 2016.
12) Menon A, et al : Shoulder pain : differential diagnosis with mechanical diagnosis and therapy extremity assessment - a case report. Man Ther, 18(4) : 354-357, 2013.
13) Takasaki H, et al : Cervical segmental motion induced by shoulder abduction assessed by magnetic resonance imaging. Spine (Phila Pa 1976), 34(3) : E122-126, 2009.
14) Bayam L, et al : Testing Shoulder Pain Mapping. Pain Med, 18(7) : 1382-1393, 2017.
15) Bayam L, et al : Pain mapping for common shoulder disorders. Am J Orthop (Belle Mead NJ), 40(7) : 353-358, 2011.
16) Slipman CW, et al : Provocative cervical discography symptom mapping. Spine J, 5(4) : 381-388, 2005.
17) Aprill C, et al : Cervical zygapophyseal joint pain patterns. II : A clinical evaluation. Spine (Phila Pa 1976), 15(6) : 458-461, 1990.
18) Fukui S, et al : Cervical Zygapophyseal Joint Pain Patterns - Clinical Evaluation by Electrical Stimulation of Cervical Dorsal Ramus. Journal of Japan Society of Pain Clinicians, 3(1) : 34-38, 1996.
19) Hill JC, et al : A primary care back pain screening tool : identifying patient subgroups for initial treatment. Arthritis Rheum, 59(5) : 632-641, 2008.
20) Takasaki H, et al : Cross-cultural adaptation of the 12-item Öebro musculoskeletal screening questionnaire to Japanese (ÖMSQ-12-J), reliability and clinicians' impressions for practicality. J Phys Ther Sci, 29(8) : 1409-1415, 2017.
21) Elliott JM, et al : Magnetic resonance imaging changes in the size and shape of the oropharynx following acute whiplash injury. J Orthop Sports Phys Ther, 42(11) : 912-918, 2012.
22) Elliott J, et al : The temporal development of fatty infiltrates in the neck muscles following whiplash injury : an association with pain and posttraumatic stress. PLoS One, 6(6) : e21194, 2011.
23) Hodges PW, et al : New insight into motor adaptation to pain revealed by a combination of modelling and empirical approaches. Eur J Pain, 17(8) : 1138-1146, 2013.
24) Falla D, et al : Neuromuscular adaptation in experimental and clinical neck pain. J Electromyogr Kinesiol, 18(2) : 255-261, 2008.
25) Cagnie B, et al : Functional reorganization of cervical flexor activity because of induced muscle pain evaluated by muscle functional magnetic resonance imaging. Man Ther, 16(5) : 470-475, 2011.
26) Hodges PW : Pain and motor control : From the laboratory to rehabilitation. J Electromyogr Kinesiol, 21(2) : 220-228, 2011.
27) Jull GA, et al : The effect of therapeutic exercise on activation of the deep cervical flexor muscles in people with chronic neck pain. Man Ther, 14(6) : 696-701, 2009.
28) Lluch E, et al : Immediate effects of active cranio-cervical flexion exercise versus passive mobilisation of the upper cervical spine on pain and performance on the cranio-cervical flexion test. Man Ther, 19(1) : 25-31, 2014.
29) Takasaki, H et al : Immediate improvement in the cranio-cervical flexion test associated with MDT-based interventions : a case report. J Man Manip Ther, 24(5) : 285-292, 2016.
30) Boudreau S, et al : The effects of intra-oral pain on motor cortex neuroplasticity associated with short-term novel tongue-protrusion training in humans. Pain, 132(1-2) : 169-178, 2007.
31) AlAbdulwahab SS, et al : Smartphone use addiction can cause neck disability. Musculoskeletal Care, 15(1) : 10-12, 2017.

32) Choi JH, et al : An analysis of the activity and muscle fatigue of the muscles around the neck under the three most frequent postures while using a smartphone. J Phys Ther Sci, 28(5) : 1660-1664, 2016.
33) Kim SY, et al : Effect of duration of smartphone use on muscle fatigue and pain caused by forward head posture in adults. J Phys Ther Sci, 28(6) : 1669-1672, 2016.
34) Hefford C : McKenzie classification of mechanical spinal pain : profile of syndromes and directions of preference. Man Ther, 13(1) : 75-81, 2008.
35) May S, et al : Centralization and directional preference : A systematic review. Man Ther, 17(6) : 497-506, 2012.
36) Edmond SL et al : Association between centralization and directional preference and functional and pain outcomes in patients with neck pain. J Orthop Sports Phys Ther, 44(2) : 68-75, 2014.
37) Clare HA, et al : Reliability of McKenzie classification of patients with cervical or lumbar pain. J Manipulative Physiol Ther, 28(2) : 122-127, 2005.
38) Jull GA, et al : Clinical Assessment of the Deep Cervical Flexor Muscles : The Craniocervical Flexion Test. J Manipulative Physiol Ther, 31(7) : 525-533, 2008.
39) Kelly M, et al : The craniocervical flexion test : An investigation of performance in young asymptomatic subjects. Man Ther, 18(1) : 83-86, 2013.
40) Falla D, et al : An electromyographic analysis of the deep cervical flexor muscles in performance of craniocervical flexion. Phys Ther, 83(10) : 899-906, 2003.
41) McKenzie R, et al : The cervical & thoracic spine. Mechanical Diagnosis & Therapy, 2nd revised edition, Spinal publications New Zealand Ltd, Raumati Beach, 2006.
42) Hing W, et al : The Mulligan concept of manual therapy. Sydney, Churchill livingstone, London, 2015.
43) Takasaki H : Mechanical Diagnosis and Therapy enhances attitude towards self-management in people with musculoskeletal disorders : a preliminary evidence with a before-after design. SAGE Open Med, 5 : 2050312117740986, 2017.
44) Horton SJ, et al : Changes in head and neck posture using an office chair with and without lumbar roll support. Spine(Phila Pa 1976), 35(12) : E542-548, 2010.
45) Falla D, et al : Recruitment of the deep cervical flexor muscles during a postural-correction exercise performed in sitting. Man Ther, 12(2) : 139-143, 2007.

III 部位・症状別　評価／マネジメント

2 伸展型腰痛

Abstract
- 伸展時腰痛のマネジメントに重要なことは，腰部に対する力学的負荷の原因を病態運動学的視点から評価し，腰痛の主因となる機能障害を特定することである。
- 伸展時腰痛の治療方針は，腰椎伸展時に腰部へ加わるメカニカルストレスを減らすことである。初期に疼痛軽減とアライメント修正に必要な筋緊張の調整を行い，胸椎と股関節の可動域改善を図る。続いて体幹深部筋，骨盤周囲筋に対し段階的な体幹・骨盤安定化運動を実施し，正常な動的アライメントを獲得させることが，腰痛患者を再発予防に導くポイントとなる。

はじめに

臨床で遭遇する腰痛患者は，器質的（構造的）変化を伴う腰痛と，画像検査などによる明らかな病変がなくとも腰痛症を呈する椎間板性腰痛，椎間関節性腰痛，仙腸関節性腰痛，筋・筋膜性腰痛などに大別される。腰痛症患者に対する理学療法には物理療法，ADL指導などさまざまあるが，その主体は運動療法である。われわれ理学療法士は，局所の力学的負荷いわゆるメカニカルストレスをとらえ，病態運動学的視点かつバイオメカニクスの観点から評価することが治療プログラムを展開する手がかりとなる。本項では伸展型腰痛に言及し，概説したい。

ADL：
activities of daily living

基本的知識

▶メカニカルストレスと腰痛

腰痛を引き起こす原因としてはケミカル（化学的）とメカニカル（機械的）に大きく分けられる。圧迫，牽引，摩擦，ねじれなどの物理的な外力が後者のメカニカルな刺激であり，これが生じることによって疼痛が誘発され，外力を取り除けば疼痛は消失または軽減する[1]。また，多くの侵害受容器が分布する腰椎骨盤周辺の筋，筋膜，椎間板，関節，靱帯，関節包のすべてが腰痛発生源となりうる。

▶腰椎伸展運動とメカニカルストレス

伸展時は，腰椎矢状面上の後方回旋と後方への並進運動が起こる。その運動は屈曲時とは異なり靱帯の緊張よりもむしろ上下棘突起同士の衝突（図1a），あるいは上位椎体の下関節突起と下位椎弓板の衝突（図1b）によって制限される。伸展可動域が増加して前弯が増強されると，上位椎体の下関節突起は下位椎体の上関節突起・上関節面と椎弓板に衝突し（図1c），軸圧迫が増加する[2]。また，椎間関節の上位（L1/2，L2/3）よりも下位（L3/4，L4/5，L5/S1）のほうが関節の傾斜角度の影響を受けて，軸圧迫の割合が高いといわれてる[3]。

▶仙腸関節のバイオメカニクス

仙腸関節は仙骨と左右の寛骨で構成される。仙骨は脊柱底部で腰椎を支持し，脊椎に加わる長軸方向のすべての力が仙腸関節を介して両下肢へ荷重が伝達される。すなわち仙腸関節は体幹から下肢への荷重伝達機能としての役割を担っている。左右の仙腸関節のうち，仙骨が寛骨に対して対称性かつ両側性に前傾あるいは後傾することをそれぞれニューテーション，カウンターニューテーションとよぶ（図2a，b）。仙骨のニューテーションは関節面の凹凸形状，骨間靱帯，仙棘靱帯，仙結節靱帯によって制限されている。このニューテーションは断続的な高い荷重負荷を伝達する仙腸関節の安全なポジション，いわゆる締りの肢位または自己固定肢位である。一方，仙骨のカウンターニューテーションは長後仙腸靱帯により制限され，力を伝達するためには適さないといわれている[4]。したがって，カウンターニューテーションは骨盤帯に加わる負荷が増加するあらゆる課題で生じさせるべきではない[5]（図2c）。

図1 腰椎伸展時の制限因子

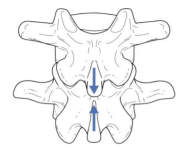

a 上下棘突起同士の衝突

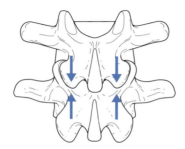

b 上位椎体の下関節突起と下位椎弓板の衝突

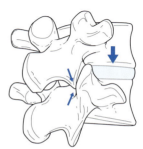

c 上位椎体の下関節突起と下位椎体の上関節突起および椎弓板への衝突

図2 仙腸関節の制限因子

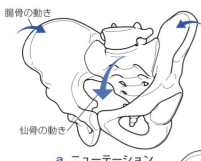

a ニューテーション

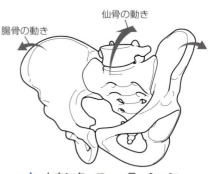

b カウンターニューテーション

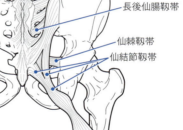

c 制限因子

▶腰背部筋のバイオメカニクス

　腰背部の筋群は横突起よりも後方に位置し，腰椎の運動に作用する。主に腰椎に起始停止をもち直接運動に作用する筋群と，腰椎に起始停止をもたないが，腰椎運動に間接的に作用する筋群がある（図3）。

●多裂筋

　多裂筋は腰背部筋のなかで最内側にあり，その多くは棘突起から放射状かつ分節的に広がる線維で構成される。その深層線維は椎間関節の関節包に付着することで運動中，関節内に挟み込まれるのを防ぐ役割がある[6]。多裂筋は他の棘間筋，横突間筋などと協同し，①脊椎運動時に椎間関節の滑走性を調整することで，そこにかかる負荷やストレスをコントロールすること，②腰椎前弯をコントロールし，力を均等に分散させることで脊椎安定性に寄与するといわれている[7]。

●腰部脊柱起立筋群

　腰部脊柱起立筋群は多裂筋の外側に位置し，胸最長筋腰部線維，腰腸肋筋腰部線維，胸最長筋胸部線維と腰腸肋筋胸部線維の4つで構成されている。これらの筋は脊柱起立筋腱膜で覆われているが，実質的には胸最長筋胸部線維と腰腸肋筋胸部線維で形成されている（図4）。胸最長筋腰部線維と腰腸肋筋腰部線維は，脊柱起立筋腱膜に付着していない。実際に脊柱起立筋腱膜は下層にある腰部線維の表面上を自由に移動でき，これは腰部脊柱起立筋の大半を形成する腰部線維が，残りの腰部脊柱起立筋から独立して作用することを可能にしている[8, 9]。腰部脊柱起立筋の主な役割は伸展，回旋トルクを産生し，脊椎の方向性を制御することである[7]。

図3　腰部脊起立筋の水平面

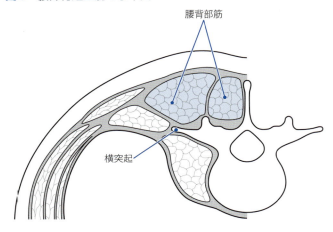

図4 腰部脊柱起立筋

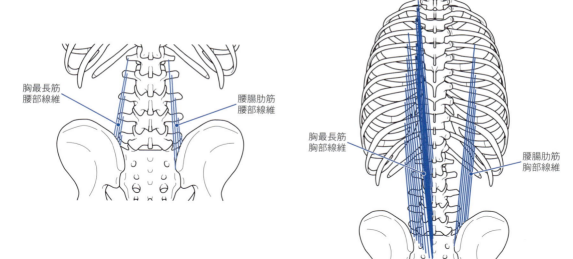

 Clinical Hint

脊柱起立筋の特徴

運動発達学的視点による抗重力活動と推進活動からみた脊柱起立筋の特徴を図5に示す。

多裂筋は2〜4椎間にわたって付着する多関節筋であるが、長短回旋筋や半棘筋と同様に逆V字状に走行している。両側性に活動すると抗重力位方向に安定した体幹伸展位が得られる。これらは単関節筋的に作用する重要な抗重力筋（体幹安定筋）である。一方、最長筋と腸肋筋はV字状の走行を呈し、筋長が長く抗重力位の姿勢保持というよりも推進性が高い。これらの筋は一側性活動で左右に側屈させる推進筋であるため体幹安定性には適さず、過剰な筋緊張は機能性側弯などの一因になりかねない[10,11]。

図5 脊柱起立筋の特徴

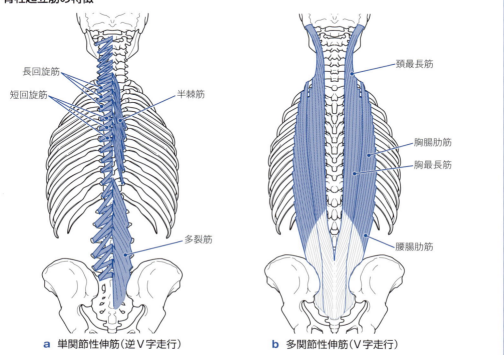

a 単関節性伸筋（逆V字走行）　　b 多関節性伸筋（V字走行）

● 胸腰筋膜

　胸腰筋膜は腰椎の筋を包む前葉，中葉，後葉の3層の筋膜からなる（「Ⅱ章-5 病態を知る（筋・筋膜性腰痛）」の図1（p69）参照）。

　前葉は薄く，腰方形筋の筋膜より生じ，その前面を覆っている腰椎横突起前面の内側に付着する。外側は腹横筋腱膜と連続性をもつ。

　中葉は腰方形筋の後方に位置し，内側では腰椎横突起に付着し，外側では腹横筋腱膜とつながる[12,13]。

　後葉は背筋群を覆い，背側正中部の腰椎棘突起から起こり，背筋群を包んで腰腸肋筋の外側縁に沿って他の胸腰筋膜と融合する。後葉は頭蓋底から骨盤まで走行し，多くの筋群と筋連結をもつ強靱な筋膜である[14]。また体幹から下肢への荷重伝達能を有すると同時に体幹の安定性に寄与している（図6）。

▶胸腰筋膜のバイオメカニクス

　胸腰筋膜はさまざまな筋と連結し，同側に限らず反対側にも影響を及ぼしている。また側腹筋である腹横筋や内腹斜筋が胸腰筋膜を介して脊椎安定性に関与しており，特に中葉は腹横筋の張力を腰椎へ伝達するのに適した構造である。

　Teshら[15]やHodgesら[16]は中葉を介した腹横筋の収縮により，腰椎伸展に作用したと報告している。またBarkerら[17]は中等度の腹横筋収縮を介した中葉の張力が，腰椎中間位における分節的安定性に影響していると報告した。

　Vleemingら[18]やBarkerら[19]によると胸腰筋膜後葉は広背筋，大殿筋，腹横筋の牽引で同側および反対側方向へ浅層が変位したと報告した。さらにBarkerら[20]は大殿筋による仙腸関節の圧迫力は胸腰筋膜を介して仙腸関節の安定性に貢献したと述べ，van Wingerdenら[21]は仙腸関節の剛性は大腿二頭筋，

図6　胸腰筋膜と連結する筋

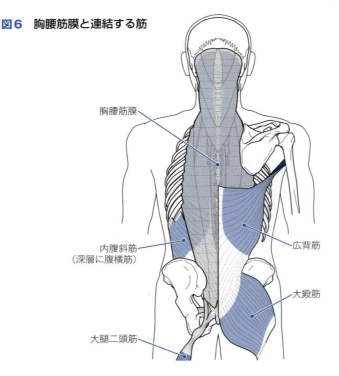

大殿筋，脊柱起立筋の活動が増加したときに高まったと報告している。

したがって胸腰筋膜に付着する筋群の活動で胸腰筋膜の張力が高まり，腰椎伸展活動や仙腸関節の剛性が増加することから，胸腰筋膜による脊椎，骨盤，下肢間の張力伝達機能は下位腰椎と仙腸関節の安定性向上にきわめて重要である。

伸展型腰痛の評価

伸展型腰痛における疼痛発現部位は，原因ではなく結果である場合が多い。理学療法評価は，全身アライメント，隣接関節機能，体幹安定性と腰痛との因果関係を明らかにするため，腰痛発生部位へのメカニカルストレスを考慮した機能的診断が重要となる。加えて腰痛の原因がmobilityの問題なのか，あるいはstabilityの問題なのかをそれぞれの関連性も含めて理解する必要がある。

▶問診

問診によっていつから痛いのか(病期)，どこが痛いのか(症状誘発部位)，どのようにすると症状が悪化するか軽減するのか(疼痛誘発動作，軽減動作)を聴取することでメカニカルストレスと疼痛との因果関係を推測しながら系統的に評価していく。

▶視診(立位アライメントの観察)

メカニカルストレスは正常なアライメントから逸脱した姿勢不良を原因として生じることが多い。矢状面アライメントから主な不良姿勢を4つに分類し，胸郭，腰椎，骨盤帯，下肢の相対的位置関係からメカニカルストレスとその障害特性について述べる(図7)。

図7 不良姿勢

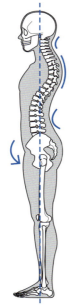
a 後弯-前弯姿勢

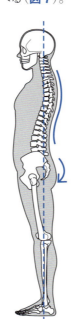
b スウェイバック姿勢

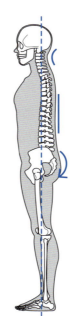
c フラットバック姿勢
　(平背姿勢)

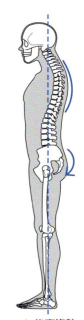
d 後弯姿勢

①後弯-前弯姿勢(図7a)

　この姿勢は，kypholordotic postureともよばれる。腰仙角の増加，腰椎前弯および胸椎後弯が増強し，頭部前方変位がみられる。脊柱起立筋群，腸腰筋，大腿筋膜張筋，大腿直筋の短縮や過緊張がみられる。また，腹筋群，大殿筋，ハムストリングスの弱化および筋の延長によるインバランスが起こっている。肥満の人や腹筋が弱い人に多く，Thomas testは陽性である。この姿勢は後部椎間板の狭窄と椎間孔が狭小化する。また椎間関節が圧迫され，そこに荷重ストレスがかかることで関節の炎症と変性を引き起こす。特にこの退行変性がみられる場合は神経根や血管が圧迫される。

②スウェイバック姿勢(図7b)

　この姿勢は，リラックス姿勢(前かがみ姿勢)ともよばれる。骨盤傾斜は前傾あるいは後傾と一様でないが，相対的に骨盤全体が前方へ変位し，股関節伸展と胸椎部の後方移動が生じる。さらに下位腰椎の前弯と胸椎の後弯増強，上位腰椎の平坦化，頭部前方変位が伴う。なお重心線は股関節の後方へ顕著に変位するといわれている[22]。上部腹筋群，下位腰椎伸筋群，ハムストリングスの短縮や過緊張と下部腹筋群，股関節屈筋の筋延長および弱化と大殿筋の筋力低下によるインバランスが起こっている。

　この姿勢は，下位腰椎の椎間関節が過度に接近することで圧迫負荷を受けるため，ここに退行変性がみられる場合は神経根や血管も圧迫される。

③フラットバック姿勢(平背姿勢)(図7c)

　この姿勢は，腰仙角の減少，腰椎前弯減少，骨盤後傾位，股関節伸展位を特徴とする。ハムストリングスの過緊張，腰部伸展筋と股関節屈筋群の筋力低下および筋の延長によるインバランスが生じている。脊椎の生理的な弯曲が乏しいため，腰部椎間板の衝撃吸収能が低下して損傷を受けやすく，退行性変化が起こりやすい。また背が高く，やせた人に多く，伸展時痛よりも屈曲時痛のほうが多い[23]。

④後弯姿勢(図7d)

　この姿勢は，kyphotic postureともよばれ，全体的に脊柱が後弯した姿勢で頭部前方変位，胸椎後弯増強，腰椎前弯減少，骨盤後傾位(前傾減少)，膝関節屈曲位を特徴とする。腹筋群，ハムストリングスの短縮，股関節屈筋群の過緊張と股関節伸筋群の筋力低下のインバランスが生じている。腰椎前弯が減少し，筋内圧が上昇したことによる筋血流減少が，高齢者の腰痛に深く関与していることが指摘されている。この姿勢は脊椎圧迫骨折後の構造的変化によって起こる場合と，筋のインバランスによる機能的変化によって起こる場合がある。

▶腰椎伸展時痛

　腰椎伸展時痛は腰痛患者のなかで神経根症状の有無にかかわらず，2番目に多いと報告されている[24]。加齢などの退行変性変化により椎間板厚が減少し，

椎間関節へのメカニカルストレスが増加，椎間関節の変形・変性へと誘導される。これが加齢とともに椎間板由来から椎間関節由来へ腰痛の原因が移行する過程となる[1]。アライメントのうち腰椎伸展時痛はスウェイバック姿勢や後弯-前弯姿勢に多く，その特徴的所見は胸椎後弯姿勢である[25]。

▶伸展時の疼痛・圧痛部位

動作時痛の発生部位や圧痛部位からその発現組織が予測可能となり，それぞれ①筋・筋膜性腰痛，②椎間関節障害，③仙腸関節障害の可能性が考えられる（図8）。ただし，筋・筋膜性腰痛や仙腸関節障害ではときに前屈時痛を伴い，下位の椎間関節障害や仙腸関節障害では腰背部のみならず，殿部まで症状が放散する場合があるのでこの点を念頭に置いて検査を進める必要がある。近年，筋膜（fascia）に関連した腸骨稜周辺の腰痛では，上殿皮神経の絞扼性障害もその要因として挙げられ，不良姿勢などの関与も指摘されている（図9）。Kuniyaらによると，全腰痛の約14％であったと報告し，決してまれではないことが伺える[26]。

▶自動運動：伸展運動の評価

疼痛誘発動作の質的評価と疼痛再現の有無を確認する。観察のポイントは①股関節が伸展しているか，②骨盤が後傾しているか，③胸椎が腰椎と連動して伸展しているかである（図10）。腰痛症例では伸展時に胸椎から上位腰椎の伸展運動が乏しく，骨盤を過剰に前方シフトさせて下位腰椎の過伸展による代償動作がみられるケースが多い（図11）。また骨盤の前方移動や胸腰椎の伸展がみられず，膝の屈曲で伸展運動を代償しているケースも存在する（図12）。前

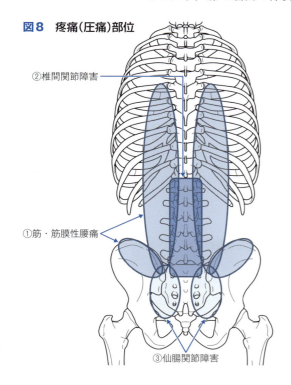

図8　疼痛（圧痛）部位
②椎間関節障害
①筋・筋膜性腰痛
③仙腸関節障害

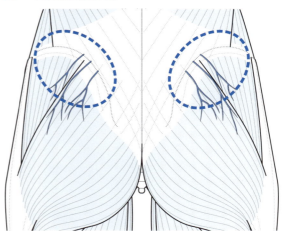

図9　上殿皮神経障害

述した動作時痛の発生部位や圧痛部位から疼痛発現組織を予測し，自動運動でメカニカルストレスを誘発している因子を解明していく。

図10　伸展動作（正常）

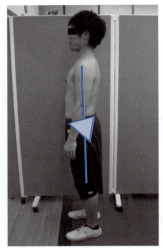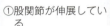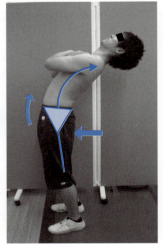

①股関節が伸展している
②骨盤が後傾している
③胸椎が腰椎と連動して伸展している

図11　伸展動作（代償例①）

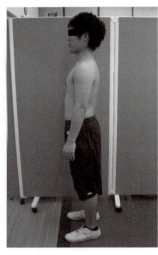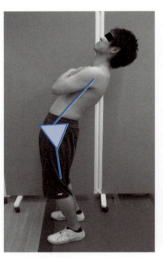

①股関節が伸展している
②骨盤が十分後傾していない
③胸椎伸展せず，下位腰椎が過伸展している

図12　伸展動作（代償例②）

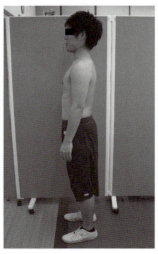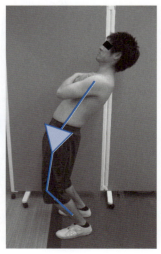

①股関節が伸展せず，膝関節が屈曲している
②骨盤が十分後傾していない
③胸椎・腰椎とも十分伸展していない

▶疼痛部位のストレス軽減テスト

●椎間関節ストレス軽減テスト

椎間関節に伸展時痛や圧痛を認めた場合，疼痛発現部位を同定するためのストレス軽減テストを行う．具体的には当該上位椎体棘突起下端を後方から固定した状態から再度伸展させる．例えば，L4/5椎間関節障害の場合，L4棘突起下端を固定し，椎間関節に圧迫ストレスがかからないようにする．再度伸展させた際に疼痛の軽減や可動域の拡大がみられた場合は陽性となる（図13）．

●仙腸関節ストレス軽減テスト

仙腸関節周囲に伸展時痛や圧痛を認めた場合，仙腸関節へのストレス軽減テストを行う．検者は後方から仙骨，側方から寛骨を固定する．伸展する際に仙骨は固定したままで寛骨は後方回旋を誘導する．このときに疼痛の軽減や可動域の拡大が認められた場合は陽性となる（図14）．伸展だけでなく，屈曲でも仙腸関節の痛みがある場合，あるいは両側性に痛みがある場合は仙腸関節不安定性を疑う．両側の寛骨を圧迫し，再度伸展する際に寛骨圧迫を保持したまま

図13　疼痛軽減テスト（椎間関節）：L4/5椎間関節障害を疑う場合

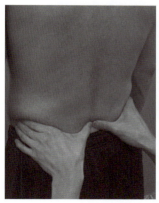
L4棘突起下端を両母指で固定する

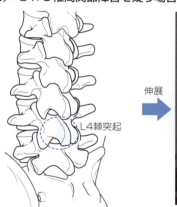

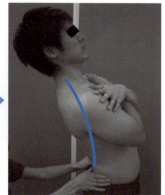
疼痛の軽減や可動域の拡大がみられれば陽性

図14　疼痛軽減テスト（仙腸関節）：伸展時痛の場合

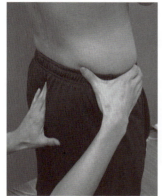
後方から仙骨，側方から寛骨を固定する

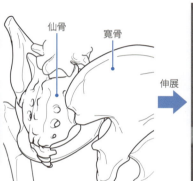

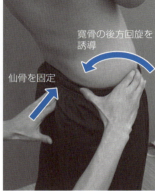
疼痛の軽減や可動域の拡大がみられれば陽性

後方回旋を誘導する。このときに疼痛の軽減や可動域の拡大が認められた場合は陽性となる[27]（図15）。

▶腹臥位伸展テスト

自動伸展運動で疼痛を認めた患者に対して行う鑑別テストである。腹臥位から両肘あるいは両手でベッドを押しながら腰背部筋をリラックスさせたままで他動的に脊椎を伸展させる。この肢位で胸椎および上位腰椎伸展可動性のスクリーニングを行う。疼痛が誘発される場合は椎間関節性障害を疑い，疼痛が減弱あるいは消失する場合は筋・筋膜性腰痛を疑う（図16）。

図15　疼痛軽減テスト（仙腸関節）：伸展時痛と屈曲時痛がある場合

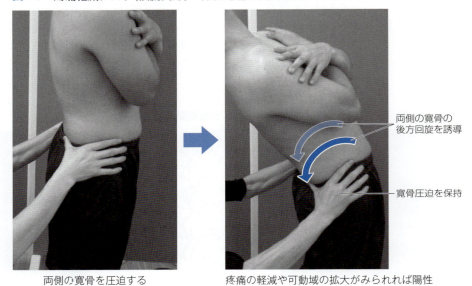

両側の寛骨を圧迫する　　　疼痛の軽減や可動域の拡大がみられれば陽性

図16　腹臥位伸展テスト

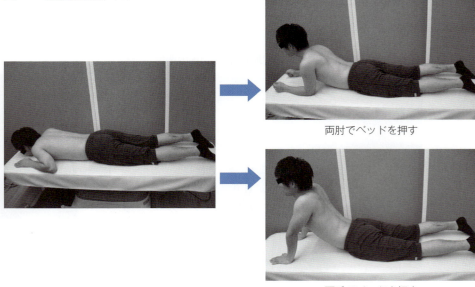

両肘でベッドを押す

両手でベッドを押す

▶股関節可動性評価

静的アライメント異常による伸展型腰痛では，腰椎過前弯および骨盤前傾が生じ，そこからさらに伸展することでストレスが増大し，腰痛を惹起している症例が少なくない。その要因として股関節屈曲拘縮あるいは筋の過緊張が挙げられ，これに関与する筋を鑑別する必要がある。柔軟性低下が予測される筋として腸腰筋，大腿直筋，大腿筋膜張筋が挙げられるが，Thomas test変法[28]により鑑別が可能となる。患者はベッド端に腰かけ，非検査側の股関節と膝関節を屈曲し，両手で抱える（図17a）。患者はそのまま背臥位となり，腰椎屈曲位，骨盤後傾位，非検査側最大屈曲位であることを確認する。そこから検査側下肢を他動的に下げていく（図17b）。正常の場合，検査側の大腿はベッドに触れ，わずかな圧迫で10～15°伸展位に達する。

●股関節外転位

股関節を他動的に15～25°外転位とし，検者が大腿を中間位にもってきたときに股関節屈曲が増加すれば，大腿筋膜張筋の短縮が確認される。

●膝関節屈曲80°

股関節伸展0°で大腿直筋は膝関節屈曲80°まで伸ばすことが可能である。膝関節屈曲80°以下の場合，大腿直筋の短縮が考えられる。

●股関節屈曲

大腿がベッドに届かない場合，検者は2関節筋の股関節屈筋が緩むように膝関節を伸ばす。

股関節の屈曲角度に変化がなければ，単関節筋の股関節屈筋が主に短縮している。

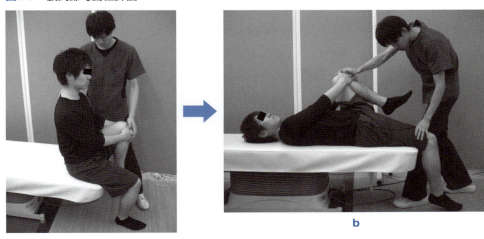

図17 股関節可動性評価

› 胸郭可動性評価

　後弯-前弯姿勢やスウェイバック姿勢などで胸椎後弯姿勢を呈した伸展時腰痛の症例は，上部腹筋群の過緊張や短縮により胸椎伸展可動性が低下，特に下位胸郭拡張性が低下していることが多い。胸郭可動性は胸骨下角の角度で評価し，正常では70〜90°といわれている。まず立位で胸骨下角下縁に両母指を当てて，角度と左右差を確認し，体幹伸展時にその角度が拡大しているかを評価する。腰痛患者では腹直筋や外腹斜筋の過緊張や短縮により胸骨下角が拡大しない場合がある（図18）。

› 筋の触診

　筋の過緊張を呈し，胸椎・胸郭可動性に影響する胸最長筋，腰腸肋筋，腰方形筋，腰部多裂筋，外腹斜筋上部および腹直筋の触察を行う。

　また，股関節ではその可動性に影響する大腿筋膜張筋，中殿筋，腸腰筋の触察を行う。

› 体幹安定性評価

　体幹や骨盤の安定性に腹横筋の活動が重要であることは周知のとおりである。ここでは腹横筋の機能評価に用いる「引き込み法（drawing-in）」について解説する。

　膝を立てた背臥位から検者は両上前腸骨棘（ASIS）の内下方かつ腹直筋の外側で腹横筋を触診できる。患者に脊椎中間位を保持させ，呼吸を行いながら脊椎や骨盤をできるだけ動かさずに下腹部を背中のほうへ引き込ませる。正常の

ASIS：
anterior superior iliac spine

図18　胸骨下角評価

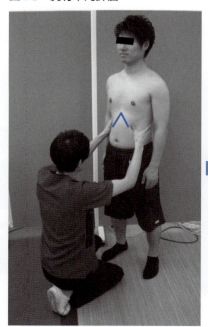
胸骨下角下縁に両母指を当てる。

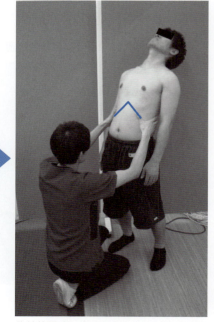
体幹伸展時に胸骨下角の角度が変化するか確認する。

場合は腹部深層で腹横筋の筋緊張を感じ，ウエストラインが細くなる[29]。またわかりにくい場合，呼吸の呼息最終時に呼吸を止めて深部筋群を活動させてから呼吸を再開させてもよい。引き込み法は背臥位から四つ這い位，座位や立位へと姿勢を変えながら段階的に評価を進めていく。

▶荷重伝達テスト

仙腸関節由来の疼痛と骨盤安定性に関連する荷重伝達障害の評価として自動下肢伸展挙上（ASLR）テスト，腹臥位自動下肢伸展挙上（PASLR）テストを用いる。筆者らはASLRテストと腰痛の有無および腹横筋筋厚との関連性を調査した。腰痛群は腰痛側のASLRテスト陽性率が有意に高く，腹横筋の筋厚は有意に薄い結果となり，このテストが腹横筋機能を反映していることを報告した[30]。

ASLRテストは背臥位でベッドから脚を伸ばしたまま挙上するように指示して左右で努力感に差があるかどうか，どちらの脚が重いかを尋ねる。下肢挙上時に骨盤の回旋，胸腰椎の伸展などの代償動作がみられる場合がある。次に骨盤を他動的に圧迫した状態でASLRを行い，主訴や代償動作が軽減した場合は陽性となる。ASISレベルでの骨盤圧迫は腹横筋下部線維と内腹斜筋の収縮を，上後腸骨棘（PSIS）レベルでの骨盤後方圧迫は腰部多裂筋の収縮を模倣している[31]（図19）。

PASLRテストは腹臥位で脚を伸ばしたまま挙上するように指示し，両手で両側の大殿筋と脊柱起立筋を触知しながら疼痛の有無や筋収縮の伝達状況を確

ASLR：
active straight leg raising

PASLR：
prone active straight leg raising

PSIS：
posterior superior iliac spine

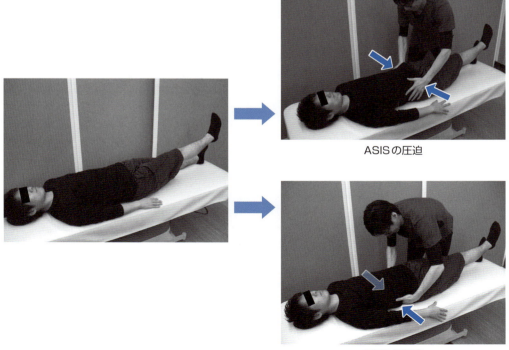

図19 ASLRテスト

ASISの圧迫

PSISの圧迫

認する(図20)。正常なパターンは①ハムストリングス,②大殿筋,③対側の胸腰椎伸筋,④同側の胸腰椎伸筋の順で収縮する[32]。異常パターンは大きく分けて2パターンがある。①早期の同側胸腰椎伸筋の過剰収縮により,腰椎伸展,回旋と骨盤前傾が起こり,大殿筋の収縮が乏しく,股関節伸展が起こらない。②大腿筋膜張筋,中殿筋前部線維の代償性収縮による股関節の外転・外旋がみられ,大殿筋や反対側の胸腰椎伸筋の活動が乏しい。これらの場合を陽性と判断し,大殿筋や腹横筋の機能不全を疑う。

伸展型腰痛の治療

伸展型腰痛に対する治療の目的は,局所に加わる伸展時のメカニカルストレスを減らすことである。伸展型腰痛に関連する異常姿勢,機能障害およびメカニカルストレスについてを図21に,治療までのフローチャートを図22に示した。最初に疼痛軽減と静的アライメントの修正に必要な筋緊張の調整やストレッチを行い,胸椎と股関節の可動域を改善させる。次にニュートラルポジションで体幹骨盤を安定させるための体幹深部筋に対する再教育を行い,脊椎骨盤の静的アライメントを習得する。そして段階的に体幹安定性の向上を図り,抗重力位での動的アライメントを獲得することが目的となる。最終的にはこれらを自己管理下で行えるようになることで,腰痛が起こりにくい姿勢や動作が獲得され,腰痛の再発予防が可能となる。

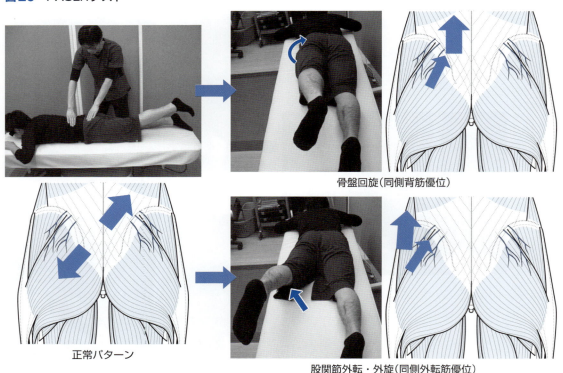

図20 PASLRテスト

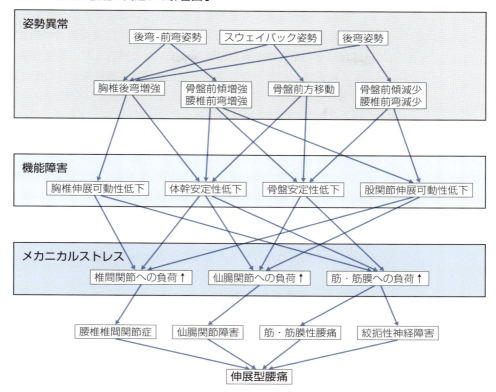

図21 伸展型腰痛に関連する影響因子

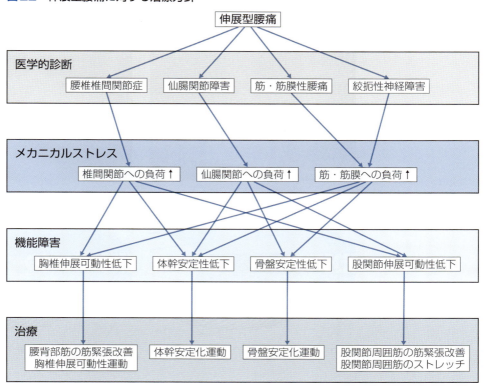

図22 伸展型腰痛に対する治療方針

▶筋緊張の改善

短縮や緊張亢進，滑走不全を起こしている筋や筋膜へ対処することで筋滑走性と筋緊張の改善をねらう。Lanvinら[33, 34]は腰痛患者の胸腰筋膜は肥厚し，さらにその滑走性が有意に低下していたと報告した。胸腰筋膜や隣接筋膜に対する滑走性と筋緊張改善のアプローチは，疼痛軽減や可動性改善に対して有用であるといえる。またCholewickiら[35]によると，脊椎の分節的安定化に寄与する体幹深部筋は浅層筋の過剰な代償活動によって抑制されたとの報告からも，浅層筋へのアプローチは体幹安定化運動を行う前段階としてもきわめて重要であると考えられる。具体的なアプローチ法としては患者がリラックスできる肢位をとり，呼吸に合わせて，当該筋へ静的な圧迫を加える。筋緊張が軽減し，筋や関節の可動性が改善したら治療部位を移動する。また，ゆっくりとした自動運動を組み合わせることで効果が高まる場合もある。生理学的根拠としてSchleip[36]は，筋膜や腱膜の持続的圧迫が，ゴルジ腱器官の張力センサーを反応させて筋張力低下をもたらすことができると報告している。

●腰背部の筋緊張改善（図23）

胸最長筋胸部線維が治療対象となる場合は，T7-12の間で，腰腸肋筋と胸最長筋の境界部分にアプローチする。また，腰腸肋筋胸部線維が治療対象となる場合は，T10-L4の間で，胸最長筋と腰腸肋筋の境界部分にアプローチする。特にT12肋骨下端部は深部に大腰筋や腰方形筋が付着していることで滑走不全を生じやすい。

図23 腰背部の筋緊張改善

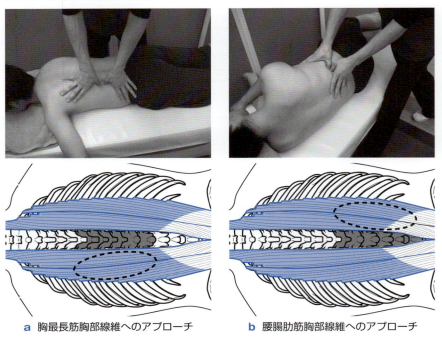

a 胸最長筋胸部線維へのアプローチ　　**b** 腰腸肋筋胸部線維へのアプローチ

上殿皮神経障害(図9)は胸腰筋膜を貫通し，腸骨稜を乗り越える部位で絞扼されることで生じるといわれている．これに加えて，森本ら[37]は貫通部位で固定された状態での体幹屈伸運動や脊柱起立筋(胸最長筋，腰腸肋筋)の過緊張もこの障害に関与していると報告している．

● 股関節周囲筋の筋緊張改善(図24)

後弯-前弯姿勢，後弯姿勢の症例では，股関節周囲筋の短縮や過緊張を呈しているケースが多い．また仙腸関節障害では股関節前面筋の過緊張が，仙骨に対する相対的な寛骨前方回旋を引き起こし，カウンターニューテーションタイプの腰痛を発症しているケースもまれではない．大腿筋膜張筋と中殿筋前部線維，中殿筋後部線維と大殿筋上部線維が重なって走行する境界部分に生じる滑走不全に対してアプローチし，改善を図る．

● 胸椎伸展制限と下位胸郭拡張制限の改善(図25)

後弯姿勢を呈している症例のほとんどは胸椎伸展可動性が低下している．胸椎伸展可動性が低下すると，代償性に下位腰椎が過伸展する．エクササイズとしては下部体幹深部筋の収縮を保持しながら吸気に合わせて動作を行うと下位胸郭が拡張しやすい．また，腹直筋や外腹斜筋などの上位腹筋群の過緊張やタイトネスが強いケースは，当該筋のセルフリリースを行いながら回旋運動を行う．さらにチューブの抵抗によるフィードバックを用いることで，呼吸時に下位胸郭に対する後外方の拡張運動を促すことができる．

図24 股関節周囲筋の筋緊張改善

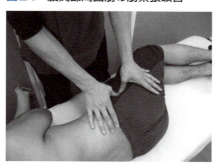
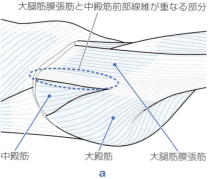
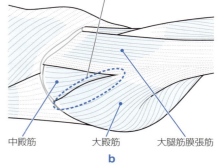

a: 大腿筋膜張筋と中殿筋前部線維が重なる部分
b: 中殿筋後部線維と大殿筋上部線維が重なる部分

中殿筋　大殿筋　大腿筋膜張筋

図25 胸椎伸展可動性の改善

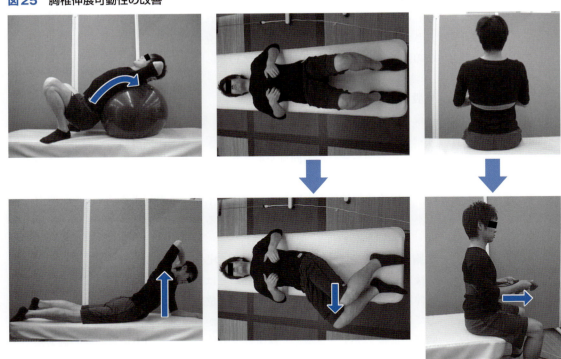

● 股関節伸展制限の改善（図26）

後弯-前弯姿勢や後弯姿勢の症例では，腸腰筋，大腿筋膜張筋，大腿四頭筋にタイトネスが生じ，この制限をきたしやすい．ストレッチを行う場合，骨盤前傾や腰椎過伸展にならないように注意する．

▶体幹安定化運動

体幹安定化運動は運動療法のなかでもきわめて重要であり，腰痛軽減や再発予防に大きく貢献する．この運動の目的は，第1に引き込み法による腹横筋収縮とそのタイミングの運動感覚を再教育すること，第2に脊椎ニュートラルポジションを維持しながら四肢の運動課題を行うことで動的安定性を獲得することである．Reeveら[38]が，腰椎骨盤の中間位姿勢はスウェイバック姿勢よりも腹横筋が活性化され，脊椎安定性に好影響を与えると報告している．このことからも腹横筋を効率的に再教育するうえで，ニュートラルポジションの維持は常に念頭に置かなければならない．

最初に獲得すべき課題は腹横筋による腹部の引き込みである（レベル1）．腰椎や骨盤を動かさず，脊柱中間位を維持させたままゆっくり呼吸を行いながら臍を脊椎に向かって引き込ませる（図27a）．引き込み法による腹横筋活性化が習得されたら，ポジションによって運動レベルを上げ，四肢によって運動負荷を変えていく．

レベル2の股関節開排は，対側下肢で支持しながら水平面の回旋負荷に対して体幹を安定化させる運動で，体幹深部筋を確実に活性化できる（図27b）．

図26 股関節伸展可動性の改善

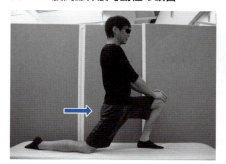

a 腸腰筋

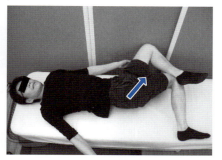

b 大腿筋膜張筋

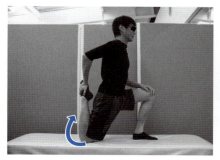

c 大腿四頭筋

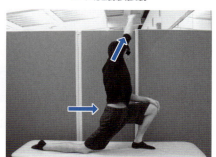

d 腸腰筋と大腿筋膜張筋

図27 体幹安定化運動（背臥位）

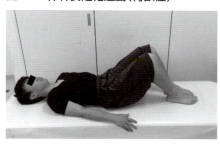

a レベル1　引き込み法

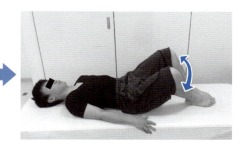

b レベル2　股関節開排

　レベル3からの運動は，四肢の負荷をA（屈曲した脚を股関節90°まで持ち上げる），B（ベッド上で踵をスライドさせる），C（膝関節伸展位の脚を45°まで挙上させる）の3段階に分けて行う（図28）。レベル3は膝立て背臥位で，対側下肢にて支持しながら行う。レベル4は対側を上肢で股関節90°屈曲位に保持しながら行う。レベル5は対側を股関節90°屈曲位および下肢を自動挙上位に保ち，難易度を高めている。

　脊椎中間位で引き込み法を習得させた後に，四つ這い位でも同様に四肢を負荷として課題を進めていく（図29）。筆者らは腰部多裂筋の選択的収縮には，ブリッジ動作よりも四つ這い位での運動が有効であることを報告している[39]。以下の方法で段階的に運動課題を高めていく。

　A：片側上肢を挙上，B：片側下肢をベッド上でスライドさせ伸展，C：片側下肢を伸展挙上，D：片側上肢を挙上しながら対側下肢を伸展挙上，の順で段階的に課題の難易度を上げていく。まずは同側の運動を反復させ，次に四肢

図28 体幹安定化運動（背臥位）

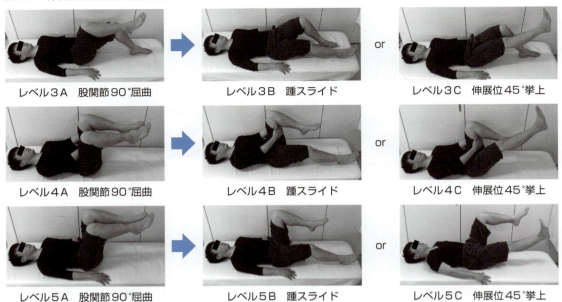

レベル3A　股関節90°屈曲　　レベル3B　踵スライド　　レベル3C　伸展位45°挙上
レベル4A　股関節90°屈曲　　レベル4B　踵スライド　　レベル4C　伸展位45°挙上
レベル5A　股関節90°屈曲　　レベル5B　踵スライド　　レベル5C　伸展位45°挙上

図29 体幹安定化運動（四つ這い位）

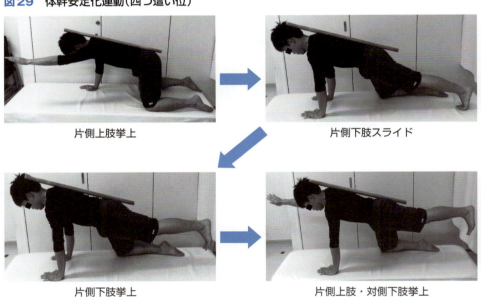

片側上肢挙上　　片側下肢スライド
片側下肢挙上　　片側上肢・対側下肢挙上

を交互に動かす．背部の後頭隆起，胸椎部，仙骨部の3点を接点としたガイド棒を用いることで，脊椎のニュートラルポジションが患者に理解されやすい．これらの方法により腹部深部筋と多裂筋の調整とグローバル筋との協調性を習得することが可能となる．

▶骨盤安定化運動（図30）
　体幹から下肢への荷重伝達が正常から逸脱し，仙腸関節の剛性が得られていないと，この不安定性に起因した仙腸関節障害による疼痛が生じる．図30に

図30 骨盤安定化運動

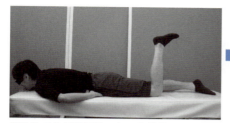 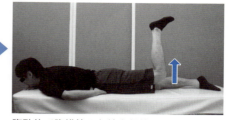

腹臥位で体幹深部筋である腹横筋の促通を行う。

腹臥位で腹横筋の収縮を保持したまま股関節を伸展させる。伸展位で行ったほうが大腿筋膜張筋などの活動を抑制しやすい。

示す運動は胸腰筋膜を介して仙腸関節の剛性を高めるために，大殿筋の促通と筋力強化を目的として行う。しかし，前述したPASLRテスト陽性例では，大殿筋の筋力低下以外にも体幹深部筋の機能不全と大腿筋膜張筋や中殿筋の短縮，過緊張を伴っていることが多い。したがって，最初にこれらを修正してから大殿筋へアプローチしたほうが収縮のタイミングや活動量向上が促されやすい。

おわりに

われわれの役割は，機能解剖学や運動生理学の知識を基に生体力学視点から腰痛の病態を把握し，分析的にアプローチすることである。メカニカルストレスと腰椎障害，そこに介在する機能不全やアライメント異常を理解することが，腰痛の真因に迫る糸口となり，効果的な理学療法を展開する近道であると考える。

文献

1) 小形洋悦：メカニカルストレスからみた腰椎障害と理学療法. 理学療法, 31(7)：706-712, 2014.
2) Bogduk N：Clinical and Radiological Anatomy of the Lumbar Spine, 5th Edition, p73-91, Churchill Livingstone, Edinburgh, 2012.
3) Yang KH, et al：Mechanism of facet load transmission as a hypothesis for low-back pain, Spine (Phila Pa 1976), 9(6)：557-565, 1984.
4) Vleeming A, et al：The function of the long dorsal sacroiliac ligament：its implication for understanding low back pain, Spine (Phila Pa 1976), 21(5)：556-562, 1996.
5) Lee D：The Pelvic Girdle, An Integration of Clinical Expertise and Research, 4th edition, p61-69, Churchill Livingstone, Edinburgh, 2010.
6) Bogduk N：Clinical and Radiological Anatomy of the Lumbar Spine, 5th Edition, p93-116, Churchill Livingstone, Edinburgh, 2012.
7) Richardson CA, et al：Therapeutic Exercise for Lumbopelvic Stabilization, A Motor Control Approach for the Treatment and Prevention of Low Back Pain, 2nd edition, p59-73, Churchill Livingstone, Edinburgh, 2004.
8) Bogduk N, et al：A reappraisal of the anatomy of the human lumbar erector spinae. J Anat, 131(Pt 3)：525-540, 1980.
9) Macintosh JE, et al：1987 Volvo award in basic science. The morphology of the lumbar erector spinae. Spine (Phila Pa 1976), 12(7)：658-668, 1987.
10) 松尾　隆：脳性麻痺と整形外科, p29-42, 南江堂, 1991.
11) 松尾　隆：脳性麻痺と機能訓練, p19-37, 南江堂, 2002.
12) Bogduk N：Clinical and Radiological Anatomy of the Lumbar Spine, 5th Edition, p93-116, Churchill Livingstone, Edinburgh, 2012.
13) Barker PJ, et al：The middle layer of lumbar fascia and attachments to lumbar transverse processes：implications for segmental control and fracture. Eur Spine J, 16(12)：2232-2237, 2007.
14) Barker PJ, et al：Tensile transmission across the lumbar fasciae in unembalmed cadavers：effects of tension to various muscular attachments. Spine (Phila Pa 1976), 29(2)：129-138, 2004.

15) Tesh KM, et al : The abdominal muscles and vertebral stability. Spine(Phila Pa 1976), 12(5) : 501-508, 1987.
16) Hodges P, et al : Intervertebral stiffness of the spine is increased by evoked contraction of transversus abdominis and the diaphragm : in vivo porcine studies. Spine(Phila Pa 1976), 28(23) : 2594-2601, 2003.
17) Barker PJ, et al : Effect of tensioning the lumbar fasciae on segmental stiffness during flexion and extension : Young Investigator Award winner. Spine(Phila Pa 1976), 31(4) : 397-405, 2006.
18) Vleeming A, et al : The posterior layer of the thoracolumbar fascia, Its function in load transfer from spine to legs. Spine(Phila Pa 1976), 20(7) : 753-758, 1995.
19) Barker PJ, et al : Tensile transmission across the lumbar fasciae in unembalmed cadavers : effects of tension to various muscular attachments. Spine(Phila Pa 1976), 29(2) : 129-138, 2004.
20) Barker PJ, et al : Anatomy and biomechanics of gluteus maximus and the thoracolumbar fascia at the sacroiliac joint. Clin Anat, 27(2) : 234-240, 2014.
21) van Wingerden JP, et al : Stabilization of the sacroiliac joint in vivo : verification of muscular contribution to force closure of the pelvis. Eur Spine J, 13(3) : 199-205, 2004.
22) Sahrmann SA：運動機能障害症候群のマネジメント―理学療法評価・MSIアプローチ・ADL指導―（竹井　仁，ほか監訳），p9-49, 医歯薬出版, 2005.
23) Carolyn K, et al : Therapeutic Exercise : Foundations and Techniques, 6th edition, p409-437, Jaypee Brothers Medical Publishers, New Delhi, 2012.
24) Van Dillen LR, et al : Classification of patients with low back pain. Phys Ther, 2001.
25) Sahrmann SA：運動機能障害症候群のマネジメント―理学療法評価・MSIアプローチ・ADL指導―（竹井　仁，ほか監訳），p51-109, 医歯薬出版, 2005.
26) Kuniya H, et al : Prospective study of superior cluneal nerve disorder as a potential cause of low back pain and leg symptoms. J Orthop Surg Res, 9 : 139, 2014.
27) 金岡恒治，ほか：腰痛の病態別運動療法 体幹機能向上プログラム, p62-81, 文光堂, 2016.
28) Page P, et al : Assessment and Treatment of Imbalance : The Janda Approach, p93-110, Human Kinetics, 2010.
29) Carolyn K, et al : Therapeutic Exercise : Foundations and Techniques, 6th edition, p485-538, Jaypee Brothers Medical Publishers, New Delhi, 2012.
30) 石垣直輝，ほか：腰椎骨盤痛患者における自動下肢伸展挙上テストと腹横筋筋厚に関する検討. 第20回日本腰痛学会, 2012.
31) Lee D : The Pelvic Girdle, An Integration of Clinical Expertise and Research, 4th edition, p173-254, Churchill Livingstone, Edinburgh, 2010.
32) Page P, et al : Assessment and Treatment of Imbalance : The Janda Approach, p77-91, Human Kinetics, 2010.
33) Langvin HM, et al : Ultrasound evidence of altered lumbar connective tissue structure in human subject with chronic low back pain. BMC Musculoskeletal Disord, 10 : 15, 2009.
34) Langvin HM, et al : Reduced thoracolumbar fascia shear strain in human chronic low back pain. BMC Musculoskeletal Disord, 12 : 203, 2011.
35) Cholewicki J, et al : Stabilizing function of trunk flexor-extensor muscles around a neutral spine posture. Spine(Phila Pa 1976), 22(19) : 2207-2212, 1997.
36) Schleip F : Fascial plasticity-A new neurobiological explanation : Part1. J Bodyw Mov Ther, 7(1) : 11-19, 2003.
37) 森本大二郎，ほか：上殿皮神経障害の外科的治療成績. Spinal Surgery, 28(1) : 86-89, 2014.
38) Reeve A, et al : Effects of posture on the thickness of transversus abdominis in pain-free subjects. Man Ther, 14(6) : 679-684, 2009
39) Ishigaki N, et al : Measurement of low back muscle activities during lumbar stabilization exercises. 39th International society for the study of the lumbar spine : p329, 2012.

III 部位・症状別 評価／マネジメント

3 屈曲型腰痛

Abstract
- 他の脊柱理学療法と同様に，屈曲型腰痛に対する理学療法を進める際においても，メカニカルストレスをとらえることが重要である．
- 腰椎屈曲時に腰部構成体前方に存在する椎間板は圧迫され，後方に存在する椎間関節と後方軟部組織は離開，または伸張する．
- 腰椎屈曲時に，腰部静的安定機構に過剰なメカニカルストレスが加わらないようにするためには，脊柱周囲筋群（腹横筋，多裂筋）の安定化作用，隣接関節（股関節，胸椎部）の可動性が重要である．

はじめに

「Ⅰ章-1 脊柱理学療法の考え方」の項（p2）で，発痛部位を推定した後，その部位にどのようなメカニカルストレスが加わっているか，そのメカニカルストレスを増悪させる機能不全は何かを評価（力学的推論）する必要性があることを述べた．メカニカルストレスをとらえ，評価によって認めた身体機能の改善を図ることは，屈曲型腰痛の理学療法を進める際の思考の流れにおいても同様である．

腰部を屈曲した際の腰痛を屈曲型腰痛と定義し，本項では，腰椎屈曲動作時に加わるメカニカルストレスについて解説し，屈曲型腰痛でよく認める発痛部位の特定方法，機能評価，運動療法について紹介する．

基本的知識

腰椎屈曲時の腰部構成体の挙動[1]を**図1**に示す．

図1 腰椎屈曲時の各構成体の挙動

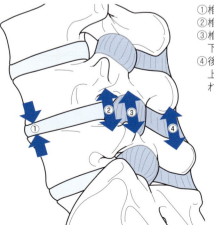

①椎間板：前方は圧迫，後方は伸張される
②椎間孔：広がる
③椎間関節：上位椎の下関節突起は上方移動し，下位椎の関節突起から離れる
④後方軟部組織：靱帯（黄色靱帯，棘間靱帯，棘上靱帯，後縦靱帯），筋，関節包などは伸張される

屈曲型腰痛の構造学的推論(図2)

われわれは機能的腰部障害(非特異的腰痛)を椎間板性,椎間関節性,仙腸関節性,筋・筋膜性の4つに分類して病態をとらえている。各病態については「Ⅱ章 病態を知る」(p24〜)で解説している。

「Ⅰ章-1 脊柱理学療法の考え方」の項(p2)で,各病態評価(発痛部位の特定)を行うための疼痛除去テストについて簡単に紹介したが,ここではその詳細について紹介する。紙面の関係上,腰椎屈曲時に疼痛が出現しやすい椎間板障害に対する方法を述べる。

▶椎間板障害に対する疼痛除去テスト (SNAGs変法:disc SNAGs,図3)

立位と比較し腰椎屈曲位では,L3椎間板の内圧が1.5倍となる[2]。腰椎屈曲による椎間板内圧増加は,椎間板性の疼痛が出現する根拠となる。問診,自動運動で腰痛の病態を椎間板性腰痛と推察した際の疼痛除去テストは,徒手的に椎間板への圧ストレスを減じ,疼痛軽減効果をみて判断している。

SNAGs:
sustained natural apophyseal glides

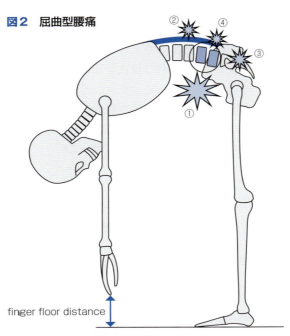

図2 屈曲型腰痛

前屈動作によって誘発される腰痛
①:椎間板障害
②:筋・筋膜性腰痛
③:仙腸関節障害
④:椎間関節障害

図3　椎間板障害に対する疼痛除去テスト

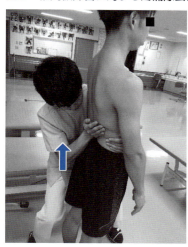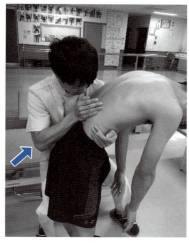

a：棘突起に手根部を当てて，両手で推定障害分節を椎間関節の関節面の方向に挙上する。
b：推定障害分節を両手で支え，検者の下肢を使って上方に力を加えた状態で患者に屈曲動作を行ってもらい，腰痛軽減の程度を評価する。

> **Clinical Hint**
>
> **棘突起をとらえる際のコツ**
> 棘突起に手根部を当てる際は，棘突起の少し下から軟部組織を持ち上げるように行うとよい。
>
> **椎間板由来の腰痛**
> 椎間板障害に対するdisc SNAGsによる疼痛除去テストでは，痛みは完全にNRS10→0になることは少なく，2～3程度残ることが多い。これは，椎間板性腰痛の病態は炎症であるためと推察する。このため，もともとの前屈時の痛みがNRS10→4以下に改善していれば，疼痛除去テストが有効であると考える。

NRS：numerical rating scale

屈曲型腰痛の力学的推論

　運動器障害が発症する主な原因は，組織に対して過度なメカニカルストレスが加わることである。発痛部位を明らかにしたら，次のステップは組織への過度なメカニカルストレスを生じさせる機能不全を明らかにすることである。

　腰椎を屈曲した場合，上述した挙動により静的安定機構にストレスが加わる。これらの組織に過度なストレスが加わらないようにするには，脊柱周囲筋群による脊柱安定化作用が必要となる。脊柱安定化作用をもつ筋として挙げられるのは，腹横筋や多裂筋である[3-5]。また，腰椎の隣接関節である股関節，胸椎部の屈曲可動性が低下した場合には，代償的に腰椎，仙腸関節の可動性が過剰となり，ストレスを受け，腰痛が発症すると推察される。

　腰痛者を対象とした動作解析，筋の形態や機能に関する報告は数多くなされており，身体的特徴として，前屈時の腰椎過可動性やハムストリングスの柔軟性低下[6-8]，股関節屈曲角が小さい[9]ことや，大殿筋の萎縮[10]，活動性低下[11]な

どが挙げられる．このため，屈曲型腰痛では脊柱安定化作用として腹横筋・多裂筋機能，隣接関節の機能として股関節屈曲可動性・股関節伸展の遠心的コントロールが重要と考えられ，評価が必須である（図4）．

▶屈曲型腰痛の機能評価

ここでは腰椎安定化作用として多裂筋機能，隣接関節の評価としてハムストリングス柔軟性，股関節伸展の遠心的コントロール機能評価方法を紹介する．

● prone spine extension test：多裂筋機能評価（図5）

多裂筋が機能した分節的な脊柱伸展が行えているかを評価する．

図4 体幹屈曲時の重要機能

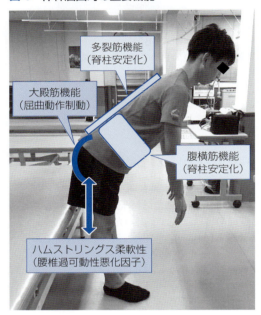

図5 prone spine extension test

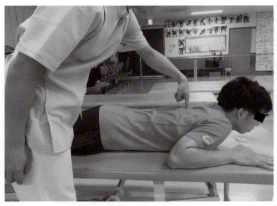
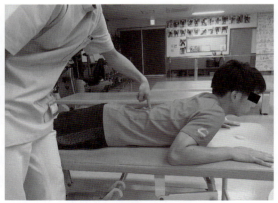

患者を腹臥位にし，上位胸椎から脊柱の分節的な伸展運動を強調して行わせる．図のように，指で指示した部位のみの伸展を行えるかを評価する．

Clinical Hint

上位胸椎が伸展不良の原因は？

例えば，上位胸椎のみの伸展を指示したにもかかわらず，腰部の伸展が生じる不良例（図6）では，上位胸椎レベルの多裂筋機能が低下している可能性がある。また，胸椎の他動的可動性低下が原因で伸展できない可能性もあるため，判別が必要となる。

図6 prone spine extension test不良例

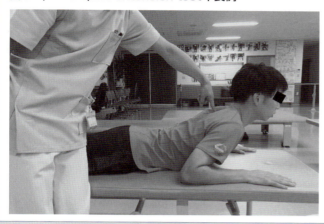

SLR：
straight leg raising

● SLR test：股関節屈曲可動性評価（図7）

他動的に下肢を挙上していった際の抵抗感や骨盤の代償動作の有無を評価する。

図7 SLR test

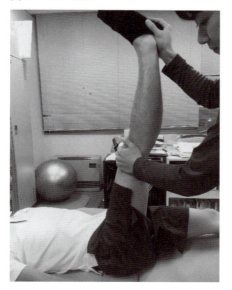

Clinical Hint

SLR角度の臨界点

忽那ら[12]は日本人の成人におけるSLR角度の臨界点を男性65°以下，女性75°以下とし，臨界点を超えた場合をハムストリングスタイトネス陽性としている。

● prone hip extension test：大殿筋機能評価（図8）

　股関節伸展運動による大殿筋内側線維の収縮を評価する。大殿筋機能は，体幹屈曲時の脊柱の制動に必要となる。収縮の評価には，視診や触診，本人の筋収縮感などを用いる。

図8　股関節伸展運動

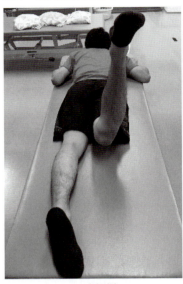 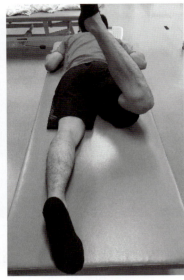

a　良好例　　　　　　　　　　　　　　b　不良例

①腹臥位にて挙上側の膝を約90°屈曲させる。
②下腹部，股関節内転筋とともに大殿筋内側を収縮させ，股関節を伸展させる。
③大殿筋内側線維が機能した矢状面上での股関節伸展が行えているかを評価する。

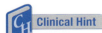　Clinical Hint

股関節伸展時の代償動作
　臨床上よく認める代償動作として，下肢挙上側の骨盤回旋，下肢挙上側の股関節外転および外旋が挙げられる（図8b）。この場合，大腿筋膜張筋や中殿筋が過剰に働いている可能性がある。これらの代償動作が生じないよう注意深く観察し，認めた場合は修正する。修正の際には，draw-in，股関節内転筋の収縮を意識させるとうまくいくことが多い。口頭指示による修正が難しい場合は，正しい運動方向へ徒手的にアシストを加えるのもよい。

股関節伸展動作不良の原因は？
　前述の脊柱の分節的伸展運動同様に，股関節伸展の他動的可動性の制限が動作不良の原因となっていないか判別が必要である。

遠心性収縮の評価も！
　股関節伸展の遠心的なコントロールが重要であるので，下肢を挙上し，下ろしてくる際の大殿筋内側線維の収縮感や挙動も評価する必要がある。

段階的なエクササイズを！
　腹臥位での股関節伸展運動が正しく学習できたら，back bridgeやスクワットなどの運動時にも同部位の収縮が行えるよう負荷を上げ，評価を行う。

屈曲型腰痛に対する運動療法

前述した評価で機能低下が明らかとなった場合，運動療法にて改善を図る必要がある。機能評価で紹介した運動は，そのまま運動療法として用いることができる。

● hand-knee：多裂筋賦活化の運動療法（図9）

多裂筋が活動する運動にはhand-kneeやback bridgeなどがある[13]。われわれは多裂筋賦活化には，指導が行いやすいhand-kneeを頻繁に用いている。

図9 hand-knee

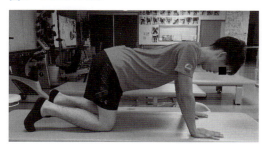

a スタートポジション

スタートポジションは四つ這い位となり，肩甲骨軽度内転，骨盤軽度前傾位とする。

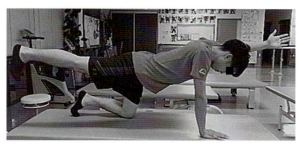

b 上下肢挙上

腹横筋の活動（draw-in）を意識し，一側上肢と反対側下肢を挙上する。

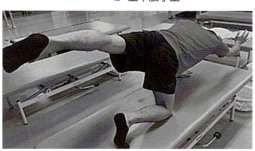

c 不良例

下肢挙上側の骨盤回旋や支持脚側への骨盤のシフトなどの代償動作が生じないよう注意する。これらの代償動作を認めた場合は修正する。

> **Clinical Hint**
>
> **多裂筋の賦活化方法**
> hand-knee（右上肢・左下肢挙上）時には左多裂筋の活動が高まる[14]。

● ハムストリングスストレッチ(図10)

　腰椎屈曲が生じないよう骨盤を前傾させ，股関節屈曲動作でハムストリングスをストレッチする。

　上記の方法にて骨盤前傾の保持が難しい場合は，以下の別法(図11)で行うとよい。

図10　ハムストリングスストレッチ

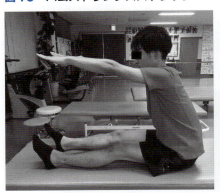

図11　ハムストリングスストレッチ別法

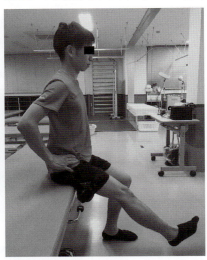

骨盤前傾位の座位を保持し，徐々に膝関節を伸展する。膝関節伸展に伴い骨盤が後傾しないよう注意する。

Clinical Hint

必ず効果判定を！
　運動療法を行った際は，必ず効果判定をする必要がある。初期評価にて前屈時腰痛があり，機能改善運動を行った後には再度前屈動作を評価し，腰痛の改善を確認する。仮に腰痛が増強した場合，その機能改善運動を処方することはせず別の方法を探る。

おわりに

　図12に本項で述べた屈曲型腰痛に対する理学療法の流れについてまとめた。本項では，屈曲型腰痛という疼痛発生メカニズムが明らかとなったうえでの理学療法について述べている。この前のステップとして，「Ⅰ章-1 脊柱理学療法の考え方」の項(p2)で述べた問診や自動運動の評価を行い，治療者自身での発痛部位の推定，疼痛発生メカニズムの仮説を立てることが重要である。
より効果の高い理学療法を提供するには，質の高い仮説と検証の繰り返しを行うことが重要であり，その思考過程の一部として，本項で述べた内容を参考にしていただければ幸いである。

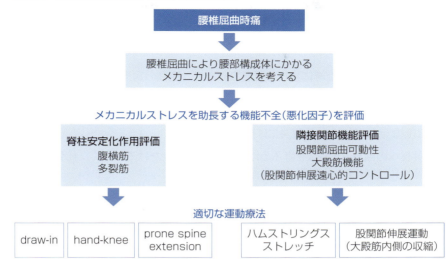

図12 屈曲型腰痛に対する理学療法の流れ

文献

1) Kapandji AI：カラー版 カパンジー機能解剖学 Ⅱ 脊椎・体幹・頭部，原著第6版（塩田悦仁，訳），医歯薬出版，2008．
2) Nachemson A：The load on lumbar disks in different positions of the body. Clin Orthop Relat Res, 45：107-122, 1966.
3) Hodges P, et al：Intervertebral stiffness of the spine is increased by evoked contraction of transversus abdominis and the diaphragm：in vivo porcine studies. Spine(Phila Pa 1976), 28(23)：2594-2601, 2003.
4) Barker PJ, et al：Effects of tensioning the lumbar fasciae on segmental stiffness during flexion and extension：Young Investigator Award winner. Spine(Phila Pa 1976), 31(4)：397-405, 2006.
5) Wilke HJ, et al：Stability increase of the lumbar spine with different muscle groups. A biomechanical in vitro study. Spine(Phila Pa 1976), 20(2)：192-198, 1995.
6) Esola MA, et al：Analysis of lumbar spine and hip motion during forward bending in subjects with and without a history of low back pain. Spine(Phila Pa 1976), 21(1)：71-78, 1996.
7) McClure PW, et al：Kinematic analysis of lumbar and hip motion while rising from a forward, flexed position in patients with and without a history of low back pain. Spine(Phila Pa 1976), 22(5)：552-558, 1997.
8) Tully EA, et al：Lumbofemoral rhythm during hip flexion in young adults and children. Spine(phila Pa 1976), 27(20)：E432-440, 2002.
9) Kim MH, et al：Comparison of lumbopelvic rhythm and flexion-relaxation response between 2 different low back pain subtypes. Spine(Phila Pa 1976), 38(15)：1260-1267, 2013.
10) Amabile AH, et al：Atrophy of gluteus maximus among women with a history of chronic low back pain. PLoS One, 12(7)：e0177008, doi：10.1371/journal.pone.0177008, 2017.
11) Leinonen, et al：Back and hip extensor activities during trunk flexion/extension：effects of low back pain and rehabilitation. Arch Phys Med Rehabil, 81(1)：32-37, 2000.
12) 忽那龍雄，ほか：成人における下肢挙上伸展角度について-特にSLRテストに対する考察-．リハビリテーション医学，21(4)：215-219, 1984．
13) Okubo Y, et al：Electromyographic analysis of transversus abdominis and lumbar multifidus using wire electrodes during lumbar stabilization exercises. J Orthop Sports Phys Ther, 40(11)：743-750, 2010.
14) 大久保 雄，ほか：腰椎Stabilization Exercise時の四肢挙上による体幹筋活動変化．日臨スポーツ医学会誌，19(1)：94-101, 2011．

Ⅲ 部位・症状別 評価／マネジメント

4 回旋型腰痛

Abstract
- 回旋型腰痛は回旋時に生じる腰痛の総称で，複数の病態や関節機能障害が複雑に絡むため真の原因を特定することが難しい。
- 腰椎は回旋の可動性に乏しいため，過度な回旋を防ぎつつ胸椎や股関節で十分に回旋できるようにしなければ根本的な解決には至らない。
- 腰椎への回旋ストレスを考えるには，骨盤の回旋だけではなく，仙骨（体軸骨格）と寛骨（付属肢骨格）で連結する仙腸関節の挙動も重要となる。

はじめに

本項では，回旋型腰痛を「回旋時に生じる腰痛」の総称と定義する。複数の病態（椎間板性，椎間関節性，仙腸関節性，筋・筋膜性，神経性）や関節機能障害が複雑に絡み，屈曲時や伸展時の痛みと混在することもある。そもそも腰椎は回旋が少ないので，腰椎の過度な回旋を防ぎつつ，胸椎や股関節が十分に回旋できなければ，再発防止も含めて根本的な解決には至らない。本項では明らかな器質的損傷を認めない，主に運動機能障害に起因する回旋時腰痛に焦点を当てる。その評価と理学療法を展開するうえで知っておくべき基本的知識を述べ，実践的な評価と運動療法の進め方を紹介する。

基本的知識

▶概要

回旋型腰痛とは「回旋時に生じる腰痛」の総称である。回旋動作によってなんらかの理由で腰椎に局所ストレスが加わり，なんらかの組織が損傷に至ったと推測される。異常なアライメントや動作を理由に損傷に至ったとすれば，たとえ損傷部が癒えても根本的に解決したとはいえない。

回旋動作は多関節がかかわるので真の原因を特定することが難しい。回旋動作における腰椎の挙動のみならず，股関節や胸椎などの隣接関節がどのように挙動して，どのような役割を果たすかを理解する必要がある。ここでは，後述する評価と治療を行ううえで理解しておくべき基礎知識を以下に提示する。

▶腰椎

腰椎は矢状面（屈曲－伸展）や前額面（側屈）の可動性が大きく，水平面（回旋）の可動性は少ない。これは構造的に椎間関節の関節面角度が矢状面に近いためである（図1）[1]。各々の椎間関節の回旋可動域は左右あわせて約2°程度という報告もある[2]。回旋の方向と逆側の椎間関節で衝突し，そこを回転軸にさらなる回旋運動が起これば破綻に至る（図2）[3]。仙骨が側屈した状態で回旋すると

屍体椎間関節の接触圧がさらに増加したという報告があり[4]，隣接関節のマルアライメントも影響する可能性がある。椎間関節包には侵害受容器が存在するため，頻回な局所ストレスが起これば疼痛の発生源となりうる[5]。

椎間板は屈伸や側屈に対する耐性はあるが回旋ストレスには脆弱である。椎間板が2〜3°ねじれると破綻するというデータもある[6]。下位腰椎の椎間板変性患者では，その上位隣接椎間で回旋角度が増加していることがある[7]。以上より，腰椎はそもそも回旋に乏しいが，他関節のマルアライメントや可動性の低下が腰椎に影響することも理解しておく必要がある。

図1　腰椎と胸椎の椎間関節の関節面角度

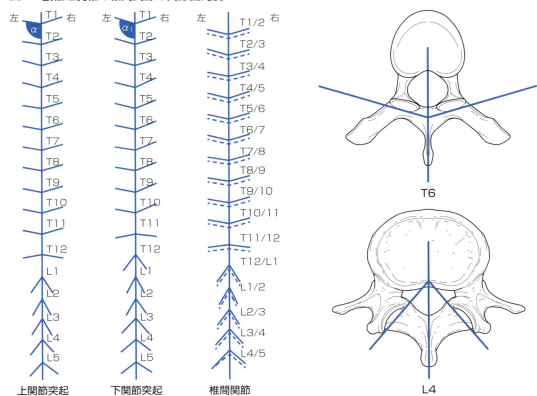

上関節突起　　下関節突起　　椎間関節

腰椎の関節面角度は矢状面に近い。T10/11より上位は前額面より前方を向いているが，T11/12より下位では後方を向いている。

（文献1より引用）

図2　回旋時の椎間関節

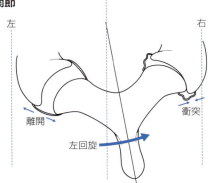

回旋の方向と逆側の椎間関節で衝突し，そこを回転軸にさらなる回旋運動が起これば破綻に至る。

（文献3より引用）

> **Memo** 腰椎の代償的側屈
>
> 回旋運動には側屈運動が付随するが、腰椎の下位と上位で反対の側屈運動が起こり、腰椎全体として側屈が中間位になることを代償的側屈とよんでいる（図3）[8]。回旋と側屈で調和のとれた運動が局所ストレスを分散させているかもしれない。

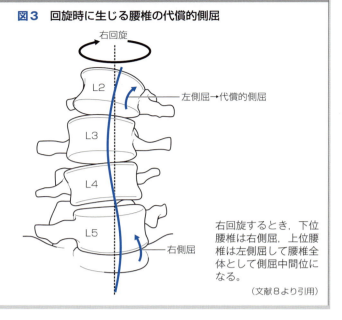

図3 回旋時に生じる腰椎の代償的側屈

右回旋するとき、下位腰椎は右側屈、上位腰椎は左側屈して腰椎全体として側屈中間位になる。

（文献8より引用）

▶胸椎・胸郭

胸椎は上半身の回旋を担う主要な関節である。健常成人のCT計測により、胸椎のなかでもT7/8～10/11の回旋が大きいことが明らかになっている（図4）[9]。一方、T11/12とT12/L1は回旋の可動性が小さく、むしろ側屈のほうが大きかった（図4）[9,10]。椎間関節の関節面角度からみても、T10/11より上位では前額面より前方を向き回旋に有利な構造をしているが、一方、T11/12とT12/L1の関節面角度は矢状面に近く回旋には不利な構造をしている[1]。すなわち、T10より上位の回旋が制限されることなく可動できることが重要といえる。

胸骨と肋骨からなる胸郭は、胸椎の伸展と回旋の可動性を制限する因子となりうる[11]。胸骨に関節する第1～7肋骨（真肋）、肋骨弓に関節する第8～10肋骨（仮肋）、浮遊する第11～12肋骨（浮遊肋）で分類されることもある[12,13]。上位胸郭はポンプハンドル運動が優位で、下位胸郭はバケツハンドル運動が優位である[14]。この胸郭運動は肋骨と胸椎を連結する肋椎関節の回転軸で説明でき、上位肋椎関節の回転軸が前額面から35°、下位肋椎関節の回転軸が矢状面から35°に位置することに由来している[13]。

▶股関節

骨盤が水平面上で回旋するには股関節の回旋が重要である。骨盤が後方回旋（外旋）する側では股関節は内旋し、骨盤が前方回旋（内旋）する側では股関節は外旋する。立位で回旋した際の回旋角度を体表マーカーで計測したデータによると、骨盤が水平回旋59.4°のとき、回旋側の股関節では屈曲19.6°、内旋18.8°、内転8.9°が生じていた[15]。すなわち荷重下の回旋側では、大腿骨自体は外旋しているものの骨盤がより大きく後方回旋（外旋）することから、股関節では「内旋」が生じていたと解釈できる。もし大腿骨と寛骨をつなぐ外旋筋群（内

外閉鎖筋，大腿方形筋，上下双子筋）が伸張性を失えば，股関節の内旋も制限されることになる（図5）[16]。また，大腿骨と仙骨をつなぐ梨状筋と大殿筋が伸張性を失えば（図6），仙骨の側方傾斜を制限して腰椎の椎間関節への接触圧増加にも影響する可能性がある[4]。

図4 胸椎の回旋と側屈の可動性

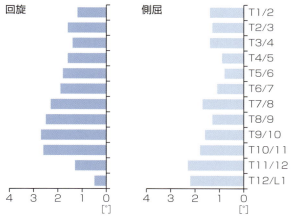

胸椎のなかでT7/8～T10/11の回旋可動域が大きい。一方，T11/12とT12/L1は回旋が小さく，むしろ側屈のほうが大きい。

（文献9，10より引用）

図5 大腿骨に対する寛骨（骨盤）の回旋

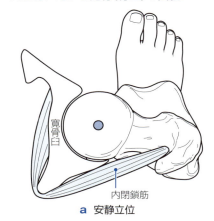

a 安静立位

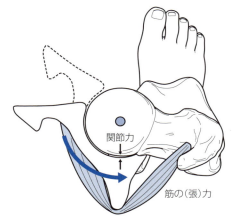

b 大腿骨上の股関節外旋

内閉鎖筋が伸張するとき股関節は内旋し，寛骨（骨盤）は後方回旋（外旋）する（a）。内閉鎖筋（外旋筋）が収縮するとき股関節は外旋し，寛骨（骨盤）は前方回旋（内旋）する（b）。

（文献16より引用）

図6 大腿骨と仙骨をつなぐ梨状筋と大殿筋

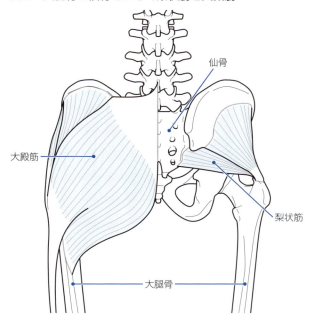

Memo 骨盤回旋の定義

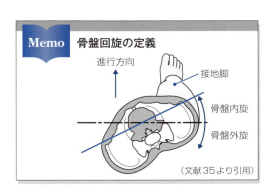

（文献35より引用）

▶骨盤(仙腸関節部,恥骨結合部,鼠径部)

　骨盤の水平面上での回旋について,股関節の回旋だけでなく仙腸関節の動きも理解しておくことは重要である。仙腸関節は仙骨(体軸骨格)と寛骨(付属肢骨格)で連結され(**Clinical Hint**)[16],脊柱と下肢の荷重を伝達する重要な関節である。骨盤輪として安定した関節構造を有し,周囲の靱帯で強固に固定されている。一方,仙腸関節は硝子軟骨からなる滑膜関節で,1〜2°や1〜2mmというわずかな可動性を有するといわれている[17]。片脚立位では荷重側の寛骨が仙骨に対して5°程度後傾してclosed pack positionで適合性が高まることが示唆されている[18]。回旋動作に関しては,回旋側の寛骨が後傾して,仙骨が前傾しながら側方傾斜することで仙腸関節の適合性が高まる(**図8**)[19, 20]。

　恥骨結合も下肢伸展挙上時に2°程度の後傾を生じる[21]。仙腸関節に痛みを有する人は,恥骨が垂直に下方変位していることが多いというデータもある[22]。すなわち,骨盤輪をなす仙腸関節(寛骨−仙骨)と恥骨結合(恥骨−恥骨)を含めた骨盤内運動として,適合性の高まる「寛骨後傾」「恥骨後傾」と「仙骨前傾かつ側方傾斜」が回旋動作で重要なポイントになるだろう。

Clinical Hint

体軸骨格と付属肢骨格

　体軸骨格と付属肢骨格に分けると仙腸関節の運動が理解しやすい(**図7**)[16]。体軸骨格とは脊柱(頭部・頚椎・胸椎・胸郭・腰椎・仙椎・尾椎)を指し,付属肢骨格とは下肢帯(寛骨〜大腿以下)と上肢帯(鎖骨・肩甲骨・上腕以下)を指す。すなわち仙腸関節は体軸骨格(仙骨)と付属肢骨格(寛骨)を連結する関節である。

図7　体軸骨格と付属肢骨格

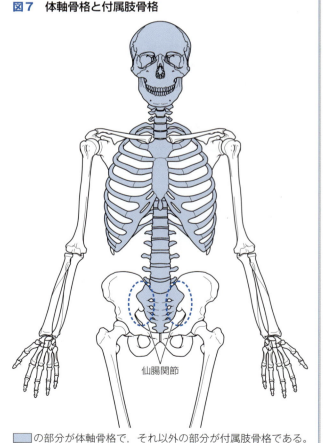

仙腸関節

■の部分が体軸骨格で,それ以外の部分が付属肢骨格である。
(文献16より作図)

▶運動学・バイオメカニクス

回旋運動を伴う身体活動（スイング，投球など）をkinematics（運動学）とkinetics（動力学）の観点からとらえることは，動作から生じるメカニカルストレスを推測するうえで重要である．投球動作やゴルフスイングに関して，バックスイング相では骨盤の回旋に先導されて体幹部の回旋が追従して追い越し，トップで骨盤の回旋が反対方向（投球方向，スイング方向）に切り替わるとき骨盤と体幹のねじれが最大となる（図9，10）[23,24]．投球のリリース相では，骨盤の回旋が終盤を迎えてからも体幹部の回旋は続き，リリース直前で体幹が骨盤を追い越してリリースを迎える（図10）[24]．ゴルフスイングの床反力ベクトル[25]と足圧分布[26]から，バックスイングのトップでは後脚側の荷重量と足圧が増加し，一方，インパクトからフォロー相にかけて，前脚側に荷重が移行することがわかる（図11）．立位で単純に上半身を回旋した場合も，回旋側の踵側に質量中心（COM）が変位していた[15]．

COM：
center of mass

図8　回旋時の骨盤輪の変形

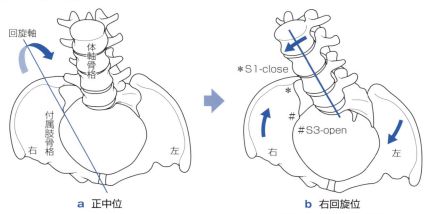

a　正中位　　b　右回旋位

寛骨：右後傾，左前傾
仙骨：前傾＋右傾斜
恥骨：右後方回旋

回旋側の寛骨が後傾して，仙骨が前傾と右傾斜して，仙腸関節の適合性が高まる．恥骨結合では後方回旋が生じる．

図9　ゴルフスイングの骨盤と体幹の回旋角度

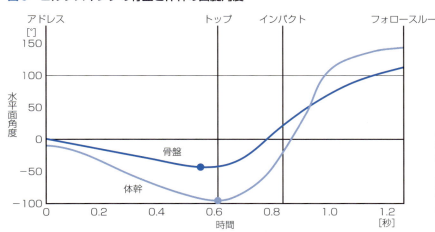

バックスイング相では骨盤の回旋に先導されて体幹部の回旋が追従して追い越し，トップで骨盤の回旋が反対方向に切り替わるとき骨盤と体幹のねじれが最大となる．

（文献23より作図）

図10 投球動作の骨盤と体幹の回旋角度

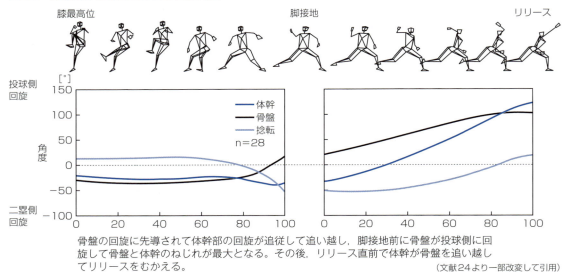

骨盤の回旋に先導されて体幹部の回旋が追従して追い越し,脚接地前に骨盤が投球側に回旋して骨盤と体幹のねじれが最大となる.その後,リリース直前で体幹が骨盤を追い越してリリースをむかえる.

（文献24より一部改変して引用）

図11 ゴルフスイングの床反力ベクトル

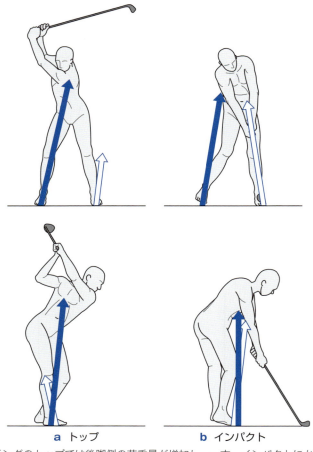

a トップ　　b インパクト

バックスイングのトップでは後脚側の荷重量が増加し,一方,インパクトにかけて前脚側に荷重が移行する.

（文献25より引用）

回旋型腰痛の評価

▶概要

「Ⅰ章-1 脊柱理学療法の考え方」の項（p2）の「評価」にあるように，まずはさまざまな原因を想定しながら問診を行い，仮説を立てる．次に，自動運動による疼痛の再現性と丁寧な触診による圧痛部位から構造的・組織的な損傷の推論を行う．それらの手順を踏まえて，隣接関節の回旋可動性の低下や機能低下を個別に評価し，疼痛部位へのメカニカルストレスを推論する．

筆者は，回旋の検査精度を高めるために骨盤と胸郭を個別に評価している．骨盤の回旋は胸郭を固定し，胸郭の回旋は骨盤と頭部を固定して軸回旋することで，比較的再現性よく可動性の低下を顕在化できる（図12）．骨盤と胸郭の影響を大まかにとらえた後に，次に述べる各関節機能の個別評価によって，それぞれの原因をさらに細かく絞り込んでいく．客観的にとらえづらい回旋制限ではあるが，治療対象を明確にして患者に気づきを与えることによって患者の納得度と治療効果が高まると感じている．

図12 骨盤と胸郭の回旋可動性のテスト

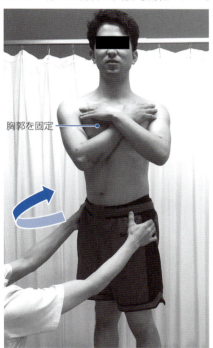
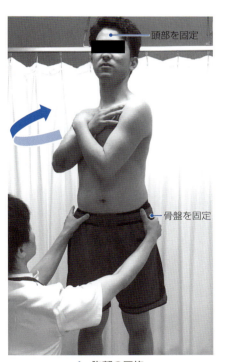

a 骨盤の回旋
胸郭を固定して，骨盤回旋可動性の左右差を確認する．

b 胸郭の回旋
頭部と骨盤を固定して，胸郭回旋可動性の左右差を確認する．

▶各関節機能障害に対する評価

● 骨盤（仙腸関節，恥骨結合，鼠径部，股関節）

仙腸関節

仙腸関節は脊柱と下肢の荷重を伝達する関節で，骨盤が後方回旋する側では「寛骨後傾」と「仙骨前傾」で仙腸関節の適合性が高まる構造をしている（図8）。

まず寛骨の上前腸骨棘（ASIS）と上後腸骨棘（PSIS）の位置および仙骨の傾斜を触知して，骨盤の静的アライメントから形状の特徴を把握する[27]。この静的アライメントを踏まえて，仙腸関節の動的評価にはstork test[28]とGillet test[29]を用いる（図13）。いずれも仙骨に対するPSISの後下方へのわずかな挙動を評価しており，stork testでは立脚側，Gillet testでは遊脚側を評価の対象としている。PSISが後下方へ変位するかそのままであれば正常（陰性），PSISが上方変位すれば異常（陽性）と判断する（**Clinical Hint**）。筆者はまず非荷重下（Gillet test）での挙動をみてから荷重下（stork test）での挙動をみて，荷重の有無による挙動の違いも評価している。ただし，仙腸関節の動きは非常に小さく，異常と正常の見極めは難しい。特に立位では骨盤全体が後傾することがあり判断をより困難にする。両テストとも感度に優れたテストではないので，他の所見もふまえて総合的に判断すべきだろう。

ASIS：
anterior superior iliac spine

PSIS：
posterior superior iliac spine

図13 仙腸関節の動的テスト

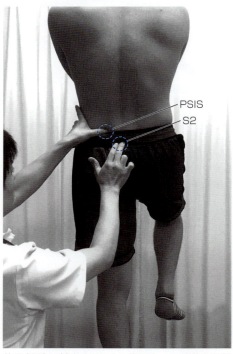

仙骨（S2）に対するPSISの後下方への挙動を評価する。stork testでは立脚側，Gillet testでは遊脚側を評価の対象としている。PSISが後下方へ変位すれば正常と判断する。

Clinical Hint

stork test

stork testの信頼性は，2点判定のほうが3点判定よりも一致度が高い[28]。

表1　stork testの信頼性

2点判定 （一致度90％）	PSISが仙骨に対して上方変位（陽性），変位しないか後下方変位（陰性）
3点判定 （一致度80％）	PSISが仙骨に対して上方変位か，中間か，後下方変位か

ASLR：
active straight leg raising

仙腸関節に伝達障害が起こると，自動下肢伸展挙上（ASLR）に困難感が生じる。このASLR testは寛骨の前方回旋不安定性を検出するテストである[30]。背臥位で膝伸展位のまま下肢を5〜20cm程度挙上し，機能障害の程度を4段階で評価する。判定基準は，対象者の主観による「下肢の挙げづらさ」「疼痛」「不快感」と，検者の観察による「下肢挙上の速さ」「動揺性」「体幹の代償運動」の左右差により判定される（**Clinical Hint**）。筆者は股関節の機能低下と鑑別するために，ASISを徒手的に後傾方向へ誘導して，ASLRの困難感が軽減することを確認している（ASLR寛骨誘導テスト）。この操作で改善するならば，寛骨の前方回旋不安定性に由来した仙腸関節の伝達障害であると判断している。

> **Clinical Hint**
>
> **ASLR test**
> ASLR testは4段階で分類されている[30]。
> 0：対象者は制限を感じない
> 1：対象者は下肢の挙げづらさを訴えるが，検者は機能障害の兆候がないと判断する
> 2：対象者は下肢の挙げづらさを訴え，検者も機能障害の兆候があると判断する
> 3：下肢挙上ができない

恥骨結合

単純X線画像の評価にて恥骨の下方変位があると，ASLR testで陽性となる可能性が高いことが示されている[30]。恥骨が下方変位した側では，寛骨は仙腸関節軸上で前方回旋することになる。また同側の腸腰靱帯がL4, 5を引っ張るため，腰椎の同側側屈と逆側回旋を引き起こす（**図14**）[30]。すなわち，寛骨と恥骨の一塊の骨が骨盤輪の形状を変化させ，下位腰椎のアライメントにも影響する可能性があることを考慮しておく必要がある。

図14　恥骨下方変位に伴う寛骨前方回旋

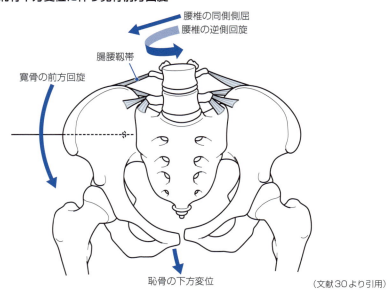

（文献30より引用）

鼠径部

骨盤が後方回旋する側で「寛骨後傾」と「仙骨前傾」が起こるとき，もし鼠径部に拘縮があると寛骨後傾が強く制限される。そこで筆者はASISを徒手的に後傾方向へ誘導し，鼠径靱帯上の皮下組織や鼠径靱帯下を下降する腸腰筋との滑走不全を触知している（**図15**）。徒手操作のポイントは鼠径靱帯から腸骨稜に沿って回転させる軌道で誘導することである。もし恥骨周囲に強い抵抗感や不快感を生じた場合，恥骨の後方回旋の低下を疑う。経験上だが，この鼠径部の滑走不全は，患者が「硬い」と感じる主観と一致することが多く，症状を呈する側と一致することも多い。鼠径部の詰まり感や不快感を表出できる方法だと考える。

股関節（前面部）

股関節前面をまたぐ筋群（腸腰筋，大腿直筋など）の滑走不全は，寛骨の前方回旋不安定性を誘発する因子となりうる。Thomas test（腸腰筋）やEly test（大腿直筋）は股関節前面のタイトネスを評価する代表的なテストである。加えて，筆者は大腿神経（腰神経叢から大腿前面を下降する神経）の滑走性を評価するために，側臥位にて大腿神経の伸張位（股関節伸展位＋膝関節屈曲位）をとって下肢前面の抵抗感を評価している（**図16**）。特に鼠径部の深層で強く抵抗する緊

図15　寛骨後傾と恥骨後方回旋の誘導

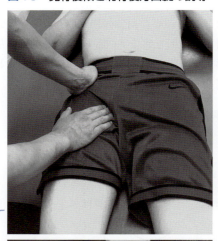
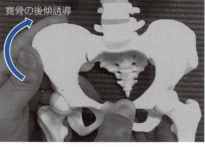
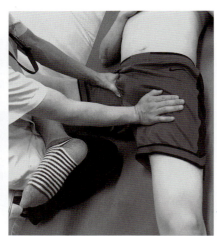
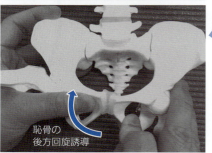

a　寛骨後傾　　　　b　恥骨後方回旋

ASISを徒手的に後傾方向へ誘導し，鼠径靱帯上の皮下組織や鼠径靱帯下を下降する腸腰筋との滑走不全を触知する。鼠径靱帯から腸骨稜に沿って回転させる軌道で誘導する。

張の有無を確認する．または痛みの出現部位を聴取しながら，組織の緊張の不均一性を感じ取り，滑走不全の部位を推定している．

股関節（後面部）

骨盤が後方回旋する側の股関節には内転・内旋・屈曲が起こるので[15]，外転筋群と外旋筋群の拘縮による内転・内旋制限があれば骨盤の後方回旋も制限される．筆者は，荷重下で大腿骨を固定して寛骨を後傾に誘導した際の骨盤の後方回旋（股関節の内旋）の可動性を評価している（図17a）．寛骨と大腿骨を連結する外旋筋群（内外閉鎖筋，大腿方形筋，上下双子筋）の滑走不全は，股関節の内旋を強く制限しうる（図5）．また，中殿筋と小殿筋は強力な外転作用を有するので内転を強く制限する．

一方，梨状筋は仙骨前面，大殿筋は仙骨後面に付着するので，寛骨の挙動のみならず仙骨の側方傾斜にも影響を及ぼすであろう．筆者は骨盤回旋時に，仙骨を徒手的に側方傾斜に誘導した際，骨盤が回旋しやすくなるかどうかを評価している（図17b）．この方法は骨盤の後方回旋側で「寛骨後傾」と「仙骨前

図16　大腿神経の伸張テスト&ストレッチ

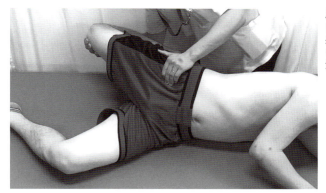

股関節伸展位＋膝関節屈曲位にて下肢前面の抵抗感を評価する．この操作を繰り返して大腿神経の滑走不全を解消する．

図17　荷重下で寛骨の後傾と仙骨側方傾斜の誘導

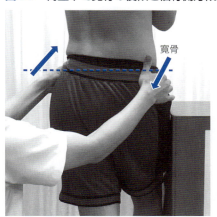

a　右寛骨の後傾
荷重下で大腿骨を固定して寛骨を後傾に誘導した際の骨盤の後方回旋（股関節の内旋）の可動性を評価する．

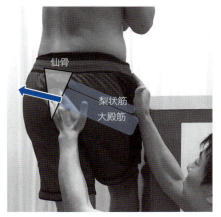

b　仙骨の左傾斜
仙骨を徒手的に側方傾斜に誘導し，骨盤の回旋しやすさを評価する．

傾」が起こるとき，仙骨が反対側へ傾斜する関節構造を利用したものである（図8）[19, 20]。

● 腰椎・胸椎・胸郭

腰椎

　Kemp手技は腰椎への伸展回旋ストレスを加えて椎間関節の疼痛を誘発する有名なテストである。このテストの精度はばらつきが大きく正確に診断することは難しい[31]。また，疼痛の有無を把握できても脊柱の関節機能障害をとらえるには限界がある。そもそも腰椎は回旋可動性に乏しく，回旋は主に胸椎が担う。腰椎は上半身の重心移動に応じて主に側屈・屈曲・伸展で調和をとっている[32-34]。

　例えば，矢状面上で上半身が前屈すると腰椎はC字状に屈曲するが，上半身が水平に前方化すると下位腰椎は屈曲して上位腰椎は伸展するS字状の挙動が起こる。もしC字状の挙動しかできない腰椎機能の場合，片側には圧縮ストレス，対側には伸張ストレスが生じるため，偏った局所負担を招くおそれがある。前額面上の側屈も然り，C字状側屈では一側に局所負担が集中するが，S字状側屈では腰椎の各関節がより中間位に近く負担の少ない関節位置での挙動を可能とする（図18）。

　仮にS字状側屈の状態で胸椎の回旋が起こっても，より中間位に近い腰椎への局所負担は少ないと推測されるが，C字状側屈の状態で胸椎回旋が起こると，腰椎の局所負担が増すであろう。まさにKemp手技のような肢位をとることになる。

　したがって，腰椎がS字状に側屈できることは，回旋動作中の局所負担を軽減するためにも重要な腰椎機能だと考える。

図18　C字状側屈とS字状側屈

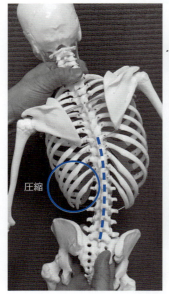
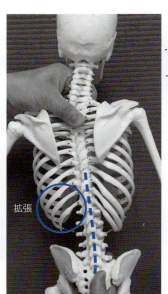
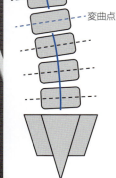

a　C字状側屈　　　　　　　　　　　　　　　b　S字状側屈

筆者は側屈・屈曲・伸展の量的な評価だけでなく，S字状に挙動できるか否かを評価している．座位で骨盤と胸郭を傾斜することなく，上半身を水平に側方移動させる．このとき上半身中心が坐骨上(荷重線)に到達できることを最低限の合格基準としている．もし坐骨上まで到達できない，または骨盤や胸郭が傾斜する場合は，S字状側屈ができないと判断している．水平に側方移動した側の下部胸郭や第11，12肋骨(浮遊肋)に付着する腰方形筋や腹斜筋の伸張低下がS字状の制限因子になることが多い．

腰椎を動的に安定化するには，下腹部の緊張も重要である．しかし定量的な判断基準がない．そもそも量的にただ緊張が強ければよいわけではなく，多重課題にも反応できる機能性のほうが実用的だと思われる．例えば，下腹部筋の緊張を保ったまま呼吸や会話ができるか，さまざまな四肢挙動ができるかなど，段階的な負荷に対して下腹部筋が持続的に緊張を維持できるかを評価していく．

胸椎・胸郭

腰胸部の回旋は主に胸椎が担うが，特にT7/8〜10/11の回旋が大きい[9]．回旋を評価する際，筆者はまず体表観察により骨盤に対する胸郭部の回旋可動性を左右で比較している．肩甲骨の後傾に惑わされないよう，下位胸郭の後方移動の程度を比較することがポイントである(**図19**)．また，評価の正確性を上げる工夫として，頭部を正中位で固定して，胸郭部の回旋が正中軸から逸脱しないように規定している．回旋運動を制限する因子はさまざまで，骨盤と胸郭をつなぐ筋群(腰方形筋，腹斜筋群，腸肋筋)，椎間を連結する多裂筋や最長筋，胸郭の拡張を制限する筋群(腹直筋，腹斜筋群，広背筋)など，個別に制限因子を探索することも必要である．

図19 胸椎・胸郭の回旋

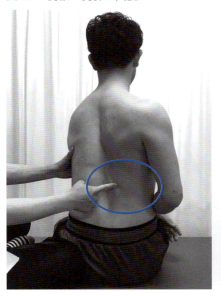

a

肩甲骨の後傾に惑わされないよう，下位胸郭の後方移動の程度を比較する．

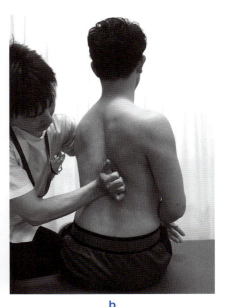

b

固定した胸椎棘突起より上位胸椎の回旋を誘導する．

回旋時の胸郭運動では，ポンプハンドル運動とバケツハンドル運動が左右非対称にできるかを評価する（**図20**）。胸郭が対角線上に拡張できるか否かをみて，肋椎関節や肋間の可動性が低下している部位を探索する。皮下組織（浅筋膜，深筋膜）の滑走不全に由来する可動性の低下も多くみられる。

回旋型腰痛の治療

▶概要

　回旋型疼痛に対する治療に関して，国際的に認められた治療法があるとはいえない。本項では筆者の一連の評価に基づいた治療法の紹介であることをご容赦いただきたい。各関節の機能障害別に治療の方向性を記しているが，複数の関節機能障害の改善が得られなければ症状が軽快しないこともあるので，トライアンドエラーを繰り返しながら一つ一つ取り組んでいく。

▶各関節機能障害に対する治療

●骨盤（仙腸関節，恥骨結合，鼠径部，股関節）

仙腸関節

　仙腸関節の適合不良や伝達障害がある場合，筆者の治療の方向性は寛骨前方回旋不安定性の是正，すなわち仙骨に対して寛骨を後傾に誘導することである。仙腸関節の適合性の評価（p154の「仙腸関節」を参照）を応用して，まずはmotor controlの改善を試みる。stork testやGillet testではPSISが後下方に変位することを正常（陰性）と判断するように，下肢挙上時に寛骨が仙骨に対して後方回旋するようにアシストして運動学習を図る（**図13**）。もし鼠径部拘縮や寛骨の

図20　胸郭の対角線上の拡張運動

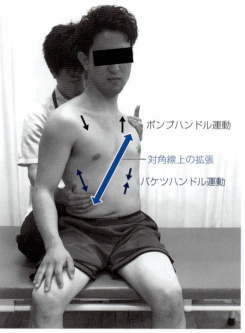

回旋時の胸郭運動では，ポンプハンドル運動とバケツハンドル運動が左右非対称に行われ，対角線上に拡張する。

前方回旋をもたらす拘縮があれば，詰まり感などが生じて運動学習の効果はあまり期待できない。

鼠径部，恥骨結合

鼠径部拘縮がある場合，評価（p156の「鼠径部」を参照）を治療に応用して，ASISを後傾へ誘導し，鼠径靱帯の滑走不全を解消する（図15a）。多方向に抵抗する硬いエンドフィールではなく，鼠径靱帯の走向に沿ってカチカチとした靱帯性のエンドフィールになるまで行う。また，恥骨結合部に抵抗がある場合，恥骨の後方回旋を誘導する。逆側の恥骨結節を固定して恥骨を後方回旋させる（図15b）。

股関節（前面部）

寛骨や恥骨を前方回旋させる組織，つまり引き下げる組織の過緊張を解消する。特に大腿神経系の筋群（腸腰筋や大腿四頭筋など）や閉鎖神経系の筋群（内転筋群）と，これらの神経自体の滑走不全を解消すると有効なことが多い。筆者は側臥位にて大腿神経の伸張位（股関節伸展位＋膝関節屈曲位）をとるように大腿神経を少しずつ滑走させている（図16）。下肢前面の抵抗感が徐々に減少していくことを感じながら反復して不均一な緊張が解消するまで行う。

股関節（後面部）

殿筋群の評価（p157の「股関節（後面部）」を参照）を治療に応用して，荷重下で大腿骨を固定して寛骨を後傾かつ外旋（股関節の内旋）に誘導する（図17a）。持続ストレッチや反復的なストレッチを行い，外旋筋や殿筋群の滑走を促す。回旋側の骨盤が前額面より30°以上は抵抗感なく水平面上で後方回旋できるようにしたい。もし鼠径部の拘縮が残っていると，鼠径部に詰まり感が生じることがある。

大腿骨に対する寛骨の外旋（股関節の内旋）が拡大したら，次は大腿骨に対する仙骨の側方傾斜を誘導する（図17b）。これは仙骨と大腿骨をつなぐ梨状筋と大殿筋のストレッチを狙っている。仙骨が大腿骨から離れるように徒手的に誘導すると，より一層骨盤の回旋が促されて股関節の内旋が強調される。仙骨の傾斜は仙腸関節の適合性を高めるだけでなく，腰椎椎間の過度な側屈と回旋が強制されることを防ぐことにもつながると考える。

● **腰椎・胸椎・胸郭**

腰椎

腰椎の屈曲・伸展・側屈については，座位や四つ這い位でC字状とS字状の運動を行う（図18）。それぞれ目的に応じて，C字状運動は可動性を高めるために，S字状運動はmotor controlを高めるために行う。腰椎の挙動を観察して，可動性の低下した部位を対象者に随時指摘する。対象者は自らの腰椎の挙動に気づかないこともあるので，写真や動画で自覚させると効果が高まることがあ

る。脊椎の可動性が低下した部位には徒手的に棘突起を誘導して椎間の動きをアシストする。S字状運動では下位腰椎（L3-5）に対して上位腰椎（L1-2）から下位胸椎（T10-12）が逆方向に運動するように誘導する。

　腰椎の動的安定化に向けた第1段階として，下腹部筋群の収縮を維持しながら呼吸や会話ができるように習得させる。続いて，四肢挙動や姿勢保持の課題を用いて負荷を高めていく（図21）。「腹部緊張」「呼吸」「四肢挙動」の3つの要素が相互に影響を受けない独立した機能を果たしつつ，動作遂行に対して共同できることが望ましい。

胸椎・胸郭

　自動回旋時に，特にT7/8〜10/11の可動性を誘導する。必要に応じて徒手的に下位棘突起を固定して上位棘突起の回旋誘導を促す（図19b）。胸郭の可動制限を伴う場合，上位胸郭のポンプハンドル運動と下位胸郭のバケツハンドル運動が左右非対称にできるように誘導する（図20）。呼吸法を併用して胸郭の対角線上の拡張と縮小を誘導することも有用である。胸郭に付着する筋や皮下組織が滑走せずに胸郭運動を制限している場合は，該当部を徒手的にリリースする。

図21　腹部の持続緊張

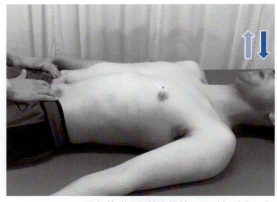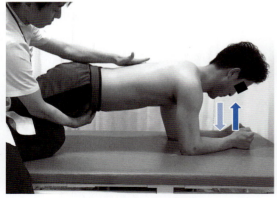

下腹部筋群の収縮を維持しながら呼吸や会話ができるように習得させる。続いて，四肢挙動や姿勢保持の課題を用いて負荷を高めていく。

文献

1) Masharawi Y, et al：Facet orientation in the thoracolumbar spine：three-dimensional anatomic and biomechanical analysis. Spine(Phila Pa 1976), 29(16)：1755-1763, 2004.
2) Li G, et al：Segmental in vivo vertebral motion during functional human lumbar spine activities. Eur Spine J, 18(7)：1013-1021, 2009.
3) Farfan HF, et al：The effects of torsion on the lumbar intervertebral joints: the role of torsion in the production of disc degeneration. J Bone Joint Surg Am, 52(3)：468-497, 1970.
4) Popovich JM Jr, et al：Lumbar facet joint and intervertebral disc loading during simulated pelvic obliquity. Spine J, 13(11): 1581-1589, 2013.
5) Bucknill AT, et al：Nerve fibers in lumbar spine structures and injured spinal roots express the sensory neuron-specific sodium channels SNS/PN3 and NaN/SNS2. Spine(Phila Pa 1976), 27(2)：135-140, 2002.
6) Hickey DS, et al：Relation between the structure of the annulus fibrosus and the function and failure of the intervertebral disc. Spine(Phila Pa 1976), 5(2)：106-116, 1980.
7) Passias PG, et al：Segmental lumbar rotation in patients with discogenic low back pain during functional

weight-bearing activities. J Bone Joint Surg Am, 93(1) : 29-37, 2011.
8) Shin JH, et al : Investigation of coupled bending of the lumbar spine during dynamic axial rotation of the body. Eur Spine J, 22(12) : 2671-2677, 2013.
9) Fujimori T, et al : Kinematics of the thoracic spine in trunk rotation : in vivo 3-dimensional analysis. Spine (Phila Pa 1976), 37(21) : E1318-1328, 2012.
10) Fujimori T, et al : Kinematics of the thoracic spine in trunk lateral bending : in vivo three-dimensional analysis. Spine J, 14(9) : 1991-1999, 2014.
11) Brasiliense LB, et al : Biomechanical contribution of the rib cage to thoracic stability. Spine (Phila Pa 1976), 36(26) : E1686-1693, 2011.
12) Graeber GM, et al : The anatomy of the ribs and the sternum and their relationship to chest wall structure and function. Thorac Surg Clin, 17(4) : 473-489, 2007.
13) Vallières E : The costovertebral angle. Thorac Surg Clin, 17(4) : 503-510, 2007.
14) Wilson TA, et al : Respiratory effects of the external and internal intercostal muscles in humans. J Physiol, 530(Pt 2) : 319-330, 2001.
15) Wada O, et al : The correlation between movement of the center of mass and the kinematics of the spine, pelvis, and hip joints during body rotation. Gait Posture, 39(1) : 60-64, 2014.
16) Neumann DA：筋骨格系のキネシオロジー，原著第2版（嶋田智明，ほか総編集），医歯薬出版，2012.
17) Kissling RO, et al : The mobility of the sacroiliac joint in healthy subjects. Bull Hosp Jt Dis, 54(3) : 158-164, 1996.
18) Hungerford B, et al : Altered patterns of pelvic bone motion determined in subjects with posterior pelvic pain using skin markers. Clin Biomech (Bristol, Avon), 19(5) : 456-464, 2004.
19) Lavignolle B, et al : An approach to the functional anatomy of the sacroiliac joints in vivo. Anat Clin, 5(3) : 169-176, 1983.
20) Vleeming A, et al : Movement, Stability & Lumbopelvic Pain : Integration of research and therapy, ed2, Churchill Livingstone, Elsevier, 2007.
21) Walheim GG, et al : Mobility of the pubic symphysis. In vivo measurements with an electromechanic method and a roentgen stereophotogrammetric method. Clin Orthop Relat Res, 191 : 129-135, 1984.
22) Becker S, et al : Is sacroiliac joint pain associated with changes in the pubic symphysis? A radiographic pilot study. Eur J Orthop Surg Traumatol, 25(Suppl 1) : S243-249, 2015.
23) Meister DW, et al : Rotational biomechanics of the elite golf swing : benchmarks for amateurs. J Appl Biomech, 27(3) : 242-251, 2011.
24) 蔭山雅洋，ほか：大学野球投手における体幹の伸張-短縮サイクル運動および動作が投球速度に与える影響．体育学研究，59(1)：189-201, 2014.
25) McNitt-Gray JL, et al : Regulation of reaction forces during the golf swing. Sports Biomech, 12(2) : 121-131, 2013.
26) Worsfold P, et al : Kinetic assessment of golf shoe outer sole design features. J Sports Sci Med, 8(4) : 607-615, 2009.
27) 蒲田和芳：リアライン・トレーニング＜体幹・股関節編＞関節のゆがみ・骨の配列を整える最新理論，講談社，2014.
28) Hungerford BA, et al : Evaluation of the ability of physical therapists to palpate intrapelvic motion with the Stork test on the support side. Phys Ther, 87(7) : 879-887, 2007.
29) Vincent-Smith B, et al : Inter-examiner and intra-examiner reliability of the standing flexion test. Man Ther, 4(2) : 87-93, 1999.
30) Mens JM, et al : The active straight leg raising test and mobility of the pelvic joints. Eur Spine J, 8(6) : 468-473, 1999.
31) Stuber K, et al : The diagnostic accuracy of the Kemp's test : a systematic review. J Can Chiropr Assoc, 58(3) : 258-267, 2014.
32) Harrison DE, et al: How do anterior/posterior translations of the thoracic cage affect the sagittal lumbar spine, pelvic tilt, and thoracic kyphosis? Eur Spine J, 11(3) : 287-293, 2002.
33) Harrison DE, et al : Anterior thoracic posture increases thoracolumbar disc loading. Eur Spine J, 14(3) : 234-242, 2005.
34) Harrison DE, et al : Radiographic pseudoscoliosis in healthy male subjects following voluntary lateral translation (side glide) of the thoracic spine. Arch Phys Med Rehabil, 87(1) : 117-122, 2006.
35) 西守　隆，ほか：歩行と走行の移動速度変化における骨盤と体幹回旋運動の相互相関分析．理学療法学，33(6)：318-323, 2006.

III 部位・症状別 評価／マネジメント

5 荷重伝達障害(仙腸関節障害の一病態)

Abstract
- 骨盤荷重伝達障害とは，骨盤を介して下肢と体幹との間に伝達される力を十分に伝達できない状態を意味する。
- 骨盤荷重伝達障害の客観的な判定法は存在せず，有効な治療法は確立していない。
- 骨盤輪のマルアライメントの修正による関節面の適合性改善(form closure)とともに，適切な筋活動による安定化(force closure)が求められる。

はじめに

骨盤荷重伝達障害とは，骨盤を介して下肢と体幹との間に伝達される力を十分に伝達できない状態を意味する。その結果，片足立ちや歩行などの荷重運動，さらには下肢挙上など非荷重運動において脱力(筋力低下)が生じ，いわゆる「腰が抜ける」と表現されるような運動機能の低下が生じる。多くの例で仙腸関節周囲の疼痛を伴い，痛みのために患側に荷重できない場合もある。荷重伝達障害の原因は仙腸関節の安定性の低下であると推測されてきた[1]。本項では，骨盤における荷重伝達障害の病態を整理し，その評価法と治療法を提示する。

荷重伝達障害の概要

▶定義

荷重伝達(load transfer)は，力学的に関節面において効率的な力の伝達を指す[2]。これに対して，荷重伝達障害(failed load transfer)は，あらゆる可動関節において荷重または負荷(load)を正常に伝達できない状態を指す。ここでいう荷重(load)とは必ずしも抗重力肢位における荷重のみに限定されず，非荷重位も含めた力伝達全般を指す。荷重伝達障害の代表例として，「骨盤荷重伝達障害(failed load transfer through the pelvis)」が挙げられる[2,3]。なお，本項では骨盤荷重伝達障害を「荷重伝達障害」と略して記載する。荷重伝達障害は，荷重運動全般に加え，背臥位での自動下肢伸展挙上テスト(ASLR test)(図1)などにおいて，骨盤を介して下肢と体幹との間で効果的に伝達されない状態を指す[4]。

ASLR：
active straight leg raising

図1 ASLR test

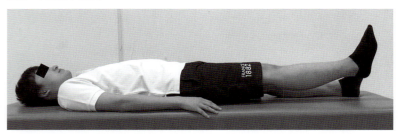

▶病態

　骨盤帯痛(PGP)は仙腸関節の適合性と安定性の不良により，その周囲の筋や靱帯に過度なストレスが及んで生じるものと理解されている[5]。ヨーロッパ腰痛ガイドラインにおいて，PGPは「腸骨翼の内側，特に仙腸関節付近に生じる疼痛」，と定義された[6]。仙腸関節不安定症に起因する疼痛がPGP，機能障害が荷重伝達障害と解釈することもできるが，その病態分類は未確立である。

　骨盤の荷重伝達障害の代表的な症状として，荷重位での片足立ち困難，非荷重位での下肢挙上困難が挙げられる。機能障害として片足立位困難，歩行困難などが挙げられる。一方，PGPの代表的な症状として，前後屈時の激痛，歩行時に不規則に出現する激痛，寝返りや起居動作など体位変換における激痛などがある。ベッドからの起き上がりや立ち上がり，歩行が困難となるため，トイレに四つ這いで行ったと語る患者もいる。椅子座位における仙腸関節部の疼痛により，座位で食事を取ることもできない例もある。これらの症状に対して，画像診断で病態を特定できない場合が多いため，「腰痛難民」としていくつもの医療機関を受診する患者が多いと聞く。まずは，このような病態の存在を理解し，画像診断以外の診断学と病態分析法の発展が望まれる。

PGP：
pelvic girdle pain

▶疫学

　荷重伝達障害についての疫学研究は皆無であり，PGPや腰痛と明確に区別した疫学研究も少ない。Bernardら[7]のケースシリーズによると，1,293例の成人の腰痛患者のうち，22.6％がPGPを有していた。Schwarzerら[8]のケースシリーズによると，43例の下位腰部痛を有する慢性腰痛患者のうち，30％に仙腸関節への局所麻酔による症状軽減が得られた。Vermaniら[9]はレビュー論文において，PGPまたは腰痛の存在率は4〜76％と大きなばらつきがあることを明らかにし，その理由として診断基準やサンプルサイズ，研究デザイン，疼痛部位の定義などの影響を指摘した。Wuら[10]は，妊娠中の女性に生じるPGPおよび腰痛の疫学についてのシステマティックレビューを公表した。妊娠中の女性の45％，産後女性の25％以上がPGPまたは腰痛を経験していた。以上のように，PGPの疫学研究ではデータのばらつきが大きく，診断基準の確立が望まれる。

▶診断

　医用画像は荷重伝達障害の診断に有効ではない。問診や臨床症状，徒手検査，仙腸関節スコア，診断的ブロック注射によりPGPの診断が下されるようになってきた。どの方法も疼痛を指標としたものであり，荷重伝達障害という機能的側面に着目した診断法ではない。PGPの診断には，局所麻酔による症状軽減から，PGPの疼痛源を特定する診断的ブロック注射が用いられている[11]。ブロック注射を使用しない方法として，Kurosawaら[12]は仙腸関節スコアを提唱した。これは，患者自身が上後腸骨棘(PSIS)付近を指先で示した場合を3点，鼠径部痛を1点，椅子座位での疼痛を1点，仙腸関節への剪断ストレステスト陽性を1点，PSISの圧痛を1点，仙結節靱帯の圧痛を1点とし，合計4点以上

PSIS：
posterior superior
iliac spine

をPGPと診断（感度90.3％，特異度86.4％）する方法である．臨床症状のみで容易に点数化できる点で汎用性が高いことが特徴である．このほかには，疼痛を惹起する徒手検査は多数提唱されているが，その診断学的価値には疑問が投じられている[13, 14]．Cohenら[13]はレビュー論文において，診断的ブロック注射の効果との比較により各種の徒手検査の診断的価値は低いことを明らかにした．

ASLR test（図1）は，背臥位での下肢挙上の困難さをみる機能評価法であり，骨盤の安定性に関する検査法として国際的に定着している[2, 15, 16]．Mensら[15]は200名の仙腸関節障害患者を対象に，骨盤疼痛誘発テスト（P4 test）とASLR testを比較した．その結果，ASLR testの感度は0.87，特異度は0.94と，ASLR testの信頼性のほうが高いことが実証された．Mensら[17]は，20名のPGPを有する産後の女性において，骨盤ベルトがASLR testにどのような影響を及ぼすのかを検証した．その結果，1名を除くすべての対象者において，ASLRの制限が改善された．Huら[16]は，ASLR中の体幹・骨盤周囲の筋活動を計測したところ，ASLRの運動速度は骨盤ベルトの装着により上昇し，重りにより低下した．筋活動では，同側の腹横筋，内腹斜筋，大腿直筋と，対側の大腿二頭筋の活動が著明であった．以上のように，ASLR testの陽性症状は骨盤ベルトや筋活動によって軽減されることから，ASLR testの陽性症状は仙腸関節の不安定性と関連すると解釈される．

P4 test：
posterior pelvic pain provocation test

荷重伝達障害の評価

▶マルアライメント症候群の概念

マルアライメント症候群[18]とは，関節周囲の疼痛や機能低下を結果因子ととらえ，そのような症状を招くマルアライメントや運動学的異常をメカニズムととらえる疾患概念である（図2）．マルアライメントや運動学的異常を招く原因因子を，解剖学的因子（形態的バリエーション），不安定性（関節弛緩性を含む），滑走不全（組織間の癒着を含む），筋機能不全，マルユース（動作異常）という5つの要素に分けて探索する．5つの原因因子のうち，解剖学的因子と不安定性

図2 マルアライメント症候群の疾患概念

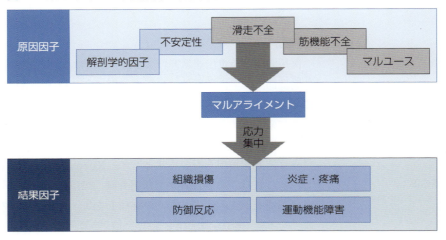

は保存療法で解決できない要素であることから，必然的に滑走不全と筋機能不全の修正が重要な治療ターゲットとなる。

▶荷重伝達障害の疾患概念

荷重伝達障害は仙腸関節不安定症の一症状ととらえられる。このため，症状の評価に加えて，骨盤輪マルアライメントと仙腸関節の不安定性の評価が必要である。マルアライメントの分析では，代表的なランドマークである上前腸骨棘（ASIS）やPSISが前後屈に伴ってどの方向に移動するのかを触診により判定する。すなわち，前屈中のPSISの位置変化は股関節後面の組織の過緊張が，後屈中のASISの上方移動の遅れ（寛骨後傾制限）は股関節前面の組織の過緊張が原因であることが多い（図3）。このようにして，仙腸関節を離開させる原因因子としての滑走不全を的確に特定することが，メカニズムに対する治療方針を決定するうえで不可欠である。

ASIS：
anterior superior iliac spine

▶アライメント評価

骨盤輪に起こりうるマルアライメントが何パターンあるのかを具体的に示した論文，書籍は見当たらない。また，寛骨と仙骨をどの位置から観察するのかによって，マルアライメントは異なってみえる。筆者は，骨盤を外から観察した状態でのアライメント評価を推奨している。なお，以降の記述は，脚長差がまったくない状態を前提としている。

図3 後屈中の上前腸骨棘（ASIS）の相対的な位置関係の変化

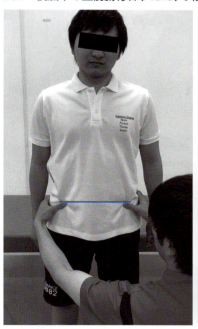 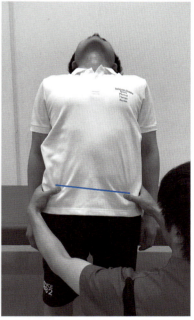

後屈時に左ASISが相対的に下位となっていることから，左寛骨の後傾が不足していること，またその原因として左鼠径部の癒着が推測される。

●寛骨のマルアライメント

　左右の寛骨のアライメントを，矢状面，前額面，水平面に分けて観察した後，前・後屈運動中の動態を確認する。

①矢状面では，一側寛骨の前傾，対側寛骨の相対的な後傾が生じる場合がある（図4a）。この場合，体幹後屈において前傾側のASISは相対的に下方へ，対側のASISは上方へ移動する。一方，前屈において前傾側のPSISは相対的に上方に移動する。なお，まれに矢状面マルアライメントに伴って恥骨結合の上下方向の変位を伴う場合がある。

②前額面では，前屈または後屈中に腸骨稜が外側に離開する場合がある（図4b）。肩甲骨の運動学用語に倣ってこれを下方回旋とよぶ。ASISやPSISの触診では，次に述べる水平面の寛骨回旋と区別がつかないため，腸骨稜の最上部付近を手掌で内側に向けて圧迫するようにして，異常運動の有無を判定する。

③水平面では，前屈に伴う左右のPSIS間が離開（ASIS間は不変または接近）する場合や，後屈に伴って両ASISが接近（PSIS間は離開）する場合がある。いずれも水平面における寛骨内旋を伴う異常運動ととらえられる（図4c）。

図4　代表的な骨盤マルアライメントパターン

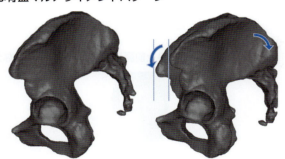

a　矢状面マルアライメント（右寛骨前傾，左寛骨後傾）

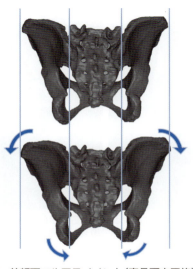

b　前額面マルアライメント（寛骨下方回旋）

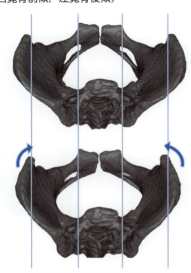

c　水平面マルアライメント（寛骨内旋）

前・後屈中のマルアライメントの増悪に伴い疼痛などの症状が出現する場合は，徒手的あるいは仙腸関節安定化デバイスを用いて骨盤輪の運動を抑制し，症状の変化が生じるか否かを確認する（図5）。症状が減弱する場合は，マルアライメントが症状の原因であることが裏付けられる。なお，前屈時の痛みは股関節後部，後屈時の痛みは股関節前部の滑走不全が影響している可能性が高い。

● 仙骨のマルアライメント

仙骨は前額面上で傾斜する可能性がある。前述した矢状面上の寛骨前・後傾に伴い，前傾側のPSISは上方へ，後傾側のPSISは下方に移動し，必然的に仙腸関節の寛骨側の関節面は上下に移動する。これにより，関節面の適合性を維持するために仙骨は後傾側に傾く。左右のPSISを結ぶ線分の垂直二等分線上に尾骨が位置すれば，左右の仙腸関節の適合性を維持していると解釈できる（図6a）。上記の垂直二等分線に対して，尾骨が左右のいずれかに移動している場合がある（図6b，c）。その原因として，仙骨・尾骨に付着する筋のうち一側の筋の過緊張の関与が疑われる。

このような仙骨の前額面傾斜と症状との関連性は，マルアライメント矯正下での症状の変化により実証される。側方から仙骨遠位部を徒手的に押し込み，

図5 骨盤対称化デバイス装着時の後屈運動

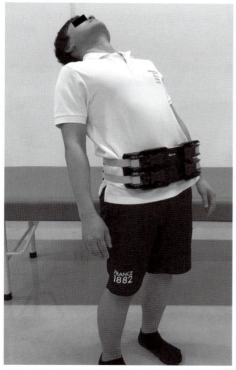

デバイスにより寛骨前後傾を抑制した状態で後屈可動域が改善した場合に，寛骨前後傾のマルアライメント由来の後屈制限であることがわかる。

図6 仙骨前額面傾斜のパターン

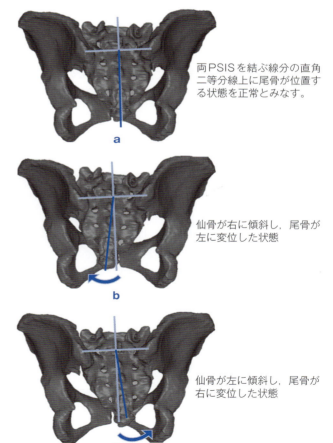

両PSISを結ぶ線分の直角二等分線上に尾骨が位置する状態を正常とみなす。

仙骨が右に傾斜し，尾骨が左に変位した状態

仙骨が左に傾斜し，尾骨が右に変位した状態

尾骨が垂直二等分線に一致するようにアライメントを矯正し，上肢を使った脊椎伸展位をとらせて痛みの軽減が得られるか否かを確認する（図7）。一方，仙骨の前額面傾斜は寛骨間を離開させ，仙腸関節面の離開を招く（図8）。このため，PSIS間を接近させるような力を加えることにより症状が軽減する場合がある。徒手またはデバイス（図5）により左右の寛骨後部を接近させつつ前屈または後屈を行わせ，その操作の効果を確認することができる。痛みの軽減，可動域の増大が得られたら，仙骨の前額面傾斜の修正が治療において有益であることを示唆する。

▶結果因子（病態）の評価
●疼痛評価
圧痛

圧痛評価は，画像診断の有用性が低い仙腸関節障害の評価においてきわめて重要である。仙腸関節周囲において，仙腸関節の離開や剪断により力学的ストレスを受けやすい組織を丁寧に触知し，圧痛の有無を探索する。主な触診ポイントを表1に列挙する。仙腸関節由来の多裂筋の疼痛は，仙腸関節をまたぐ部位だけでなく，その起始部であるL4棘突起付近にまで認められることがある。このため，L4レベルの多裂筋の疼痛は腰椎由来あるいは仙腸関節由来である可能性がある。皮下組織では，長期間炎症が続いた結果としてsuperficial fasciaの局所的な癒着が生じ，皮下組織由来の疼痛が慢性化している場合がある。

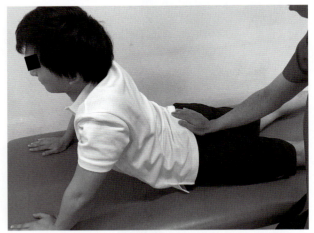

図7 前額面仙骨傾斜を徒手的に矯正した状態での脊柱伸展

仙骨アライメントの矯正により症状と可動域が改善する場合，これらの病態が仙骨のマルアライメントに起因することがわかる。

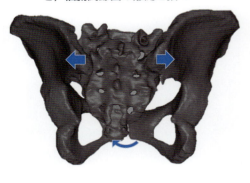

図8 仙骨の前額面傾斜は，寛骨間を離開させ，仙腸関節面の離開を招く

表1 仙腸関節周囲の圧痛点

皮下組織	PSIS内側の皮下組織（superficial fascia）
神経	上殿皮神経，中殿皮神経，坐骨神経，上殿神経，下殿神経
筋	中殿筋後縁，小殿筋後縁，梨状筋，多裂筋外側縁
靱帯	後仙腸靱帯，仙結節靱帯，腸腰靱帯

運動時痛

仙腸関節に特有の痛みとして前屈, 後屈時の運動が挙げられる。前屈では, 疼痛が中間域で増悪し, それを過ぎると軽減するパターンを特徴とする。疼痛が著しく強い場合は中間域を通り過ぎることができず, 前屈可動域の著明な制限が起こる。一方, 後屈では脱力感を伴い, 著しい可動域の制限を特徴とする。同様に, 回旋や側屈においても強い疼痛と運動制限が認められる。

前述の運動時痛は腰椎由来の疼痛においても起こりうる。このため仙腸関節由来の疼痛であることを検証するため, 徒手的あるいはデバイスを用いて仙腸関節を圧迫し, 運動時痛の軽減が得られるか否かを検証する（図5）。仮に, 仙腸関節の圧迫により疼痛が軽減され, 可動域が拡大すれば, 仙腸関節由来の疼痛である可能性が高くなる。前述したL4レベルの多裂筋の疼痛の原因も, 仙腸関節を圧迫する操作により特定することが可能である。

● 機能評価

ASLR test

ASLR test（図1）は, 主に仙腸関節の安定性の評価として用いられる[4]。両足間を20cmとした背臥位から,「膝を伸ばしたまま足を5cm上げる動作を左右で繰り返してください」と指示する。「対象者は何も制限を感じない」を0点,「対象者は困難を感じるが, 観察者は異常を認めない」を1点,「対象者, 観察者ともに困難を認める」を2点,「挙上不可」を3点, として数値化する。

ASLR testにおいて陽性（1～3点）であった場合には, 徒手的な操作による仙腸関節の安定化による変化を確認する。その際, 前述した寛骨マルアライメントパターンを考慮し, 寛骨内旋位に対して寛骨外旋誘導, 寛骨下方回旋に対して上方回旋誘導, 寛骨前後傾に対してその逆方向への誘導を加えつつ, ASLRを実施させる（図9）。これらの操作によりASLRの主観的困難さが軽減された場合は, その誘導方向へのアライメント修正とその後の筋による安定化

図9 骨盤マルアライメントを矯正する徒手的操作下でのASLR test

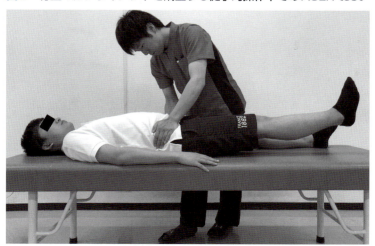

徒手的操作により下肢挙上が容易になる場合, マルアライメントの治療が必要であることを示すと解釈される。

が必要であると推測される．なお，罹患期間が長い症例や，下肢の外傷後の荷重伝達障害においては，股関節屈筋の筋力低下によりASLRの陰性化（0点）が得られない場合もある．病歴および端座位での股関節屈筋力の評価結果も加味してASLR testの結果を解釈する．

筋力

発揮される筋力は，仙腸関節の疼痛や不安定性の結果として生じた結果因子なのか，あるいは症状が出現する以前から存在した原因因子なのかを判別する必要がある．結果因子としての筋力低下に対して筋力強化トレーニングを実施しても，雨漏りの家で床掃除を行うようなもので，根本的な解決は得られない．雨漏りの原因である屋根の修理を行うのと同様に，筋力低下を引き起こしたメカニズムとしての仙腸関節不安定性の解決を先行させるべきである．

筋力低下が結果因子か原因因子かを特定するため，人為的に仙腸関節を安定させた状態で筋力テストを行うようにする．骨盤固定と抵抗を1名の検者が担うことは困難である．一方，仙腸関節を圧迫するデバイスを用いることで，より確実かつ再現性のある仙腸関節安定化操作下での筋力検査を実施することが可能となる．デバイスにより筋力発揮に著明な改善が得られる場合は，筋力低下は結果因子であることが明白となり，原因因子の治療を優先する根拠が得られたととらえられる．

可動域

股関節の拘縮は寛骨による代償を招き，仙腸関節の適合性に影響を及ぼす原因因子となりうる．一方，疼痛が引き起こす可動域制限は結果因子ととらえられる．その判定において，他動運動と疼痛発生との間にアライメント変化が介在するか否かが重要となる．アライメント変化が介在する例として，股関節屈曲時に同側寛骨後傾が誘発され，その結果疼痛が生じる場合が考えられる．この場合は，股関節屈曲制限の代償として寛骨後傾が誘発されることを背景とするため，股関節屈曲制限は原因因子である．一方，アライメント変化を介在しない例として，股関節他動屈曲時に仙腸関節のアライメント変化がない状態で，大殿筋が伸張されることにより仙腸関節由来の痛みが誘発される場合が挙げられる．

可動域治療もまた，それが原因因子か結果因子なのかを判断したうえで行われるのが望ましい．デバイスを用いた仙腸関節安定化により可動域の改善が得られる場合は，可動域制限は結果因子ととらえ，マルアライメントの治療を先行させる（**図10**）．一方，仙腸関節の安定化により可動域が変化しない場合は原因因子ととらえられ，その治療を優先させる．

▶原因因子の評価
●解剖学的因子

解剖学的因子とは骨の形態や軟部組織の付着部のバリエーションや左右差を意味するものであり，保存療法による変化は期待できない．また，触診により

図10　デバイス装着下の可動域

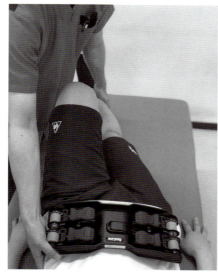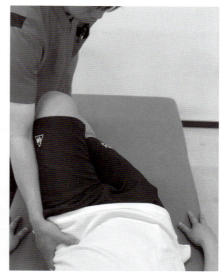

骨盤輪不安定性がある場合で，股関節可動域の計測時に骨盤内運動による代償が起こっている際は，デバイスにより骨盤を固定することで可動域が減少する。

骨の形態的位左右差を判定することは容易ではない。一方で，形態的特徴かアライメント的特徴なのかを識別することは重要である。腹臥位で左右のPSIS間距離が12cmを超える場合は仙腸関節が離開している可能性がある。しかしながら，これは単に仙骨の幅が広いという形態的特徴である可能性も否定できない。これに対して，PSISを接近させる操作を行いつつPSIS間距離の変化を測定することで，前述の疑問に一定の結論を得ることができる。

● 不安定性

　ここでいう不安定性とは，関節に過大な運動が生じる状態であり，先天的な関節弛緩性と後天的な靱帯損傷の両方を含んでいる。一旦不安定性が生じると，長期的な変形性関節症の進行や周囲の軟部組織の癒着による場合を除き，数ヵ月程度の保存療法によって靱帯や関節包が短縮して不安定性が解消されることは期待しにくい。このため，保存療法では治療不可能な要素と位置付けられる。さらには，膝のLachman testやpivot shift testのように確立された不安定性の徒手的診断法はなく，不安定性の有無判断は容易ではない。一方，仙腸関節を圧迫するデバイスを用いた仙腸関節安定化操作により疼痛，可動域，筋力などの結果因子に減弱が得られる場合，仙腸関節不安定性が存在することが示唆される。

● 滑走不全

　滑走不全とは，組織間が正常な滑走性を失った状態であり，広義の癒着ともとらえられる。股関節周囲の軟部組織間の癒着は股関節の拘縮を招き，その代償として寛骨の運動を引き起こす可能性がある。例えば股関節の伸展制限は寛骨前傾を，内転制限は寛骨下方回旋を，外旋制限は寛骨内旋を引き起こす。可

動域制限が仙腸関節にストレスを与えるような寛骨運動をもたらしている場合のみ，原因因子に分類される．仙腸関節マルアライメントを招く可能性のある股関節拘縮と滑走不全との関係を**表2**に示す．おおむね，股関節の可動域の制限因子は仙腸関節マルアライメントの原因因子となる．これらの癒着を解消することで，仙腸関節マルアライメントを誘発している軟部組織の張力減弱が期待される．

　癒着の評価は容易ではない．画像診断としては，近年超音波エコーにおいて重積像が認められることに基づきハイドロリリースのターゲットを決定する方法が一般化している．一方，重積像が認められない癒着については，他動運動中のエコー像において滑走性の異常から癒着を推定することが現実的である．一方，著者が提唱している組織間リリース®の技術は，組織間に末節骨の先端の一角を滑り込ませることで癒着を剥がす技術である．この技術を用いると，滑走性が保たれている領域（滑走領域）と滑走しない領域（非滑走領域）との境界（滑走限界）を触知することができる．すなわち，滑走限界が存在することは癒着が存在することを意味し，滑走限界が存在なければ組織間の滑走性が保たれていることを意味する．これにより，小殿筋と大腿直筋，大腿直筋反回頭と関節包の癒着など，仙腸関節アライメントに影響を及ぼす可能性のある癒着を同定し，治療対象として位置付けることができる．

●筋機能不全

　筋機能不全は，大脳皮質から筋に至る刺激伝達の過程で起こる中枢性の機能低下とともに，筋そのものの滑走性低下による末梢性の機能低下が含まれる．いずれの場合も，随意的な努力レベルを高めても，筋がそれに呼応して張力を発揮しない状態となる．さらに，筋の張力発揮のタイミングの不良は，仙腸関節へのストレスに対して適切なタイミングで筋が対応できない状況を招く．タイミング不良の一例として，仙腸関節障害患者において，立位股関節屈曲運動中の支持脚側の内腹斜筋，大殿筋，多裂筋の活動遅延が生じることが明らかにされた[19]．

表2　仙腸関節にストレスを及ぼす股関節拘縮と周囲の滑走不全

股関節運動制限	寛骨の代償運動	滑走不全
伸展制限	寛骨前傾	鼠径靱帯，大腿神経，大腿動脈，大腿静脈，縫工筋，大腿筋膜張筋，大腿直筋，小殿筋前縁，中殿筋前縁，腸骨筋，大腰筋，腸骨関節包筋，関節包
屈曲制限	寛骨後傾 同側への尾骨変位（前額面仙骨傾斜）	大殿筋，ハムストリングス，坐骨神経，外旋筋群
内転制限	寛骨下方回旋	・股関節伸展時：大腿筋膜張筋，中殿筋前縁，小殿筋前縁 ・股関節屈曲時：中殿筋後縁，小殿筋後縁，関節包
外転制限	寛骨上方回旋	内転筋群 大腿方形筋・仙結節靱帯と大殿筋との癒着
内旋制限	椅子座位など股関節屈曲・内転による寛骨内旋	大腿方形筋・仙結節靱帯と大殿筋との癒着
外旋制限	立位後屈など股関節伸展による寛骨内旋	縫工筋，鼠径靱帯，腸骨筋，大腿神経，大腿動脈，大腿静脈

仙腸関節の安定性低下を招く筋機能不全として，大殿筋や多裂筋など仙腸関節をまたぐ筋の機能不全が挙げられる。多裂筋は主に仙腸関節上部，大殿筋は仙腸関節下部の安定化に貢献する。解剖学的研究により，大殿筋が生み出す張力は，胸腰筋膜を介して対側の広背筋に伝達されることが明らかにされた[20]。

寛骨に付着部をもつ腹横筋下部は，寛骨前部を内側に引く作用を有し，前額面において仙腸関節安定化筋であると理解されてきた[21,22]。しかしながら，数学的モデルにおいて，水平面上で腹横筋下部が寛骨内旋作用を持ち，PSIS間距離を離開させる筋であることが示された[21,22]。以上を踏まえて，寛骨内旋位で疼痛が誘発される場合は，腹横筋活動が疼痛増悪を招く可能性があることを考慮すべきと考えられる。

中殿筋や小殿筋は荷重位において骨盤の傾斜を制御するために重要な筋と位置付けられる[23]。しかしながら，中殿筋活動と仙腸関節安定性との関係についての論文はケースレポートのみであった[24]。中殿筋の滑走不全が前額面での寛骨下方回旋を引き起こすことと同じ理由で，中殿筋の活動は腸骨稜を外側に引く作用をもち，仙腸関節上部を離開させる作用をもつ。したがって，寛骨下方回旋マルアライメントを有する患者において，中殿筋のトレーニングは疼痛を増悪させる危険性があることを考慮すべきである。

● マルユース

マルユース（動作異常）は，骨盤マルアライメントを引き起こす可能性のある動作異常と位置付けられる。荷重量の非対称性，下肢関節可動域の非対称性に伴う股関節運動の非対称性などは，骨盤マルアライメントを引き起こす代表的なマルユースと位置付けられる。

荷重伝達障害の治療とマネジメント

▶治療の進め方

荷重伝達障害や仙腸関節障害の治療において具体的な治療の優先順序は先行研究で示されておらず，治療プログラムをエビデンスに基づいて構築することは不可能である。そこで筆者は，リアライン・コンセプトに基づき，リアライン相，スタビライズ相，コーディネート相の順に治療を進めている（図11）[18]。なお，リアライン相では，原因因子の治療によりマルアライメントを修正し，仙腸関節の適合性を可能な限り改善する。この段階で，残存する疼痛については，結果因子に対する対症療法が必要となる。これにより，トレーニング実施を妨害する可能性のある症状を消失させたうえで，本格的な筋力強化を行うスタビライズ相へと移行する。なお，リアライン相と対症療法のプロセスを進めるのは患者ではなく治療者であり，スタビライズ相以降は適切な管理の下で患者が努力する段階と位置付ける。

▶治療の実際

● リアライン相

　リアライン相では原因因子のうち，滑走不全と筋機能不全の2つを集中的に治療し，少なくとも背臥位において理想的な骨盤アライメントを獲得する。特に滑走不全は，常に骨盤のマルアライメントを作り出す張力バランスの乱れを作り出すことから，その治療の完成度が重要となる。股関節の他動運動において骨盤マルアライメントが誘発されない状態は，股関節拘縮による寛骨の代償運動が小さくなったことを示す(図12)。

　ベッド上の他動運動において疼痛が減弱したら，ベッド上での自動運動での症状の変化を確認し，その症状を誘発する筋機能の異常に対して治療を行う。この段階で，仙腸関節マルアライメントを防ぐ筋活動パターンを正常化させておくことが望ましい。特に大殿筋，多裂筋の活動と，fasciaを介した緊張伝達パターンの正常化を図ることがある。リアライン相では，自動運動や荷重位での基本動作中の筋活動パターンの正常化を得ることをゴールとし，負荷を加えたトレーニングはスタビライズ相において行う。筋に求めるのは「理想的なアライメントを作り出すこと」ではなく，「理想的なアライメントを保持すること」と位置付けるほうが合理的であると思われる。

図11　リアライン・コンセプトに基づく治療プロセス

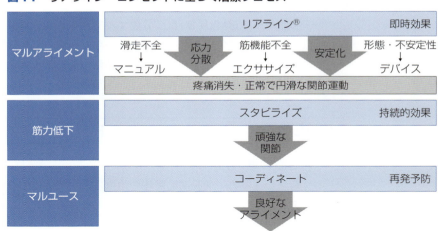

図12　寛骨後傾による代償を抑制した状態での股関節屈曲可動域評価

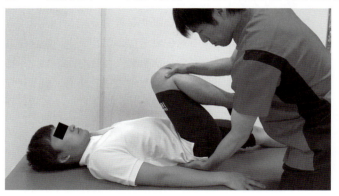

> **Memo** **fasciaについて**
> fasciaは筋膜という狭い概念ではなく，腱や靱帯，椎間板線維輪なども含む広い概念であり，適切な日本語訳は存在しない。このため，本項ではfasciaと表記した。superficial fasciaは浅筋膜と訳される場合もあるが，決して筋に付属するものではなくむしろ皮下脂肪内の水分移動や神経伝達のルートを提供している。これについても筋膜とは訳さず，原語をそのまま使用した。

　股関節の自動運動において，主働筋とその周囲の筋との滑走不全は，正常な筋活動パターンを妨げる可能性がある。一例として，寛骨内旋位でASLR testにおいて陽性である場合には，寛骨内旋筋である縫工筋を内転筋群や内側広筋からリリースすることによりその緊張が正常化し，症状が軽減される場合がある。一方，寛骨下方回旋位で，腹臥位での股関節伸展位より症状が出現する場合は，股関節前外側の小殿筋や中殿筋の滑走不全のリリースにより症状が軽減される場合がある。いずれも滑走不全を有する筋が張力を生み出すときに引き起こされる骨盤マルアライメントに起因する症状であり，それらの筋の滑走不全の解消が望まれる。

　股関節の自動・他動運動によって症状が誘発されなくなったら，椅子座位や立位での前後屈などの基本運動における症状を確認する。ベッド上で弛んだように触知されたとしても，荷重位での抗重力筋の活動により滑走不全の影響が増幅して出現することがあることに留意すべきである。過剰な緊張を触知し，マルアライメントとの関連性を把握し，その緊張をもたらしている滑走不全をリリースすることが共通の治療方針となる。

　滑走不全と筋活動パターンが正常化しても，不安定性の影響を消し去ることはできない。例えば，側臥位から端座位への起居動作において，坐骨結節を内側に押し込む力が作用し，寛骨の下方回旋が強制される。その結果，側臥位からの起き上がりにおいてのみ激痛を生じるという症状が生じる。このように滑走不全や筋機能の治療によって改善困難な不安定性の影響に対して，骨盤ベルトなどの外的サポートの必要性が生じる。このようなデバイスは疼痛に対してではなく，不安定性に対して使うことが最も合理的であり，その効果は疼痛ではなく不安定性による異常運動を制御できているか否かによって判断されるべきである。その意味で，ASLR testの陽性症状を改善するデバイスは，骨盤輪不安定症に有効なデバイスであることが示唆される。

　荷重伝達障害の症状の最終段階は荷重運動の正常化である。理想的には両脚立位での重心移動，足踏み，歩行，階段，ランニング，片足ジャンプのように仙腸関節へのストレスを徐々に増大させ，症状の出現の有無を確認する。

● **対症療法**

　主訴が疼痛である場合，前述した圧痛点の評価に基づき組織間リリースを実施することで症状軽減が得られる場合が多い。これに対して，主訴が荷重伝達障害である場合は，荷重運動のプログレッションのなかで症状が出現する動作

課題において，仙腸関節の安定性を損ねるような癒着，筋機能不全，そしてデバイスの効果不十分などの問題を改めて吟味する。

●スタビライズ相

スタビライズ相では，症状をみながらデバイスの装着下，あるいは非装着下にて負荷をかけた大殿筋，多裂筋，腹横筋などのトレーニングを行う。リアライン相と対症療法ですでに疼痛が減弱していることを前提としていることから，トレーニング中の症状出現はリアライン相に戻るべきサインととらえる。荷重位に進む前に腹臥位や四つ這い位で仙腸関節を圧迫させる筋活動パターンを十分に学習させ，そのうえで自重でのトレーニングとしてスクワットやランジへと進める。さらにバーベルなどの負荷を加える場合は，仙腸関節への剪断ストレスを考慮して，左右対称なポジションでの荷重運動を十分に実施して症状の再燃が起こらないように留意する。

●コーディネート相

非対称的なスポーツ動作を繰り返すアスリートの場合，下肢および体幹の対称性を維持するうえでウォーキングやランニングの貢献は大きいと推測される。したがって，歩行とランニング，種目によっては自転車や水泳において対称性を強く意識した動作パターンの獲得を推進する。この際，完全に対称である必要はないが，安全な非対称性の範囲内において骨盤アライメントを安定させることが重要であり，その点で大殿筋や多裂筋が果たす役割は大きい。

▶難渋例のマネジメント

前述のように原因因子の治療が効果的に得られたとしても不安定性や解剖学的因子がもたらす仙腸関節の離開を解消することは困難である。仙腸関節固定術という選択肢もあるが，対側仙腸関節や腰椎へのストレス増加をもたらす危険性も考慮した選択が望まれる。したがって，保存療法の中でのベストな選択肢として，難治例におけるデバイスの着用の役割は大きい。1日数時間でも荷重位での活動ができることで，家事や食事，デスクワークなどを行うことを可能にし，QOLの改善に向けた第1歩を踏み出すことができる。このような観点で，立位での骨盤輪安定化デバイスに加えて，椅子(または座椅子)が果たす役割は大きいと考えられ，このデバイス開発においてもセラピストの貢献が望まれる。

 Clinical Hint

荷重伝達障害への対応
- 荷重伝達障害の客観的かつ絶対的な評価法は存在しないが，これに苦しむ患者は多い。
- 荷重伝達障害は仙腸関節安定性の異常の一症状ととらえられ，その安定化にはマルアライメントの改善が不可欠である。
- ASLRの陰性化には，仙腸関節マルアライメントの原因因子である滑走不全や筋機能不全を十分に改善する必要がある。
- 難治例においては，不安定性の影響を考慮した適切なデバイスの使用が望まれる。

文献

1) Buyruk HM, et al：The measurements of sacroiliac joint stiffness with colour Doppler imaging：a study on healthy subjects. Eur J Radiol, 21(2)：117-121, 1995.
2) Snijders CJ, et al：Transfer of lumbosacral load to iliac bones and legs Part 2：Loading of the sacroiliac joints when lifting in a stooped posture. Clin Biomech(Bristol, Avon), 8(6)：295-301, 1993.
3) Lee DG, et al：Stability, continence and breathing：the role of fascia following pregnancy and delivery. J Bodyw Mov Ther, 12(4)：333-348, 2008.
4) Mens JM, et al：The active straight leg raising test and mobility of the pelvic joints. Eur Spine J, 8(6)：468-473, 1999.
5) Thompson JA, et al：Altered muscle activation patterns in symptomatic women during pelvic floor muscle contraction and Valsalva manouevre. Neurourol Urodyn, 25(3)：268-276, 2006.
6) Vleeming A, et al：European guidelines for the diagnosis and treatment of pelvic girdle pain. Eur Spine J, 17(6)：794-819, 2008.
7) Bernard TN Jr, et al：Recognizing specific characteristics of nonspecific low back pain. Clin Orthop Relat Res, 217：266-280, 1987.
8) Schwarzer AC, et al：The sacroiliac joint in chronic low back pain. Spine(Phila Pa 1976), 20(1)：31-37, 1995.
9) Vermani E, et al：Pelvic girdle pain and low back pain in pregnancy：a review. Pain Pract, 10(1)：60-71, 2010.
10) Wu WH, et al：Pregnancy-related pelvic girdle pain(PPP), I：Terminology, clinical presentation, and prevalence. Eur Spine J, 13(7)：575-589, 2004.
11) 村上栄一：仙腸関節の痛み-診断のつかない腰痛, 南江堂, 2012.
12) Kurosawa D, et al：A Diagnostic Scoring System for Sacroiliac Joint Pain Originating from the Posterior Ligament, Pain Med, 2016.
13) Cohen SP, et al：Sacroiliac joint pain：a comprehensive review of anatomy, diagnosis, and treatment. Anesth Analg, 101(5)：1440-1453, 2005.
14) Slipman CW, et al：The predictive value of provocative sacroiliac joint stress maneuvers in the diagnosis of sacroiliac joint syndrome. Arch Phys Med Rehabil, 79(3)：288-292, 1998.
15) Mens JM, et al：Reliability and validity of the active straight leg raise test in posterior pelvic pain since pregnancy. Spine(Phila Pa 1976), 26(10)：1167-1171, 2001.
16) Hu H, et al：Understanding the Active Straight Leg Raise(ASLR)：an electromyographic study in healthy subjects. Man Ther, 17(6)：531-537, 2012.
17) Mens JM, et al：The active straight leg raising test and mobility of the pelvic joints. Eur Spine J, 8(6)：468-473, 1999.
18) 蒲田和芳：リアライン・トレーニング 体幹・股関節編-関節のゆがみ・骨の配列を整える最新理論, 講談社, 2014.
19) Hungerford B, et al：Evidence of altered lumbopelvic muscle recruitment in the presence of sacroiliac joint pain. Spine(Phila Pa 1976), 28(14)：1593-1600, 2003.
20) Vleeming A, et al：The posterior layer of the thoracolumbar fascia. Its function in load transfer from spine to legs. Spine(Phila Pa 1976), 20(7)：753-758, 1995.
21) Richardson CA, et al：The relation between the transversus abdominis muscles, sacroiliac joint mechanics, and low back pain. Spine(Phila Pa 1976), 27(4)：399-405, 2002.
22) Pel JJ, et al：Biomechanical analysis of reducing sacroiliac joint shear load by optimization of pelvic muscle and ligament forces. Ann Biomed Eng, 36(3)：415-424, 2008.
23) Rutherford DJ, et al：Explaining the hip adduction moment variability during gait：Implications for hip abductor strengthening. Clin Biomech(Bristol, Avon), 24(3)：267-273, 2009.
24) Yoo WG：Effects of individual strengthening exercises on subdivisions of the gluteus medius in a patient with sacroiliac joint pain. J Phys Ther Sci, 26(9)：1501-1502, 2014.

III 部位・症状別　評価／マネジメント

6　神経症状（殿部，下肢）を有する腰痛

Abstract
- 腰部に起因する痛みの評価について理解を深めるためには，筋の神経支配や知覚領域などの解剖学，姿勢や歩行などの運動学，神経ダイナミクス検査などの整形外科学といった多くの関連領域の知識が必要となる。
- 腰部より大腿前面へのビリビリした神経症状を有する場合には大腿神経痛，腰部より大腿後面走行し膝以遠にまで同様の症状がある場合には坐骨神経痛が疑われる。
- 大腿神経痛あるいは坐骨神経痛が疑われる場合には，神経ダイナミクス検査による評価を行い，神経モビライゼーションを実施するとともにホームエクササイズを指導する。

はじめに

　腰椎仙骨レベルの主な神経症状は，①馬尾神経症状による下肢の脱力，感覚障害，痛み，膀胱直腸障害，勃起機能不全，間欠性跛行などの脊髄症状と，②腰部の痛み，しびれ，下肢の感覚低下，下肢の筋力低下，神経痛に代表される末梢神経症状に分類される。

　馬尾神経症状については医師による評価や診断，治療を受ける必要性が高いため，本項では馬尾神経症状を除いた末梢神経症状，特に坐骨神経症状および大腿神経症状がある腰痛に着目して，基本的知識の整理，整形外科徒手検査，鑑別診断，理学療法について論述していく。

　末梢神経症状は，痛みの原因となる損傷組織や損傷組織周囲の環境の状態が入力され電気信号として伝導し中枢神経により処理されるが，この処理には個人の経験や信念，知識，身体像，文化，運動パターンなどの影響を受ける[1,2]。このとき，中枢神経系の影響が大きい場合には，理学療法による効果が低くなることも指摘されているため，この鑑別診断についても同様に整理して理解することが肝要であると考える[3,4]。

基本的知識

▶解剖学，運動学，バイオメカニクス

　殿部や下肢に神経症状を有する腰痛に関与する解剖学および運動学，バイオメカニクスのうち，本章の前項にある伸展型腰痛，屈曲型腰痛，回旋型腰痛に共通する部分については，そちらを参照してほしい。ここでは，神経症状に関係がある部分についてまとめる。

　大腿神経とは，第2～4腰神経の腹側から分枝する神経であり，大腿前面への知覚神経，腸腰筋，恥骨筋，縫工筋，大腿四頭筋（大腿直筋，外側広筋，中間広筋，内側広筋）に筋枝を分枝して支配する[5]。大腿神経痛は，大腿前面に放散する痛みが特徴である。一方，坐骨神経は，第4・5腰神経，第1～3仙骨

神経から構成され，梨状筋の前面を通り，大腿後面（大殿筋と大腿二頭筋の前面）を下行し，ハムストリングス（大腿二頭筋，半腱様筋，半膜様筋）と大内転筋へ筋枝を分枝し，膝窩で総腓骨神経と脛骨神経とに分かれる．坐骨神経痛は，下肢後面の坐骨神経の走行に沿って生じる放散痛を指すが，近年では膝以遠に至る放散痛を坐骨神経痛とよぶ．

第2腰神経から第1仙骨神経までの代表的な神経根による知覚障害，筋力低下，反射減弱（消失），神経ダイナミクス検査について，**表1**にまとめる．なお，神経ダイナミクス検査では，坐骨神経に対する最も信頼性が高い方法として，slump test（**図1**）が行われる．大腿神経への誘発検査として以前は腹臥位膝屈曲（PKB）が行われていたが，股関節を容易に伸展することができる側臥位で行うfemoral slump testが一般的となってきている（**図2**）．

坐骨神経あるいは大腿神経の神経原性圧迫性神経炎（NPCN）では，体幹の屈曲と対側への側屈により椎間孔を拡大させて，症状を軽減させる安楽姿勢を患者が好むことに注意する．末梢神経感作（PNS）の患者はNPCNの患者とは異なる姿勢を呈する．一般に，坐骨神経のPNSの特徴的な姿勢は，同側への体幹側屈と下肢屈曲を呈する．この肢位は坐骨神経の緊張を緩める安楽姿勢である．また大腿神経のPNSの安楽姿勢は，同側への体幹側屈である．これら同じような神経症状でもNPCNとPNSでは異なる姿勢を好むことを認識して評価を行うとともに，症状の改善に伴い姿勢が改善しない場合には，姿勢について理学療法を展開する必要がある．

また姿勢に関連して，歩行にもそれぞれの特徴が現れる．大腿神経のPNSがある場合の歩行では，股関節伸展位では症状を増悪させることが多いため，歩幅を小さくさせて小刻みに歩行する．一方，坐骨神経のPNSの歩行では，足関節を底屈させ，足尖だけに荷重させ，坐骨神経の緊張を緩めて，同側に体幹を側屈させる場合がある．さらに，PNSとNPCNの両方の症状がある患者の姿勢の特徴は，体幹を屈曲させることである．

坐骨神経症状に関連する臨床症状として，殿部痛を呈する梨状筋症候群がある．梨状筋症候群は，股関節外旋筋である梨状筋の筋緊張が亢進することにより，坐骨神経を圧迫することに関連があるとされている．しかしその症状は，大腿筋膜張筋や下腿外側部の筋緊張亢進，短縮，痛みやしびれに関連することもある．梨状筋症候群に対しては，梨状筋の収縮弛緩を反復して行うことや持続的にストレッチングすることにより症状の改善がみられる．

> **Memo**
>
> **神経ダイナミクス**
> 中枢神経と末梢神経は，機械的，電気的，化学的に連続している．脊柱や上肢・下肢の運動により，脊柱管を通る脊髄神経，そして四肢・体幹を走行する末梢神経自体に運動が生じることを神経ダイナミクスという．PNSに対して行われる神経ダイナミクス検査では，伸張されるとビリビリ感が生じることを利用している．

PKB：
prone knee bend

NPCN：
neuropathic compression neuropathy

PNS：
peripheral nerve sensitization

表1 大腿神経および坐骨神経に関与する腰神経根と仙骨神経根，それぞれに関連する知覚障害，筋力低下，反射減弱，神経ダイナミクス検査

神経根	知覚障害	筋力低下	反射減弱（消失）	神経ダイナミクス検査
L2	大腿前内側	腸腰筋	内転筋反射	femoral slump test
L3	膝前内側	大腿四頭筋	膝蓋腱反射	femoral slump test
L4	下腿内側（内果）	前脛骨筋	中殿筋反射	femoral slump test
L5	足背	長母趾伸筋	内側ハムストリングス	slump test
S1	足部後外側	腓腹筋	アキレス腱反射	slump test

神経症状（殿部，下肢）を有する腰痛に対する評価

▶神経症状を呈する4つの主な状態と関連する検査

　理学療法の評価として，問診，姿勢，自動運動検査，スクリーニング検査，神経触診，神経ダイナミクス検査，感覚や反射，筋力検査などによる神経学的検査，脊椎分節検査，疼痛誘発検査などが実施される。

　神経症状が中枢神経による影響が強い場合（例えば幻肢痛や刺激を起こしている損傷とは不釣り合いな激しい疼痛などが特徴的である複合性局所疼痛症候群（CRPS）などでLANSS score[3,4]が12点以上の場合）には，神経原性感覚過敏（NPSH）と分類される。このような場合には，徒手理学療法が無効であることが多い一方でmirror therapy[6]やmotor imagery training[7]などが有効であることが報告されている。

　局所的な筋骨格異常により生じる神経症状に対しては，関節位置異常を修正させる関節モビライゼーション[8,9]により治療可能であることが報告されている。

　神経症状が強い場合には，神経学的検査にて伝導障害，つまり知覚低下，反射減弱または消失，筋力低下が特徴であるNPCNと鑑別されるか，神経学的検査は正常であるものの大腿神経に対するfemoral slump testや坐骨神経に対するslump testなどの神経ダイナミクス検査にて陽性となるPNSであると鑑別される。

CRPS：
complex reginal pain syndrome

LANSS：
Leeds assesment of neuropathic signs and symptoms pain scale

NPSH：
neuropathic sensory hypersensitibity

> **Memo　mirror therapy**
> 鏡を設置して健側の上肢や下肢の運動を行い，そのときに両側の上下肢が対称的に運動できていることを視覚的に認識することにより，麻痺や症状が強い四肢の症状を改善させる。
>
> **motor imagery training**
> 上下や左右，表裏などを変化させた画像を見せて，左右どちらであるかという側方性を考えさせることにより皮質再編成を目指す。

▶神経症状（殿部，下肢）を有する腰痛に対して評価すべき神経ダイナミクス検査および疼痛誘発検査

　大腿神経症状に対する神経ダイナミクス検査として，femoral slump testがある。坐骨神経症状に対する神経ダイナミクス検査として，slump test，下肢伸展挙上検査（SLR test），Lasègue test，そして梨状筋症候群に対するFADIR（FAIR）testについて説明する。

SLR：
straight leg raising

FADIR：
flexion-adduction internal rotation

● slump test

　患者の両手を体幹の後方で組んだ椅子座位として，頚部を屈曲させた状態から足関節を背屈させたまま膝関節を伸展させる。下肢後面における症状の有無を確かめ，頚部を伸展させたときに症状が改善していれば坐骨神経症状であると判断する。頚部の伸展で症状が改善しない場合には，その症状はハムストリングスの伸張痛であると判断する（図1）。

神経症状（殿部，下肢）を有する腰痛

● femoral slump test

　患者を側臥位として，下方の膝関節を抱えるように把持させた状態より，頸部を屈曲位のまま，上方となる下肢の膝関節を屈曲，足関節を底屈した状態で股関節を伸展させる。大腿前面に症状が誘発され，頸部の伸展にて減弱すれば大腿神経症状が陽性，頸部の伸展で症状が変化しなければ大腿四頭筋の伸張痛と判断する（図2）。

図1　slump test

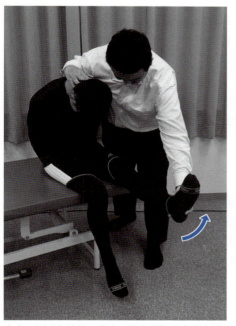

患者の両手を体幹の後方で組んだ椅子座位より，頸部を屈曲させて足関節を背屈させたまま膝関節を伸展させる。下肢後面の症状が，頸部を伸展させたときに改善すれば坐骨神経症状，頸部の伸展で改善しない場合にはハムストリングスの伸張痛と判断する。

図2　femoral slump test

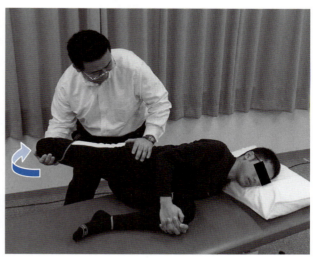

患者を側臥位，下方の膝関節を抱えさせた姿勢より，頸部を屈曲位のまま，上方となる下肢の膝関節を屈曲，足関節を底屈した状態で股関節を伸展させる。大腿前面に症状が誘発され，頸部の伸展にて減弱すれば大腿神経症状が陽性，変化しなければ大腿四頭筋の伸張痛と判断する。

Clinical Hint

大腿神経症状の検査法の変遷

　大腿神経に対する神経ダイナミクス検査として，従来は腹臥位で膝関節を屈曲させるPKBが行われてきた。その後，坐骨神経に対する神経ダイナミクス検査としてslump testが一般的となり，頸部の屈伸運動の重要性が認識されるようになった。PKBは，ベッド端が対象者の胸部となるように腹臥位となり，頸部を屈曲した状態から膝関節を屈曲させて股関節を伸展させた姿勢を保持して，頸部を伸展させて大腿神経症状が軽減するかを検査してきたが，現在では側臥位でのfemoral slump testがより一般的となってきた。

● SLR test

　患者を背臥位として，膝関節を伸展位のまま股関節を屈曲させていく．検査者の頭側の手を膝より上部にあてて膝関節伸展位を保ちながら，尾側の手にて下腿遠位を把持して持ち上げる．本検査の弱点としては，症状の原因が坐骨神経症状であるかハムストリングスの伸張痛であるかについて鑑別することが困難であることが挙げられる（**図3**）．

● Lasègue test

　患者を背臥位として，股関節と膝関節を90°屈曲位とし，膝関節を伸展させていく．SLR testと同様の弱点が挙げられる．

● FADIR（FAIR）test

　患者を背臥位として，股関節を60〜90°屈曲，膝関節を90°屈曲させ，股関節を内転・内旋させる．非対称的な殿部の伸張痛は梨状筋症候群を示唆する．

神経症状（殿部，下肢）を有する腰痛に対する理学療法

▶NPCNがある場合の理学療法の考え方

　NPCNがある場合には，一般的に椎間孔部での神経根の絞扼などにより神経の伝導障害が生じる．その結果，知覚障害，筋力低下，腱反射減弱が生じる．この伝導障害を改善させるためには，椎間孔狭窄などを拡大させ，神経への圧迫を改善させる関節モビライゼーションなどの治療手技が選択されるべきであり，棘突起に対して後前運動や横断圧迫を行うこと[1]やマリガンコンセプトによる持続的自然椎間関節滑走法（SNAGs）[10]などが行われる．棘突起に対して上方にグライドを加えるSNAGsは，患者を四つ這い位にさせた状態で，理学

SNAGs：
sustained natural apophyseal glides

図3 SLR test

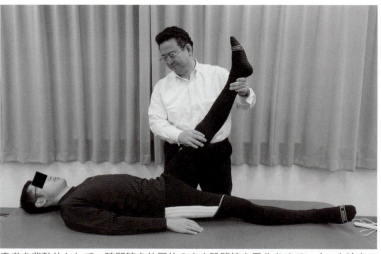

患者を背臥位として，膝関節を伸展位のまま股関節を屈曲させていく．本検査の弱点としては，症状の原因が坐骨神経症状であるかハムストリングスの伸張痛であるかについて鑑別が困難であることが挙げられる．

療法士の手掌基部にある豆状骨遠位の軟部組織を上位椎体棘突起に当てながら，対象者が殿部を踵に近づけるようにする動作を反復することにより行われる。

▶PNSがある場合の理学療法の考え方

伝導障害があるNPCNとは異なり，神経過敏症状だけがある場合には，基本的には神経の滑走性を改善させることにより，神経過敏症状を改善できると考えられている[2, 11]。腰部から大腿後面を経由して膝以遠までの神経症状が特徴的な坐骨神経痛と，大腿前面を経由して膝以遠までの神経症状が特徴的な大腿神経痛が代表的である。坐骨神経痛に対してはslump testが陽性であることが多く，大腿神経痛に対してはfemoral slump testが陽性であることが多い。なお，坐骨神経痛と大腿神経痛のそれぞれに対する有効な治療手技として神経モビライゼーションがあり，それぞれに対するいくつかのホームエクササイズが知られている。

●腰部から膝以遠までの坐骨神経の神経症状に対する坐骨神経の神経モビライゼーションとホームエクササイズ

坐骨神経に対する神経モビライゼーションでは，対象者は神経症状側を上にした側臥位になり，理学療法士は基本的に第5腰椎棘突起を床方向に押しながら，アシスタントが他動的に上側の下肢に対して他動的にSLRを反復して行う。なお，患者には，SLRで股関節が屈曲したときに頚部の伸展を，SLRを緩めたときに頚部の屈曲を行うように指示する。この運動を行うことで，拡大された椎間孔にて坐骨神経は神経ダイナミクスにより，繰り返し滑走運動を反復することになり，坐骨神経による神経症状は改善する（図4）。

図4　坐骨神経に対する神経モビライゼーション

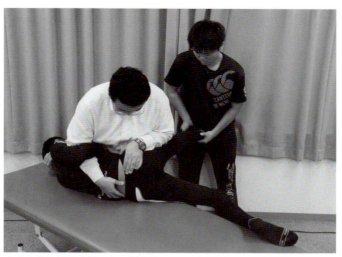

患者を坐骨神経症状がある側を上にした側臥位として，理学療法士は第5腰椎棘突起を床方向に押し下げる。アシスタントは上の下肢に対して足関節を背屈しながらSLR運動を反復して行う。患者にはSLRで股関節の屈曲に合わせて頚部の伸展運動を，股関節の伸展に合わせて頚部の屈曲運動を行うように指示する。この運動により坐骨神経は尾側方向に繰り返し滑走運動することになり，坐骨神経症状は改善する。

坐骨神経症状がある場合に用いられる神経モビライゼーションの手技を応用したホームエクササイズは，次のとおり行う。患者は坐骨神経に対するスライダーテクニックとして，患者は椅子座位として，第5棘突起を痛みがある方向から遠ざける方向に押しながら，頚部を屈曲する（図5a）。そして頚部を伸展しながら足関節を背屈した状態を維持しながら膝関節を伸展する（図5b）。この2つの姿勢を交互に反復することにより坐骨神経を滑走させ，坐骨神経症状の回復を目指す。

● 腰部から膝以遠までの大腿神経の神経症状に対する大腿神経の
　神経モビライゼーションとホームエクササイズ

　大腿神経に対する神経モビライゼーションでは，患者は上半身をベッド端から出した腹臥位になり，理学療法士は神経症状がある側に立つ。基本的に第2腰椎棘突起を痛みから遠ざける方向，第3腰椎棘突起を痛みに近づける方向に押しながら，他動的に膝関節屈伸運動を反復して行う。膝関節の屈曲に合わせて頚部を伸展し，膝関節の屈曲を緩めるときに頚部を屈曲するように指示する。これにより，拡大された椎間孔にて大腿神経は神経ダイナミクスにより，繰り返し滑走運動を反復することになり，大腿神経による神経症状は改善する。

　大腿神経の症状に対するスライダーテクニックを応用したホームエクササイズとして，患者は症状がある側を上側とした側臥位となり，非症状側の下側の膝を把持しながら，頚部を屈曲する（図6a）。そして頚部を伸展しながら膝関節の屈曲を維持しつつ股関節を伸展する（図6b）。この2つの姿勢を交互に反復することにより大腿神経を滑走させ，大腿神経症状の回復を目指す。この代

図5　坐骨神経に対する神経モビライゼーションのホームエクササイズ

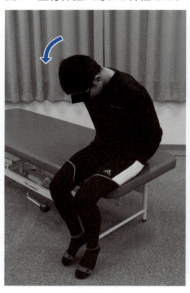 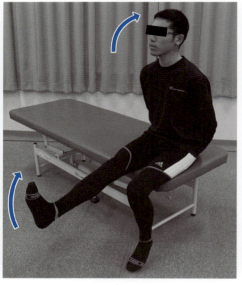

　　　　　　　a　　　　　　　　　　　　　　b

患者は椅子座位として，第5棘突起を痛みがある方向から遠ざける方向に押しながら，頚部を屈曲する（**a**）。そして頚部を伸展しながら足関節を背屈して膝関節を伸展する（**b**）。この2つの姿勢を反復することにより坐骨神経を滑走させることにより坐骨神経症状の回復を目指す。

図6 大腿神経に対する神経モビライゼーションのホームエクササイズ

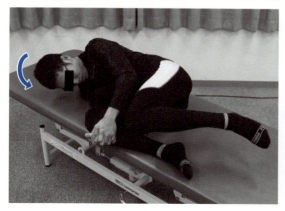
a

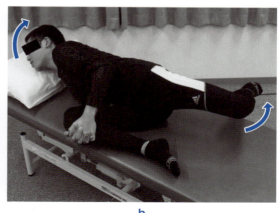
b

患者は症状がある側を上側とした側臥位となり，非症状側の下側の膝を把持しながら，頚部を屈曲する(**a**)。そして頚部を伸展しながら膝関節屈曲を維持しつつ股関節を伸展する(**b**)。この2つの姿勢を交互に反復することにより大腿神経を滑走させ，大腿神経症状の回復を目指す。

替方法として，患者は立位となり，症状側の膝関節を屈曲させて下腿遠位を把持しながら，頚部を屈曲する。そして頚部を伸展しながら膝関節の屈曲を維持しつつ股関節を伸展する。この2つの姿勢を交互に反復することにより大腿神経を滑走させ，大腿神経症状の回復を目指す。

● 殿部に生じる神経症状である梨状筋症候群に対する理学療法

　殿部に生じる神経症状は梨状筋の短縮や過緊張による梨状筋症候群として知られている[11]。梨状筋症候群に対する治療では，腹臥位にて仙骨上部と大転子を結んだ梨状筋領域を手指の先端にてマッサージする方法(図7a)，または背臥位で腰椎を回旋させるとともに，股関節屈曲・内転させストレッチさせながら理学療法士の肘を利用してマッサージする方法が行われる(図7b)。また，背臥位にて股関節を90°屈曲，内転位より股関節の内外旋運動を反復して行うことにより梨状筋の緊張を低下させるとともに，梨状筋症候群の症状を軽減させる方法を行う(図7c)。さらに，梨状筋症候群に対するホームエクササイズとしては，症状側の股関節を90°以上屈曲・内転させて，梨状筋の伸張と弛緩を交互に行う反復運動があり，効率的な梨状筋症候群の改善を目指す(図7d)。

おわりに

　本項では，整形外科やリハビリテーション科の外来にて診療することが多い殿部や下肢に神経症状を有する腰痛に対する評価と理学療法について解説した。これらの神経症状は多くの場合，患者の日常生活活動(ADL)やスポーツ活動，睡眠などに影響を与える。十分な問診や姿勢評価，神経学的評価，神経ダイナミクス検査などにより，適切な理学療法が選択され，患者の症状が効率よく改善されることを期待している。

図7 梨状筋症候群に対する理学療法とホームエクササイズ

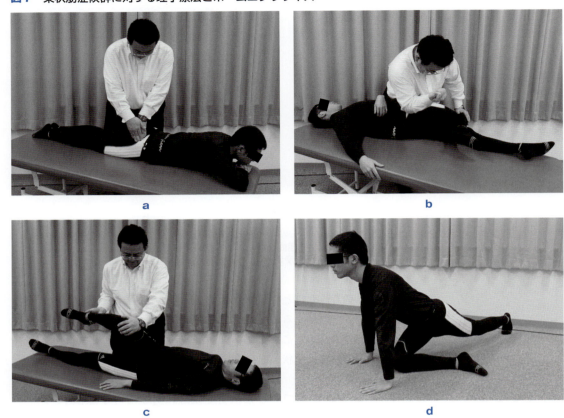

患者は腹臥位となり，理学療法士は仙骨上部と大転子を結んだ梨状筋を手指でマッサージする（**a**）。あるいは，患者に腰椎の回旋および股関節と膝関節の屈曲を行わせて，理学療法士は肘を利用して梨状筋をマッサージする（**b**）。また，患者を背臥位にて股関節を90°屈曲，内転位とし，理学療法士が股関節の内外旋運動を反復して行うことにより梨状筋の緊張を低下させる（**c**）。梨状筋に対するホームエクササイズとして，四つ這い位から症状側の股関節を屈曲・内転させて，梨状筋の伸張と弛緩を交互に行い，梨状筋症候群の症状の効率的な回復を目指す（**d**）。

文献

1) Maitland GM, et al：メイトランド脊椎マニピュレーション，原著第7版（赤坂清和，ほか監訳），エルゼビア・ジャパン，2008．
2) 赤坂清和：ニューロパチーと神経過敏による腰痛に対する徒手的理学療法とクリニカルリーズニング．理学療法－臨床・研究・教育，13(1)：7-14, 2006．
3) Bennett M：The LANSS Pain Scale：the Leeds assessment of neuropathic symptoms and signs. Pain, 92(1-2)：145-157, 2001.
4) Hall T, et al：Neurodynamics：when and why? Oxford Textbook of Musculoskeletal Medicine, 2nd edition (Hutson M, et al, eds), Oxford University Press, Oxford, 2015.
5) 痛みと鎮痛の基礎知識　http://www.shiga-med.ac.jp/~koyama/analgesia/pain-spinal.html（2017年12月30日閲覧）
6) Bittar RG, et al：Deep brain stimulation for phantom limb pain. J Clin Neurosci, 12(4)：399-404, 2005.
7) Moseley GL, et al：Targeting cortical representations in the treatment of chronic pain：a Review. Neurorehabil Neural Repair, 26(6)：646-652, 2012.
8) Moiler K, et al：The role of fibular tape in the prevention of ankle injury in basketball：A pilot study. J Orthop Sports Phys Ther, 36(9)：661-668, 2006.
9) Paungmali A, et al：Hypoalgesic and sympathoexcitatory effects of mobilization with movement for lateral epicondylalgia. Phys Ther, 83(4)：374-383, 2003.
10) Mulligan BR：マリガンのマニュアルセラピー（細田多穂，ほか監訳），協同医書出版社，2002．
11) Butler DS：バトラー・神経系モビライゼーション（伊藤直榮，監訳），協同医書出版社，2000．

疾患別マネジメント（ケーススタディ）

Ⅳ 疾患別マネジメント（ケーススタディ）

1 外傷性頚椎症（むち打ち症）

Abstract
- すべての運動器疾患の評価治療において，生物心理社会的なアプローチが大切であるが，むち打ち症の評価治療においては特に重要となる。
- むち打ち症の治療においては，慢性化させないことが重要である。

はじめに

　外傷が起点になった頚部の痛み（外傷性頚部痛）で，特に交通事故による外傷性頚部痛は車での衝突時の頚部の運動学的特徴から「むち打ち症」ともいわれる。事故後のむち打ち症で特に，被害者の場合は，単純なメカニカルな頚部の問題に加えて心理社会的な要素が複雑に絡み合うことが多く，生物心理社会的なアプローチが必要になることが多い。また，症状が長期化すると中枢神経レベルでの変化が起こってしまい俗にいう慢性疼痛に陥ってしまうため，心理社会的な要素も考慮に入れた患者教育を行い慢性的な症状に移行させないことが重要だといわれている[1, 2]。そのために，介入しなければ慢性化してしまう症例を早期に特定し，限りあるリソースを適切に運用させることが重要で，stratified care model（階層別ケアモデル）[3]という考え方が大切になってくる。

　さらに，手厚い介入が必要ではない患者に対し，必要以上に介入することで逆に心理社会的な問題を作ってしまうこともあり[4]，手厚い介入が必要ない場合は患者の自己効力感を高めることに重きを置き治療者が問題を大きくしないことも重要である。基本的に，むち打ち後のカラーの使用は，回復を阻害する可能性が示されており，愛護的な運動療法や普段通り生活する指導がより効果的な結果に結びつくといわれている[5]。

基本的知識

▶stratified care model

CPR：
clinical prediction rule

　stratified care modelとは，例えばむち打ち患者を一括りとするのではなく，いくつかのサブグループの集合体ととらえ，各サブグループに特異的に反応する治療を行うことである。むち打ちに関するstratified care modelとして，CPRがある。CPRとは，統計学的に最も予測力の高い変数のセットを用いてサブグループに分類することである。CPRは最低限3つある内の2つの研究段階を経たものだけ，臨床応用が検討され，3段階の研究を経たものは臨床で広く使用することが推奨される。むち打ちに関して，臨床応用するにあたり有力なCPRが2つあることが報告されており，ここではその1つを紹介する。

- whiplash prediction rule[6, 7]

　このCPRは外傷後4週以内の急性むち打ち患者が，1年後もしくは6カ月

NDI:
neck disability index

後にNDIが10％以下の完全回復か，もしくはNDIが30％以上の慢性障害ありかを予測するものである（表1）。

▶musculoskeletal clinical translation framework

生物心理社会的なアプローチを実践するうえで，役に立つものに近年公開されたmusculoskeletal clinical translation framework（図1：https://www.

表1 whiplash prediction rule[6]

外傷後6カ月で完全回復	NDI≤32% & 35歳以下	陽性的中率＝80%
外傷後6カ月で完全回復もしくは慢性障害あり	NDI≤32% & 35歳以上	
	NDI＝33～39%	
	NDI≥40% & 35歳以下	
	NDI≥40% & 35歳以上 & PDSのhyperarousalスケール≤6	
外傷後6カ月で慢性障害あり	NDI≥40% & 35歳以上 & PDSのhyperarousalスケール≥6	陽性的中率＝90%

（文献6より引用）

PDS:
posttraumatic diagnostic scale

図1 musculoskeletal clinical translation framework

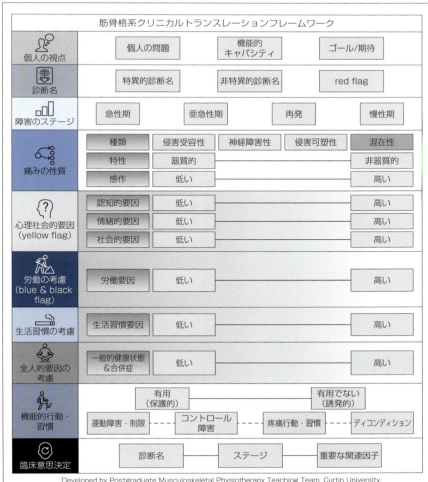

musculoskeletalframework.net/get-the-ebook）がある．詳しくは，原著[8]を参照されたいが，大きく分けて9つの要因を考慮に入れたうえで治療方針を立てていく．

症例情報

　初診から理学療法終了までのすべての臨床判断の内容を表現することは紙面の都合上困難なため，特に初診時の思考の流れに絞って紹介する．

▶基本情報
年齢：20歳（大学生）
性別：男性
診断名：むち打ち症
現病歴：1週間前，軽自動車で交差点にて停止中に後ろから追突され受傷．受傷直後は痛みなく，事故処理を終えた．念のため，自宅近くの整形外科を受診し，MRIと単純X線画像を撮った．診察を待っている間に徐々に頚から肩にかけての張りが出現した．医師からは「画像上特に骨折や靱帯断裂などはないが，ストレートネックであり外力に弱い頚のため，これから痛みが徐々に出てくると思う」と言われ，痛み止めの服用と頚椎カラーの装着が指示された．また，筋力強化と疼痛軽減のため理学療法士に診てもらうようアドバイスを受けた．診察を終えて会計するころに痛みが頚に出現し，肩の張りも痛みに変わった．痛み止めを服用したが症状はあまり変わらず，徐々に痛みが増したため，翌日再び近くの整形外科を受診した．昨日と同じ医師から，「予想通り，痛みが出てきたでしょ」と言われ，それ以上のアドバイスも処置もなく，経過観察のため1週間後に再受診するよう言われた．
　痛み止めを服用していても頚の痛みが日に日に増してくるため，インターネットで理学療法士を検索し，当院を受診した．当院医師からは，重篤な所見がないこと，多くの場合事故直後は興奮状態のため痛みを感じにくいこと，「当院には専門の理学療法士がいるのでなんでも相談するとよい」と言われると，痛みが軽減してくる感じがした．理学療法士の初回評価予約をした次の日から，痛みの程度は徐々に軽減し，持続的な痛みから間欠的な痛みに変化してきた．
既往歴：なし（事故前は症状なし，持病なし）

理学療法評価

▶初回評価
- 観察：待合室で座って待っている間ずっと骨盤後傾・腰椎屈曲・頭頚部屈曲位でスマートフォンを操作していた．頚椎カラーを装着しており，カラーをはずすときは頚を動かさないように注意しながら慎重に動くしぐさが観察さ

外傷性頸椎症（むち打ち症）

- 症状：後頭部からT2付近まで，両肩にかけて間欠痛（疼くような鈍痛）で，事故後3日目から徐々に改善傾向。
- 趣味：車の運転（週末のみ，8時間程度），温泉入浴。
- なぜ痛みがあると思うか？：事故で頸の靱帯が損傷したから。
- 痛みが出るというのはどういうことか？：靱帯損傷が大きくなる。
- 回復を促進するためにはどうしたらよいと思うか？：安静・固定（頸椎カラー）。
- 制限されていること：車の運転（車が廃車のため），頸の動き，勉強中の集中力低下，部活（サッカー：ポジションはフォワード，競技レベルではなく趣味程度）。
- Need：このまま頸の痛みが残ってしまうのか知りたい。よくなる方法があるなら知りたい。インターネットではさまざまな意見があり，温めたほうがよいのか，冷やしたほうがよいのかも知りたい。
- 保険：保険会社から連絡が来ており，事故後の対応は問題なく進んでいる。
- NDI：36％
- ここ2～3日の痛みの強さ（0～10：0＝痛みなし）：3
- ÖMSQ-12-J[9]（1～120：120＝最も悪い状況）：39点（5以上の項目は，質問4「ここ2～3日，痛みや症状が気になるのは1日のうちで何％程度ですか？」（0％＝まったくない，100％＝いつも）：100％，質問5「ここ2～3日，どの程度気が張りつめていたり，不安に感じますか？」（0＝まったくそう感じない，10＝きわめてそう感じる）：7，質問7「現在の症状が改善しない可能性がどの程度あると思いますか？」（0＝まったくない，10＝かなりある）：7）
- PSFS（0＝できない）：声をかけられたときに振り向く動作（3），90分痛みを気にせず勉強に集中する（3），痛みなく通学での1時間の電車移動（座位）ができる（3），いつも通り部活で練習・試合に出る（0）＊
  ＊事故後は運動するとよくないと思うので部活参加は控え，家でなるべく寝ている。サッカーのポジションはフォワードで，「ヘディングなどはもうできないかもしれない」と思う。
- アルバイト：塾教師（週1回）。事故後は休んでおり，雇用先からは「今日の診察結果から今後どうするか相談する」といわれている。塾講師の仕事は好きで，頸の痛みがあってもやれると思う。
- 重篤な所見を示すサイン：5D2N（dizziness：眩暈，diplopia：複視，drop attack：突然の意識消失，dysarthria：構音障害，dysphasia：嚥下障害，nausea：吐き気，nystagmus：眼振）：なし
- 握力のスクリーニング：顕著な低下なし，自覚的にも以前と同じ。
- 手の巧緻性スクリーニング：自覚的には以前と同じ。
- 睡眠障害：事故前は朝まで起きることはなかったが，事故後は寝入るまでいろいろと今後のことを考えて不安になり，ベッドに入ってから3時間くらい寝入るまでかかってしまう。現在は平均すると寝入っている時間は約2時間。
- 枕：低反発ウレタン製枕を1つ使用，特に高くも低くもなく，事故前からずっ

ÖMSQ-12-J：
Örebro musculoskeletal screening questionnaire 12-J

PSFS：
patient specific functional scale

NSAIDs：
non-steroidal
anti-inflammatory
drugs

CCF：
cranio-cervical
flexion

と使用しており使用感はよい。
- 家族：父と母との3人暮らしで実家暮らし（父も母も常勤勤務）。自宅と当院は少し離れており，2週間に1回程度なら来院可能，できればホームエクササイズで何とかしたい。
- 回復関連因子：喫煙なし，糖尿病なし，服薬は非ステロイド性消炎鎮痛薬（NSAIDs）を痛みが強いときのみ。
- 問診での症状の悪化因子スクリーニング：持続的な座位（勉強中を含む）
- 問診での症状の改善因子スクリーニング：立位，歩行
- 姿勢修正での変化：頚部から両肩にかけての症状消失
- 可動域スクリーニング検査：頚部の運動検査は**表2**に示す（頚部自動運動は頚部他動運動の可動性の約60％，疼痛はすべての方向で頚部から両肩にかけて出現）。左右ともに上肢挙上・外転時60°程度から最終域にかけて頚部から両肩にかけての症状誘発。
- 抵抗運動検査：屈曲・伸展・左右回旋・左右側屈すべてにおいて頚部から両肩にかけての症状誘発。
- 反復運動検査：10回ずつ愛護的に繰り返しても，全方向で運動中最終域で症状誘発し，運動後は症状消失。
- 圧痛検査：左右僧帽筋上部線維・左右頭板状筋・左右胸鎖乳突筋の圧痛亢進，これらの圧痛は第1指間腔の圧痛により軽減。
- CCF test：神経感作なし，①24mmHg以下は可能，②持久力テストでは24mmHgの2回目まで可能。
- 目と頚部の協調性スクリーニング検査：特に異常なし。
- 開眼・閉眼バランス：開眼閉眼ともに30秒以上保持可能。

▶解釈（表1に基づく）

■ 個人の視点
- 問題：頚部から両肩にかけての鈍痛とそれによる機能障害と本エピソードによる将来への影響に対する不安。
- 機能制限：頚部回旋・持続的な座位・睡眠不全。
- ゴール・期待：理学療法士に対して予後予測と頚部痛改善方法を教えてほ

表2　頚椎の他動運動検査結果

動作	重度制限	中等度制限	軽度制限	制限なし	他動運動 end feel
頭部前方突出			×		empty*
頭部後退			×		empty*
屈曲		×			empty*
伸展		×			empty*
右回旋		×			empty*
左回旋		×			empty*
右側屈		×			empty*
左側屈		×			empty*

＊文献10参照

しい。自分でホームエクササイズによる治療に前向き。
- 診断名
  - red flagなし。
  - 明らかな構造的破綻なし。
- 障害のステージ
  - 亜急性期
- 痛みの性質
  - 間欠的な疼痛・姿勢修正の反応・自動運動検査・他動運動検査・抵抗運動検査・反復運動検査の結果よりメカニカルな疼痛と考えられる。
  - 圧痛検査の結果，下降性の疼痛抑制は働いていることが示唆され，間欠的なメカニカルな疼痛であることから疼痛の種類は侵害受容性の要因が多いと考えられる。
  - 現病歴や圧痛，ÖMSQ-12-Jの点数（質問4）から過敏性は高めであると考えられる。
- 心理社会的要因（yellow flag）
  - 認知要素：観察・問診から運動への恐怖，疼痛＝構造的損傷の広がり，回復＝安静という認知面での問題があることが示唆される。また，ÖMSQ-12-Jの点数（質問7）から，自分で予後不良なケースであると思っている可能性が高い。
  - 影響要因：ÖMSQ-12-Jの点数（質問5）からややうつっぽい面が推測され，問診中の表情や睡眠不足，気晴らしである運転やサッカーができないこと，勉強に集中できないことからストレスも高い状態だと推測される。将来への不安もあり，最初の医師の言葉を正確に記憶していることも不安が強く，神経質に思いつめるところがあることが推測される。
  - 社会要因：喫煙歴もなく，部活での運動歴もあり，大きな問題はなさそうだと考えられる。
- 労働の考慮（blue & black flag）
  - blue flag：アルバイト先での話から大きな問題はなさそうだと考えられる。
- 生活習慣の考慮
  - 睡眠不足・事故後の運動不足はあるが，喫煙なく，実家暮らしで食事も取れている。
- 全人的要因の考慮
  - 既往歴・合併症・遺伝性疾患なく，特に問題なし。
- 機能的行動・習慣
  - 自動運動検査と他動運動検査の差から，防御性の反応がみられる。可動域制限があるため動きの機能障害があると考えられる。また，CCF testの結果からも動作のコントロール能力の低下もあると考えられる。しかしながら，めまいや頭痛などの随伴症状[11]もなく目と頸の協調性やバランス機能は保たれている。特にスマートフォン操作時の座位の不良姿勢，座位修正による症状の軽減から，習慣的な姿勢の修正も症状に影響する因子であ

ると考えられる。

➤ 初診時の治療方針

■ clinical dicision making

- NDIの値からCPRによると，慢性化を防ぐための手立てを講じるべき症例であると分析できる。特に，疼痛はメカニカルなものであるのに対してyellow flagが強く表れており，yellow flagの軽減が治療の成功を左右するものであると考え，まずは以下のような方針を立てた。

- 疼痛＝構造的損傷の広がりではないことの説明
- 安静や過剰な保護ではなく，代謝を促し適切な負荷量での刺激が重要であることの説明
- 患者の訴えと機能障害は一致しており，患者が嘘をついているわけでも，わけのわからない病態でもないことを強調したかかわり方
- 睡眠改善
- 習慣的な姿勢の修正[12]
- 愛護的な可動域エクササイズ（頚部深層筋の賦活化[13]を含む）

Memo　生物心理社会的な治療を実践するために

適切な生物心理社会的な治療を実践するためには，力学的な治療だけ，もしくは，心理社会的な治療だけという白黒はっきりしたものは理想的ではないと筆者は考える。筆者は，どちらの治療の要素も常に必要であり，疼痛の種類が侵害受容性疼痛の影響が大きければ力学的な治療の要素が大きくなり，疼痛の種類が非侵害受容性疼痛の影響が大きければ心理社会的な治療の要素が多く必要になると考えている。

具体的な初診時のプログラムは以下の通りとした。

- 疼痛とは何かの説明
- 今の時期は温めても問題ないので，ゆっくりと温泉やお風呂に浸かることで睡眠が改善するか検討すること。
- ベッドで寝ているのではなく，頚椎カラーを使わずに普段通りの生活を送ること。部活へも参加し，まずは頚部に強いストレスのかかるようなロングキックやスライディング，タックル，ヘディングはしないで軽いメニューで症状が本当に悪化するか様子をみてみること。運動中に一時的に頚の痛みが出現しても①5〜10分後に消失する＆②次の日の朝症状が悪化していないならば負荷量は適切であり，この基準にしたがって徐々に運動メニューをアップしていくこと。
- 学校での座位では，腰の後ろに物を入れて骨盤後傾を軽減することで勉強により集中できるか検討すること。
- 通学時など下を向いてスマートフォンを操作しないように工夫する[14,15]ことで，1時間の電車移動（座位）での症状に変化があるか検討すること。

- 骨盤中間位で，肩甲骨を軽度リトラクションして内転させ，頚椎を伸ばして背が高くなるようにする。このエクササイズはクリニックで練習し，ホームエクササイズとして毎日行う。この姿勢を10秒間以上保持し，1時間に2回以上行う。
- 表層の筋を使わないでゆっくりとコントロールされた上位頚椎の屈曲運動（図2）を行う。10秒収縮の10回反復を1日2回行う。
- 頚部の姿勢を整えた座位で，痛みが悪化しない程度に愛護的に自動回旋（左右10回/セット）を1〜2，3時間おき。調整する場合は，ポジションや頻度よりも強度（可動域）を先に調整すること。

▶初回から1週間後のフォローアップ

- 主観的情報（Subjective）：温泉でゆっくり入浴することで気分がリフレッシュし，寝入りやすくなった。今は6時間程度熟睡できている。カラーは使用しておらず，普段通りの生活リズムで生活するようにしている。部活に参加し，軽いメニューでは頚部の痛みは悪化せず，むしろ忘れている時間がある。アルバイトも復帰し，周囲も何かと気にかけてくれて特に悪化するような徴候はない。勉強する際は腰の後ろにバスタオルを入れると姿勢がよくなり，症状が大幅に軽減された。それによって集中がそがれることがかなり少なくなった。通学時にはなるべくスマートフォンの画面を顔の高さにし，殿部を背もたれ深く入れてから座るようにすることで電車移動時の頚の症状は大幅に改善されている。姿勢修正エクササイズの実行率は100％ではないが，思い出すたびに行っている。概ね，1日に10回程度行っている。上位頚椎の屈曲運動は忙しくてできない日も1〜2日あったが，できる日は夕方と寝る前に2回行っている。頚部の回旋運動はおおむね1日4〜5セット程度できている。1週間前と比べると痛みが強くなるまでの可動域が広がってきたのを感じる。このまま運動を続けるとさらによくなる気がしている。
- 客観的情報（Objective）：待合室で待っている際の座位姿勢は大幅に改善した。表情も時折笑顔が出るようになった。
- NDI：20％

図2 筋のコントロール能力改善エクササイズ

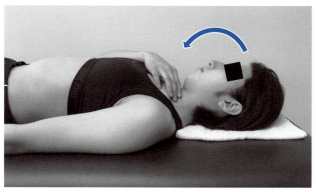

CCF testと同じ姿勢で，正面の天井から立てた膝の少し上を見るように視点も一緒に動かしながらゆっくりと軽くうなずき運動を行う。運動中胸鎖乳突筋や斜角筋を触診し，うなずく前にリラックスしていることを確かめる。筋の収縮が感じはじめるところまでうなずき運動をし，その状態で10秒間保持する。

- ここ2～3日の痛みの強さ（0～10：0＝痛みなし）：2
- PSFS：声をかけられたときに振り向く動作（5），90分痛みを気にせず勉強に集中する（6），痛みなく通学での1時間の電車移動（座位）ができる（6），いつも通り部活で練習・試合に出る（3）。
- 評価（Assessment）：上肢挙上・外転約90°で頚部から肩にかけての症状が誘発。頚椎可動域も初期評価時より改善しているものの依然，頭部前方突出・頭部後退は軽度制限，それ以外の動きは中等度制限で他動運動end feelはempty。
- 抵抗運動検査：初期評価時と同じ結果
- CCF test：神経感作なし，①26 mmHg以下は可能，②持久力テストでは26 mmHgの1回目まで可能。
- 計画・治療（Plan）：初期評価の仮説通り，治療プログラムが奏効し順調な改善を示していると考えられる。自己効力感も高まっていることが推察される。患者はまじめな性格で，医療者の言動に強く影響を受けるタイプであると考えられる。したがって，エクササイズの実行率に対する厳しいコメントやさらなるエクササイズの投入による精神的ストレスを与えることは回復を阻害しかねないと判断した（**Memo**参照）。そこで，「今回のエクササイズの実行率はこちらが想定していたもの以上の達成で，頑張った証である」と患者を誉め，「順調な回復であること」を強調し，今までのメニューを継続することにした。

> **Memo** 疼痛管理は免疫状態も考慮して
> 　近年の研究によって，免疫系が疼痛や精神状況に影響することがわかってきている[16]。したがって，睡眠時間を確保し，適度な運動と規則正しい生活を送ることは，精神的に作用して疼痛の閾値を高めるだけではなく，物理的に局所の炎症を抑え，組織の感作を抑えるという意味でも重要である。

エクササイズのプログレッション

　症状の軽減と可動域の拡大に従い，徐々に頚部深層屈筋への弱いエクササイズから負荷量を上げていく必要がある。ホームエクササイズの例[17]を**図3～5**に示す。

理学療法終了の目安

　むち打ちに関するオーストラリアの診療ガイドライン[18]では，最低限のフォローアップは，初診後1週間，3週間，6週間，3カ月の時点で行うとされている。疼痛スケールとNDIで10％以上の改善がみられて「改善あり」と判断する。適切にマネジメントが行われていれば初診後6週の時点では，45％以上の人において回復（疼痛スケール＜3/10＆NDI＜8/100）し，初診後3カ月後には半数が機能障害も動作への不安もなく理学療法が終了しているといわれている。

図3　頚部伸筋群のエクササイズ

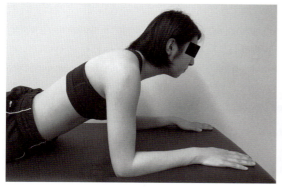
a

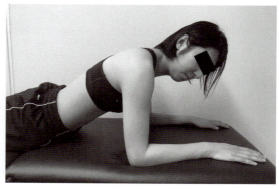
b

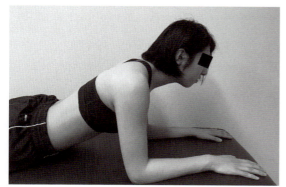
c

翼状肩甲にならないように肩甲胸郭関節のアライメントを整えたうえで行う。
a：この姿勢をたもったまま顎に集中し，「Yes」とうなずく動きをする。
b：この姿勢を保ったまま「No」と頚を振るようにゆっくりと頚椎を左右に30°程度回旋する。
c：頚椎の屈曲位からretractionを行う。その際，視線は両腕の中間を維持する。
これらa～cのエクササイズは1セット5回反復から始める。徐々に3セットできるまで練習し最終的には，10回反復を3セットできるまで行う。

図4　頚椎回旋筋群トレーニング

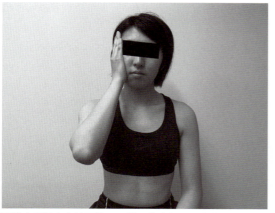

頚椎中間位から等尺性の頚椎回旋を行う。全力の10%程度の努力で5秒間行う。左右交互に5回ずつ行う。

図5　頭部挙上トレーニング

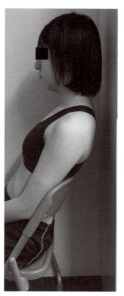

痛みが治まってきたら徐々にこのようなエクササイズを開始するが，運動中痛みを引き起こさない負荷で行う。
椅子に寄りかかって，頭が壁に触れているところから頭を少しだけうなずく動作で頭を壁から離し，その姿位を5秒間保持する。最初は2～3反復を3セットから始め，5回反復を3セットできるまで行う。寄りかかる程度を多くするほど運動強度は増す。

文献

1) Sterling M：Physiotherapy management of whiplash-associated disorders (WAD). J Physiother, 60(1)：5-12, 2014.
2) Meeus M, et al：The efficacy of patient education in whiplash associated disorders：a systematic review. Pain Physician, 15(5)：351-361, 2012.
3) Foster NE, et al：Stratified models of care. Best Pract Res Clin Rheumatol, 27(5)：649-661, 2013.
4) Côté P, et al：Early aggressive care and delayed recovery from whiplash：Isolated finding or reproducible result? Arthritis Rheum, 57(5)：861-868, 2007.
5) Teasell RW, et al：A research synthesis of therapeutic interventions for whiplash-associated disorder (WAD)：part 2 - interventions for acute WAD. Pain Res Manag, 15(5)：295-304, 2010.
6) Ritchie C, et al：External validation of a clinical prediction rule to predict full recovery and ongoing moderate/severe disability following acute whiplash injury. J Orthop Sports Phys Ther, 45(4)：242-250, 2015.
7) Ritchie C, et al：Derivation of a clinical prediction rule to identify both chronic moderate/severe disability and full recovery following whiplash injury. Pain, 154(10)：2198-2206, 2013.
8) Mitchell T, et al：Musculoskeletal Clinical Translation Framework：From Knowing to Doing. 2017：http://hdl.handle.net/20.500.11937/58046.
9) Takasaki H, et al：Cross-cultural adaptation of the 12-item Örebro musculoskeletal screening questionnaire to Japanese (ÖMSQ-12-J), reliability and clinicians' impressions for practicality. J Phys Ther Sci, 29(8)：1409-1415, 2017.
10) Kaltenborn FM, et al：Manual Mobilization of the Joints：Joint Examination and Basic Treatment. Volume II. The Spine, 6th ed, Oslo, Norway, Norli, 2012.
11) Treleaven J, et al：Characteristics of visual disturbances reported by subjects with neck pain. Man Ther, 19(3)：203-207, 2014.
12) Horton SJ, et al：Changes in head and neck posture using an office chair with and without lumbar roll support. Spine (Phila Pa 1976), 35(12)：E542-E548, 2010.
13) Falla D, et al：Recruitment of the deep cervical flexor muscles during a postural-correction exercise performed in sitting. Manual Therapy, 12(2)：139-143, 2007.
14) Choi JH, et al：An analysis of the activity and muscle fatigue of the muscles around the neck under the three most frequent postures while using a smartphone. Journal of physical therapy science, 28(5)：1660-1664, 2016.
15) Kim SY, et al：Effect of duration of smartphone use on muscle fatigue and pain caused by forward head posture in adults. J Phys Ther Sci, 28(6)：1669-1672, 2016.
16) Verma V, et al：Nociception and role of immune system in pain. Acta Neurol Belg, 115(3)：213-220, 2015.
17) Jull G, Sterling M：Whiplash injury recovery：a self help guide, 2nd ed, Brisbane, QLD, The University of Queensland, 2011.
18) TRACsa：Clinical guidelines for best practice management of acute and chronic whiplash associated disorders：Clinical resource guide. Adelaide：Trauma and Injury Recovery, South Australia, 2008.

Ⅳ 疾患別マネジメント（ケーススタディ）

2 頸椎椎間板ヘルニア

Abstract
- 左上肢の痺れが主訴の本症例は，C5/6椎間孔拡大操作とC6神経滑走操作による疼痛除去テストで一時的に症状が改善することから，C5/6椎間孔の狭窄により，C6神経の絞扼，滑走性障害が病態であると仮説を立てた．また，胸椎伸展可動性低下により頸椎伸展位となるアライメントが椎間孔狭窄，C6神経絞扼メカニカルストレスを増大させる悪化因子であると仮説を立て，理学療法を行った．
- 胸椎伸展可動性改善に向け理学療法を展開した結果，理学療法介入3カ月半後に痺れはNRS10→0と改善した．頸椎椎間孔が拡大されC6神経絞扼メカニカルストレスが減少，C6神経の滑走性が向上したため症状改善したと推測する．
- 病態分類（疼痛部位の構造学的推論）し，患部，隣接関節の機能不全を評価・治療することが理学療法のポイントとなる．

症例情報

NRS：
numerical rating scale

BMI：
body mass index

▶一般的情報
年齢：76歳
性別：男性
身長：164 cm
体重：59 kg
BMI：21.9（正常値：18.5～25.0）
主訴：常に左上肢の痺れと，両頸部痛がある．
ホープ：痺れと痛みを治し，もう一度スポーツをしたい．
参加スポーツ：ゴルフ，ジョギング，硬式テニスなど

▶医学的情報
診断名：頸椎症性神経根症，変形性脊椎症

▶画像情報
　単純X線画像において，C5/6レベルの左回旋（**図1a**），頸椎の変形，骨硬化像，骨棘形成（**図1b**），C5/6レベルの過可動性を認める（**図1c, d**）．
　MRIにおいて，矢状断像ではC5/6レベルとC6/7レベルで軽度の椎間板の膨隆を認める．C5/6椎間レベルの水平断像は，椎間板の膨隆と黄色靱帯の肥厚による左椎間孔狭窄を認める（**図2b**）．

▶現病歴
　2015年8月頸部痛出現．同年10月中旬より左上肢の痺れと背部痛が出現し，左肩挙上や左腕振りが困難になった．痺れ，痛みが強く，日常的に行っていた散歩も困難となった．その後民間療法を受けたが症状改善はなく，同年12月

中旬に整形外科を受診し理学療法開始となった。

図1 単純X線画像

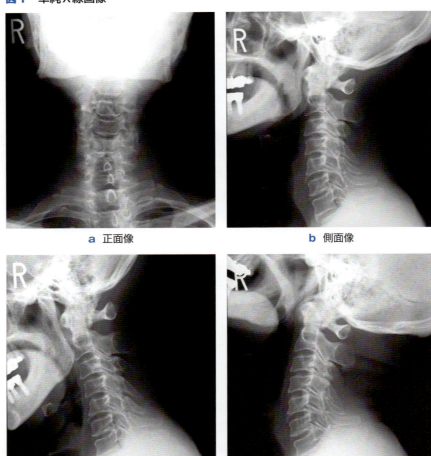

a 正面像

b 側面像

c 側面像（屈曲）

d 側面像（伸展）

図2 MRI（T2強調画像）

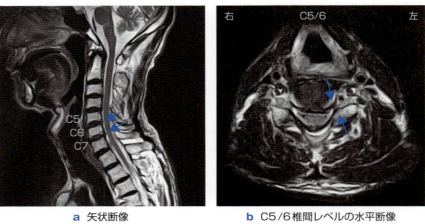

a 矢状断像

b C5/6椎間レベルの水平断像

理学療法評価

▶疼痛評価（図3）
- 安静時痛：左上肢痺れ（＋）
- 同一姿勢時痛：左上肢痺れ（＋）
- 動作時痛：頸部伸展動作にて左上肢痺れ増強，側屈動作・回旋動作にて両頸部疼痛（＋）

▶アライメント・可動性評価
頸部可動性はCROMをPerformance Attainment Associates社製にて計測した。頸部可動性評価結果を**表1**に示す。頸部伸展時に左上肢の痺れが再現された。

▶姿勢評価
端座位（**図4**）は，頭部前方位，胸椎後弯が強く，自動運動での頭部後方への姿勢修正は不可。

▶筋出力評価（MMT）
上肢筋出力に左右差は認めない。

MMT：manual muscle testing

図3　疼痛評価

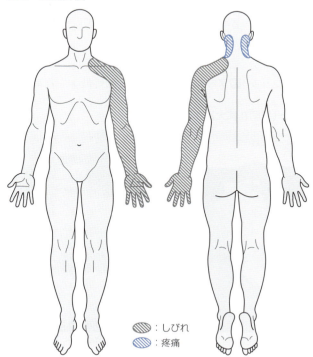

: しびれ
: 疼痛

表1　頸部可動性評価結果

運動方向	角度[°]	備考
屈曲	50	
伸展	50	左上肢痺れ（＋）
右側屈	30	両頸部疼痛（＋）
左側屈	30	両頸部疼痛（＋）
右回旋	60	両頸部疼痛（＋）
左回旋	60	両頸部疼痛（＋）

図4　端座位姿勢

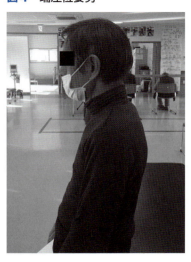

➤感覚検査
表在感覚の左右差は認めない。

➤provocation test（右／左）
- 橈骨神経：－／＋，正中神経：－／－，尺骨神経：－／＋

➤整形外科的テスト
- Jackson compression test：＋
- Spurling's test（右／左）：－／＋

➤疼痛除去テスト
●椎間孔拡大操作[1]（図5）
　C5/6椎間孔拡大操作にて安静時左上肢痺れが改善する。しかし，頚椎伸展動作にて痺れが再発する。

●神経滑走操作[1]（図6）
　C6神経滑走操作にて安静時左上肢痺れが改善する。しかし，頚椎伸展動作にて痺れが再発する。

●筋膜アプローチ[2]
- 浅筋膜アプローチ：痺れ，頚部痛著明な変化なし。
- 深筋膜アプローチ：痺れ著明な変化なし。頚部痛改善。

➤胸椎可動性評価
　PAモビライゼーション（図7）にてT1・T2の可動性低下を認めた。

図5　疼痛除去テスト（椎間孔拡大操作）

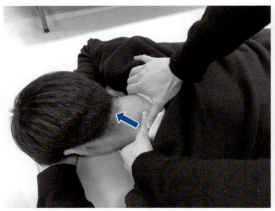 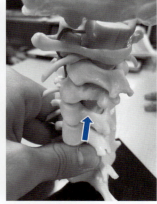

患者を腹臥位にし，拡大したい椎間孔と反対方向に頚部をやや側屈させた肢位をとらせる。軟部組織を介し椎弓に母指をあてがい，反対側の目の方向（45°上方）に椎間孔を拡大する[1]。

図6 疼痛除去テスト（神経滑走操作）

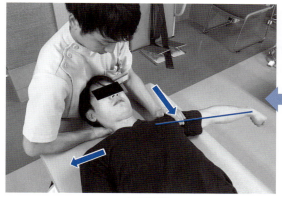
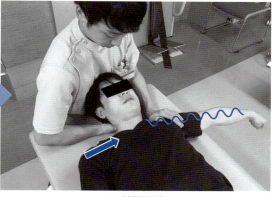

a 神経伸張　　　　　　　　　　　　　　　b 神経弛緩

患者を背臥位にし，痺れが出ない程度に上肢を外転させ神経を適度に伸張させた肢位をとらせる。頸椎棘突起に母指と示指の間の溝をあてがい，さらに外転させた上肢と反対方向に牽引，反対側の手は肩甲帯に手をあてがい下制させ，神経を伸張する。牽引を解除し神経を弛緩させる。この手技を数回繰り返し神経の滑走性を向上させる[1]。

図7 PAモビライゼーション

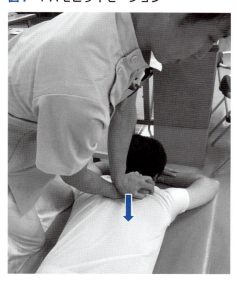

患者を腹臥位にし，棘突起を上方からベッドに向かって垂直方向に圧迫し，抵抗感を感じながら胸椎の硬さを評価・治療する。

> **Memo** 神経根症状と神経滑走性障害の判別
>
> 　疼痛除去テスト（椎間孔拡大操作）を行うことで神経根の圧迫を軽減することができ，痺れが改善する症例は多い。ここで注意が必要なのは神経根症状なのか，神経滑走性障害なのか判別することである。障害部位と同一髄節レベルの筋力低下，知覚低下，反射の異常[3]を認めると神経根症状，それらを認めない場合は，神経滑走性障害の可能性が高い。

▶統合・解釈

　本症例の主訴は常時出現する左上肢の痺れである。MRI所見は，C5/6椎間レベルの水平面像で椎間板の膨隆と黄色靱帯の肥厚による左椎間孔狭窄を認める。椎間孔を狭窄するJackson compression testやSpurling's testは陽性であ

る。また，椎間孔が狭窄される頚椎伸展動作にて左上肢の痺れが増強する。C5/6椎間孔拡大操作，C6神経滑走操作による疼痛除去テストで安静時左上肢の痺れが一時的に改善する。しかし，神経根絞扼症状に特徴的な，筋力低下や知覚低下[3]は認めない。このことから，本症例の病態は，神経根症状はなく，椎間孔が狭窄し神経根の通り道が狭くなり，C6神経の滑走性障害が起きたことで，左上肢の痺れが出現していると仮説を立てた。

疼痛除去テスト（C5/6椎間孔拡大操作，C6神経滑走操作）にて一時的に症状は改善するが，頚椎伸展動作にて痺れがすぐに再発した。X線所見において，頚部屈曲，伸展時にC5/6レベルの過可動性を認め，胸椎可動性評価では，上位胸椎の可動性が不足していることが明らかとなった。また，姿勢は頭部前方位，胸椎後弯位が強い。これらのことから，胸椎伸展可動性低下により頚椎伸展位となるアライメントがC5/6椎間孔狭窄，C6神経絞扼メカニカルストレスを増大させる悪化因子であると仮説を立てた。

以上の問題点の改善が必要であると考え，①C5/6椎間孔狭窄に対しては椎間孔拡大ストレッチ，②C6神経滑走性障害に対しては橈骨神経滑走運動（スライディングテクニック），③胸椎可動性低下に対しては徒手的にPAモビライゼーションと胸椎多裂筋滑走性向上アプローチ，cat-dog運動，④頭部前方位，胸椎後弯位の姿勢に対しては姿勢指導を試みた。

理学療法と効果

▶理学療法内容

● 頚椎椎間孔拡大ストレッチ（図8）

左椎間孔拡大を目的に，頚部屈曲＋右側屈ストレッチを行った。

図8　椎間孔拡大ストレッチ

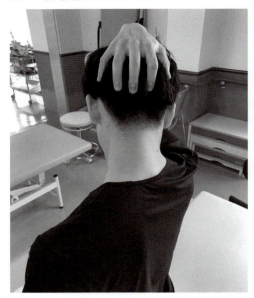

●橈骨神経滑走運動（図9）

末梢神経の滑走性向上を目的に，橈骨神経滑走運動（スライディングテクニック）を行った。

●胸椎伸展可動性向上

胸椎伸展可動性の改善を行う目的で，徒手的にPAモビライゼーション（図7）と胸椎多裂筋滑走性向上アプローチ（図10），セルフエクササイズとしてcat-dog運動（図11）を行った。

●姿勢指導（図12）

頭部前方位，胸椎後弯位の姿勢保持は，頸椎椎間孔狭窄のメカニカルストレスがかかるため，胸椎伸展位の姿勢をとるように意識することを指導した。

図9 橈骨神経滑走運動（スライディングテクニック）

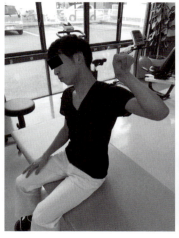
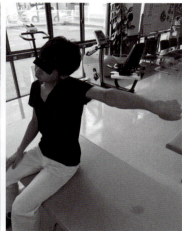

図10 胸椎多裂筋滑走性向上アプローチ

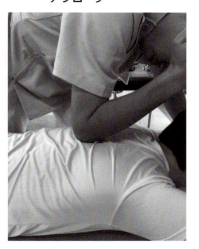

図11 cat-dog運動

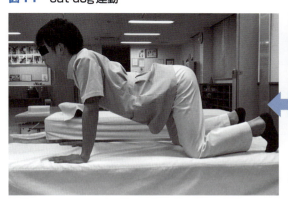
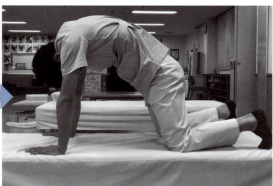

図12 姿勢指導

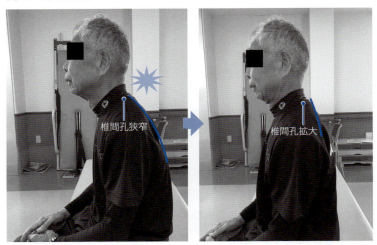

▶理学療法効果（理学療法開始から約3カ月半後）

● 痺れ

安静時の痺れは，NRSで10→0に改善した。

● 姿勢

胸椎伸展可動性が向上し，頭部前方位，胸椎後弯姿勢が修正された。

● 頚部可動性（CROM：Performance Attainment Associates社製にて計測）

頚部可動性評価の変化を**表2**に示す。頚部伸展時に左上肢の痺れ，左側屈・右回旋・左回旋時の両頚部痛が改善された。右側屈時の右頚部痛が残存した。

● 生活状況

左上肢の痺れが改善し，日課のジョギングや趣味のゴルフを再開した。

表2 頚部可動性評価の変化

運動方向	角度［°］ 初期評価 → 再評価	備考 初期評価 → 再評価
屈曲	50→60	
伸展	50→40	左上肢痺れ（＋）→ 改善
右側屈	30→30	両頚部疼痛（＋）→ 右頚部疼痛（＋）
左側屈	30→30	両頚部疼痛（＋）→ 改善
右回旋	60→65	両頚部疼痛（＋）→ 改善
左回旋	60→65	両頚部疼痛（＋）→ 改善

まとめ

椎間板の膨隆と椎間関節の変形性変化，黄色靱帯の肥厚によって椎間孔が狭窄し，神経を絞扼，滑走性障害が引き起こされる症例は数多く経験する。筋機能検査と感覚検査で，神経根症状との判別を行うことが病態判断で重要になった。また，本症例のように発痛部位の理学療法介入のみでは症状が改善しない場合，隣接関節の評価が重要になる。本症例では，隣接関節（胸椎）の機能障害を明確に評価，理学療法を行いメカニカルストレスを減弱することにより，症状の改善を認めた。

Clinical Hint

椎間孔狭窄に関与する因子

胸椎伸展可動性が低下した状態で前方を見ることにより，特に上位・中位頸椎は必然的に伸展し，結果的に椎間孔は狭窄され，神経根の通り道を狭くしてしまう。頸椎と胸椎の関係性は密接であり，頸椎疾患患者には，隣接関節である胸椎の評価は必須である。

文献

1) 成田崇矢：頸部痛に対するシステマティックな評価とアプローチ〜病態理解から展開する，シンプルな理学療法の実践〜，ジャパンライム，2017．
2) 金岡恒治，成田崇矢：腰痛のプライマリ・ケア，p20-22，文光堂，2018．
3) 成田崇矢：腰痛の病態別運動療法体幹機能向上プログラム（金岡恒治 編），p32-34，文光堂，2016．

Ⅳ 疾患別マネジメント（ケーススタディ）

3 筋・筋膜性頚部症（肩こり）

Abstract
- 本症例は頚部前屈時に頚部から腰部にかけてピンと緊張を増すような痛みを訴えていた。
- 安静時痛や神経症状は認めず，前屈時に頚部から腰部にかけて痛みが増大する筋・筋膜性由来の疼痛であると推測された。
- 頭部・頚部から胸椎・腰椎にかけてアライメント修正と筋緊張バランスの修正を図った結果，前屈時の疼痛が消失した。

症例情報

▶一般的情報
年齢：62歳
性別：女性
身長：159 cm
体重：57 kg
BMI：22.5
主訴：首が張って痛い。首も腰も前屈すると痛い
職業：主婦

▶医学的情報
診断名：頚椎症，筋・筋膜性頚部症，筋・筋膜性腰痛症
既往歴：特になし

▶画像情報
MRI：C5/6の軽度狭窄（図1）

図1　MRI

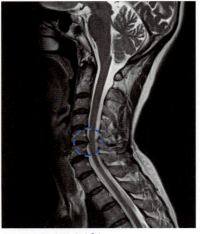

C5/6の軽度狭窄（○）

▶現病歴

3カ月前に誘因なく腰痛を発症して前医院を受診。さらに2カ月前に頚部痛が出現し，前医院にて理学療法士が後頭下筋群を強く指圧してから肩甲骨周囲にかけて痛みが増悪した。徒手療法に不信感を抱きつつ，当院に受診となった。

理学療法評価

▶問診

- 強く指圧された後は，1カ月ほど吐き気や頭痛が続いた。その症状はようやく落ち着いたが，頚部を前屈すると首から腰にかけてピンと張るように痛みが走る。

▶視診・触診

- 徒手療法で悪化したことに対する不信感が強く，精神的にも身体的にも緊張感が強い状態。身体の分節的な運動が乏しい。
- 圧痛は，後頭下筋群，僧帽筋上部線維，肩甲挙筋，斜角筋，胸鎖乳突筋に存在した。

▶アライメント評価（図2）

- 頭部前方位（FHP）
- 上位頚椎の伸展位
- 下位頚椎の屈曲位
- 後弯-前弯姿勢

FHP：forward head posture

図2 アライメント評価

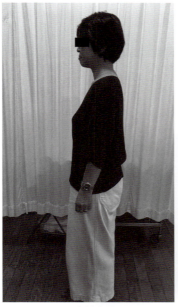
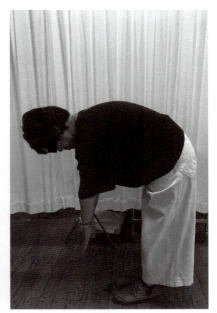

a 安静立位　　b 立位体前屈

頭部前方位（FHP），上位頚椎の伸展位，下位頚椎の屈曲位，後弯-前弯姿勢が確認された。

▶可動性評価

●頚椎
- 上位頚椎の屈曲制限（下顎が頚椎前面に接触できない）（**図3**）
- 上位頚椎の回旋制限（下位頚椎による代償性側屈回旋）（**図4**）
- 後頭下〜頚部後面の皮下組織（浅筋膜）の滑走性低下
- 下位頚椎の伸展制限（斜角筋，胸鎖乳突筋の緊張亢進）

●脊柱・腰部
- 立位体前屈（FFD）：−20 cm（**図5**）
- 胸椎の伸展制限，胸郭の拡張制限
- 肩甲骨の可動性低下

▶特殊テスト
- Jackson test（−），Sparling test（−）

FFD：finger floor distance

図3　上位頚椎の屈曲制限

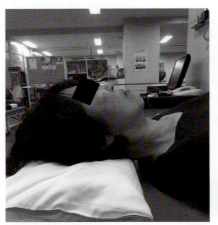

下顎が頚椎前面に接触できない

図4　上位頚椎の回旋制限

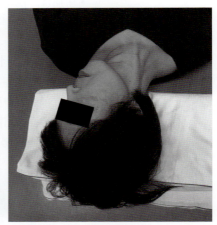

下位頚椎による代償性側屈回旋

図5　立位体前屈（FFD）

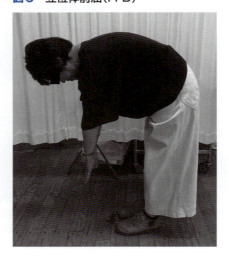

MMT：
manual muscle testing

▶筋機能評価(数値はMMTの基準に準じる)
● 頭部
- 屈曲(C0-2のうなづき動作)：2
- 伸展　　　　　　　　　：3

● 頚部
- 屈曲(頭部の持ち上げ動作)：3
- 伸展　　　　　　　　　：3

● その他
- 上肢・手指・下肢の筋力低下(−)
- 巧緻動作障害(−)
- 歩行障害(−)

▶基本動作観察
- 頚部前屈動作　　：上位頚椎よりも下位頚椎の運動に依存した運動(図6)
- 立位体前屈動作：腰仙椎の屈曲可動性の低下，胸郭可動性の低下，股関節の屈曲可動性の低下(図5)

▶統合と解釈
　本症例は頚部から腰部にかけてピンと緊張を増すような痛みを訴えていた。安静時痛や神経症状は認めず，前屈時に頚部から腰部にかけて痛みが増大する筋・筋膜性由来の疼痛が疑われた。前医院の理学療法士による強指圧によって一時的に嘔気や後頭部痛が続き，当院受診時にはそれらの症状は寛解したものの徒手療法に対する不信感は強かった。

図6　頚部前屈動作

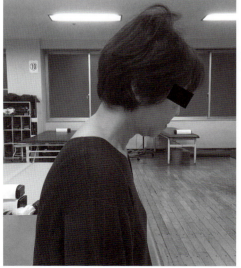

上位頚椎よりも下位頚椎の運動に依存した運動。

本症例の姿勢は頭部前方位（上位頸椎伸展位，下位頸椎屈曲位）であり，上位頸椎よりも下位頸椎に依存した運動を呈し，胸椎と胸郭の運動も少なかった。これに対して，頭頸部から腰背部のアライメントを崩す筋緊張のアンバランスを是正することで症状の緩和につながると推測した。すなわち，上位頸椎の運動自由度を拡大するとともに，上位頸椎と下位頸椎の運動に連動した胸椎－胸郭の可動性を得る必要があると考えた。

理学療法と効果

▶治療内容

● 頸椎に対する徒手療法
- 上位頸椎運動（C0-2）：屈曲伸展運動（後頭下筋群の収縮・伸張）（図7a），軸回旋運動（後頭下三角の収縮・伸張）（図7b）
- 後頸部の皮下組織（浅筋膜）と僧帽筋上部線維のpull out（図8）

図7　頸椎に対する徒手療法

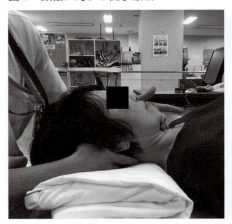
a　上位頸椎の屈曲伸展運動

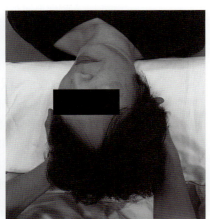
b　上位頸椎の軸回旋運動

図8　後頸部の皮下組織と僧帽筋上部線維のpull out

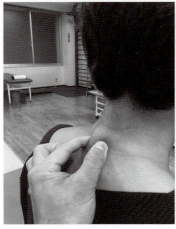
a　皮下組織（浅筋膜）のpull out

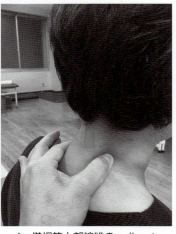
b　僧帽筋上部線維のpull out

●胸椎と腰椎に対するセルフエクササイズ
- 胸椎伸展と肩甲骨後傾内転の運動（臥位バンザイ動作）＋胸郭の拡張運動（深呼吸）（図9a）
- 腰椎の屈曲運動（腰背筋ストレッチ）（図9b）
- 股関節の屈曲運動（大殿筋ストレッチ）

▶治療方針

　頭部・頚部から胸椎・腰椎にかけてアライメント修正と筋緊張バランスの修正を図った。このケースでは徒手療法に対する不信感が強かったため，自動介助運動にて正常な関節運動の軌道から逸脱しないような誘導に注力し，主に自動運動を促した。

　まず上位頚椎（C0-2）の屈曲伸展・回旋の可動性を拡大し，頭部の自由度を高めるようにした。上位頚椎（C0-2）の屈曲伸展では，環椎後頭関節と環軸関節を中心として屈曲伸展するように後頭下筋群の収縮・伸張を促した（図7a）。回旋では，最も貢献する環軸関節（C1-2）に付着する後頭下三角（大後頭直筋，上・下頭斜筋）の収縮・伸張を促すよう，C1横突起をC2棘突起に接近させるように自動介助運動を繰り返した（図7b）。このときに，下位頚椎の側屈回旋による代償動作が生じないように留意した（図4）。

　次に胸椎の伸展制限と胸郭の拡張制限の是正を図った。セルフエクササイズでも簡単にできる簡便な方法を選択し，背臥位で肩甲骨下角にバスタオルを挿入し，胸椎伸展と胸郭拡張を促した（図9a）。同時にバンザイを行って肩甲骨の後傾と内転を誘導した。深呼吸にて胸郭の拡張も促した。

図9　胸椎と腰椎に対するセルフエクササイズ

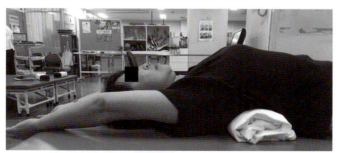

a　胸椎伸展と肩甲骨後傾内転の運動（臥位バンザイ動作）＋胸郭の拡張運動（深呼吸）

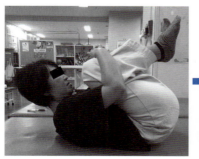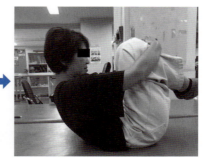

b　腰椎の屈曲運動（腰背筋ストレッチ）

本症例は，頸部前屈時に頸部痛のみでなく腰部の伸張痛も訴えており，腰椎と股関節の屈曲制限に由来すると考えられた。セルフエクササイズとして，片膝を抱え込む股関節屈曲運動（大殿筋ストレッチ）と両膝を抱え込む腰椎屈曲運動（図9b）を指導した。

▶治療効果
　月2回の頻度で，3カ月間（計5回）の介入を行い，頸部痛と腰部痛が消失して終了となった。

● 症状

頸部と腰部の前屈時疼痛が消失した。

● アライメント（図10）
- 上位頸椎伸展位と下位頸椎屈曲位の改善に伴い，頭部前方位が減少した。
- 後弯-前弯姿勢が軽減した。

● 可動性
■ 頸椎
- 上位頸椎の屈曲可動性が拡大した（下顎が頸椎前面に接触できるようになった）。
- 上位頸椎の回旋可動性が拡大した（下位頸椎の代償動作なく運動できるようになった）。
- 後頭下〜頸部後面の皮下組織（浅筋膜）をつまめるようになった。
- 下位頸椎の伸展可動性が拡大した（枕を押して胸郭が持ち上がるようになった）。

図10　上位頸椎伸展位と下位頸椎屈曲位の改善に伴う頭部前方位の減少

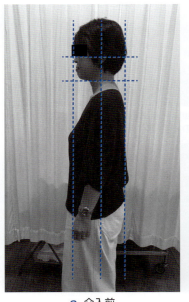
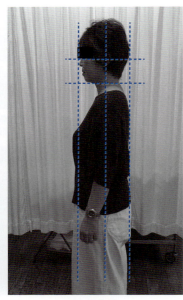

a 介入前　　　　　　b 介入後

■ 脊柱・腰部
- 立位体前屈は手掌まで接地可能となった(図11)。
- 肩甲骨の可動性が拡大した(上肢挙上角度が拡大した)。
- 胸椎が伸展しやすくなり,胸郭が拡張しやすくなった。

● 筋機能(数値はMMTの基準に準じる)
■ 頭部
- 屈曲(C0-2のうなづき動作):4
- 伸展   :4

■ 頚部
- 屈曲(頭部の持ち上げ動作):4
- 伸展   :4

● 基本動作
- 頚部前屈動作　　：上位頚椎と下位頚椎による協調的な前屈運動ができるようになった(図12)。
- 立位体前屈動作：腰仙椎と股関節の屈曲増大に伴う前屈運動ができるようになった(図11)。

まとめ

　本症例は頚部前屈時に頚部から腰部にかけて痛みが増大する筋・筋膜性由来の疼痛であった。頭部・頚部から胸椎・腰椎にかけてアライメント修正と筋緊張バランスの修正を図り,前屈時の疼痛が消失した。

図11　立位体前屈(介入後)

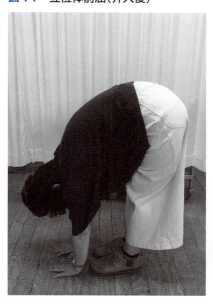

図12　頚部前屈動作(介入後)

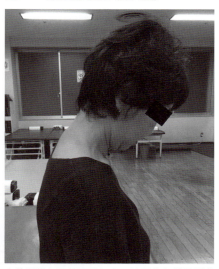

上位頚椎と下位頚椎による協調的な前屈運動ができるようになった。

Ⅳ 機能障害別ケーススタディ

4 椎間板性腰痛

Abstract
- サッカーの試合中に，誘発原因の心当たりなく急な腰痛を訴えた症例である。
- 椎間板にメカニカルストレスを与える要因に着目し評価を進めた結果，症例は股関節屈曲が少ない骨盤後傾位であり，過剰な腰椎後弯位でサッカーのディフェンスポジションをとっていた。
- 股関節屈曲挙動を伴う骨盤前傾位でディフェンスポジションを学習するための運動療法を実施した。
- 股関節屈曲と骨盤が前傾するディフェンスポジションに対して修正を促した結果，プレー時の腰痛が徐々に軽減し，消失した。
- 椎間板性腰痛の原因と推測されるディフェンスポジションを改善し，維持するためには，不良姿勢につながると思われる機能不全に着目し，セルフエクササイズを実施すべきである。

症例情報

▶一般的情報
年齢：15歳
性別：男性
身長：165 cm
体重：42 kg
スポーツ活動：サッカー部に所属（1週間に5，6回の練習を実施。時折，週末に試合を実施することがある）
主訴：サッカーをしていると腰痛が出現する

▶医学的情報
診断名：腰椎椎間板症

● 画像情報（図1）
特異的な所見はない。

図1　単純X線画像

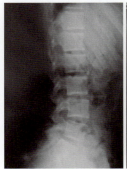
a　側面像

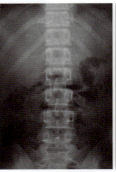
b　正面像

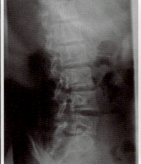
c　右斜位像　　d　左斜位像

椎間板性腰痛

● 現病歴

2018年7月上旬，サッカーの試合に出場した。試合の後半に入ると急に腰痛が出現し，徐々に増強した。数日後に当院を受診し，腰椎椎間板症と診断された。受傷から1週間後，理学療法開始となった。

理学療法評価

▶問診

体を前屈すると腰痛が出現する。誘発原因となる動作に心当たりはないが，サッカーをしていると，途中から腰痛が出現する。また，臥位をとると腰痛が軽減する。

▶体幹自動運動

屈曲，左側屈，左回旋にて，腰部中央部に局所的な疼痛（図2）が出現する。
※特に屈曲運動時に腰部の疼痛が著明。

▶疼痛除去テスト[1, 2)]

● 椎間制動操作（SNAGs変法：DISC SNAGs）（図3）

①症例の体幹を治療者の左手で固定し，右手でL5棘突起をとらえる（図3a）。
②下肢の力を用いL5棘突起，体幹部を挙上することで，L5/S1間の椎間板への圧縮ストレスを軽減させる（図3b）。
③その状態で，体幹屈曲自動運動を行った結果，腰部の疼痛軽減を認めた（NRSにて10→2）（図3c）。

SNAGs:
sustained natural apophyseal glides

図2 体幹自動運動時の疼痛部位

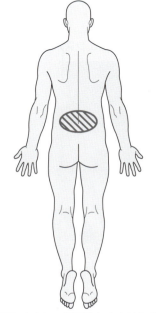

腰部中央に，局所的な疼痛が出現

図3 L5-S1の椎間制動操作（SNAGs変法：DISC SNAGs）

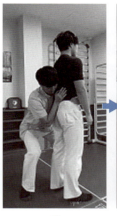
a

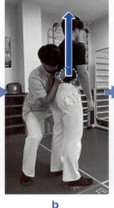
b

L5棘突起を関節面上に挙上し，L5/S1間の椎間板への圧縮を軽減。

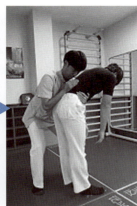
c

FFD:
finger floor distance

SLR:
straight leg raising

> ### 柔軟性・可動性評価
> - **指床間距離（FFD）：22 cm**
>   腰椎後弯運動が著明に見られ，骨盤前傾（股関節屈曲挙動）があまり見られない（図4）。
>
> - **SLR**
>   - 他動運動（右／左）
>   - 50°／50°
>   *左右ともに最終域に近づくにつれて，大腿後面に弾性のある制限を感じ，症例も伸張感を訴える。
>   - 自動運動（右／左）
>   - 60°／40°
>   *左右ともに運動初期から骨盤後傾による代償動作が見られ，骨盤の動きと分離した股関節屈曲運動が見られない。

> ### 基本的姿勢・動作観察
> - **ディフェンスポジション（図5）**
>   股関節屈曲が少ない骨盤後傾位で，過剰な腰椎後弯位にて姿勢を低く構え，ディフェンスポジションをとる。この際，疼痛が前述した部位（図2）と同箇所に出現する。自動運動は前述した姿勢であるが，他動運動による骨盤前傾誘導は可能であり，骨盤前傾位，腰椎前弯位にてディフェンスポジションをとることが可能である。
>
> - **hand-knee（図6）**
>   hand-knee姿勢が腰椎後弯位である。他動的に腰椎前弯位にすることは可能である。

図4　症例の体幹屈曲運動

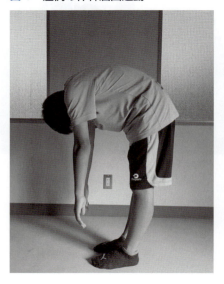

図5　症例のディフェンスポジション

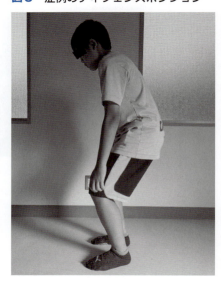

図6 症例のhand-knee

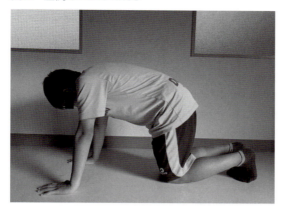

VAS：
visual analogue scale

▶疼痛評価（VAS）

- 6.2 cm（図5のディフェンスポジション時）
 ※疼痛は，前述した部位（図2）と同箇所に出現する。

統合と解釈

　体幹屈曲運動は，椎体による椎間板の圧縮応力が高くなり，椎間板にメカニカルストレスが加わる[3]。また，股関節屈曲挙動の少ない前屈運動を行っていると，下位腰椎に局所的屈曲運動が生じ，同部位の椎間板障害を引き起こす[1]。

　本症例は，疼痛除去テスト（DISC SNAGs）から，L5-S1間の椎間板性腰痛が推定された。柔軟性評価から，他動的SLRが両側ともに50°で，最終域にて弾性のある制限を感じた。SLRの正常値は，男性で65°といわれている[4]ため，ハムストリングスの伸張性低下が疑われた。ハムストリングス伸張性が低下すると，前屈動作を行う際に骨盤が十分に前傾しないため，腰椎屈曲角度が大きくなり，椎間板内圧が上昇する[1]。さらに，ASLRにて，骨盤後傾の代償運動が生じることから，骨盤の動きと分離した股関節屈曲運動が行えない。また，本症例は，ディフェンスポジションをとる際に，腰部に痛みを訴えた。基本動作観察結果から，そのポジションは，股関節屈曲が少ない骨盤後傾位で，過剰な腰椎後弯位を呈していた。

　これらのことから，本症例はサッカーのプレー中に，股関節屈曲が少ない骨盤後傾位かつ過剰な腰椎後弯位で，ディフェンスポジションをとり続けたと考えた。その結果，L5-S1間の椎間板へメカニカルストレスが過剰に加わり続け，椎間板の炎症が生じ，椎間板内圧が上昇した際に，椎間板性腰痛が出現したと推察した。

　本症例は，他動運動による骨盤前傾誘導は可能であり，腰椎前弯位でディフェンスポジションをとることができる。つまり，股関節可動域は正常値ではないものの，骨盤前傾位，腰椎前弯位でディフェンスポジションをとるための股関節可動域は有しているため，椎間板内圧が上昇する姿勢を誤学習していると推察した。そのため，椎間板内圧を減少させる運動療法と，股関節屈曲運動

を伴う骨盤前傾位，腰椎前弯位のディフェンスポジションの姿勢学習が腰痛の改善，予防につながると考え，理学療法を計画した。

理学療法と効果

▶治療内容

● hand-knee ＋下肢挙上（多裂筋の賦活）（「Ⅲ章-3 屈曲型腰痛」の項（p137）を参照）

hand-knee ＋下肢挙上により多裂筋が活動し[5,6]，多裂筋の活動は，腰椎の分節的伸展力が働き，椎間板内圧が減少する[2]。そのため，多裂筋の賦活化を目的に，hand-knee ＋下肢挙上を行った。また，腰椎を軽度前弯位に保つことで，多裂筋の活動は高まる[2]ことから，図6のような腰椎後弯位の姿勢ではなく，腰椎後弯を減少させた開始肢位を意識して実施した（図7）。

また，多裂筋は他の骨格筋と比較し，タイプⅠ線維が多く持久性に富む[7]といわれているため，持続した姿勢保持に適していると考えた。

● 脊椎の分節的伸展運動[1,2,8,9]（「Ⅲ章-3 屈曲型腰痛」の項（p137）を参照）

椎間板内圧を減少させるため，椎間関節を支点とし椎体間を開大するように脊柱を伸展させる運動を実施した（図8）。多裂筋の賦活化による脊椎の機能改善も考慮し，脊椎の各分節的な運動を強調しながら，上位胸椎から順に分節的伸展運動を行わせ，徐々に下位脊椎に伸展動作を行うように指導した。

図7 hand-knee ＋下肢挙上

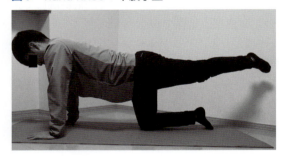

図8 脊椎の分節的伸展運動

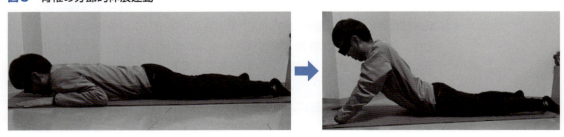

● ハムストリングス伸張性の改善[1,2,8,9]（「Ⅲ章-3 屈曲型腰痛」の項（p137）を参照）

椎間板内圧を高めずにハムストリングスの伸張性を改善するために，長座位で骨盤前傾位に保ち，前屈動作を行うように指導した（図9）。また，大腿四頭筋の自動伸展運動による相反神経抑制を利用し，ハムストリングスを弛緩，伸張するために，椅子座位で骨盤を前傾させて，腰椎前弯位に保ちながら，膝を伸展するエクササイズも指導した（図10）。

● 股関節屈曲挙動を伴うディフェンスポジションの学習

ディフェンス時にも姿勢を意識してもらうように指導することで，プレー中の椎間板へのメカニカルストレスが軽減すると考え，骨盤を前傾し，腰椎前弯位となるディフェンスポジションを繰り返し練習した（図11）。

図9　ハムストリングスストレッチ（長座位）

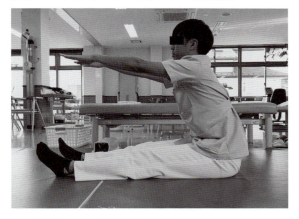

図10　ハムストリングスストレッチ（椅子座位）

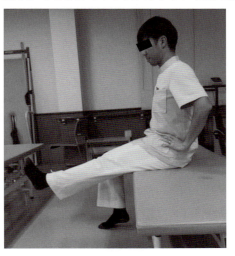

図11　ディフェンスポジションの学習

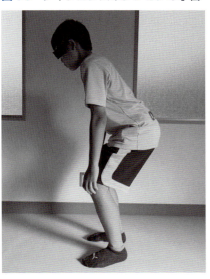

骨盤前傾位，腰椎前弯位を意識する。

▶理学療法結果（理学療法開始から6週間後）

● FFD
- 22 cm → 0 cm
  ＊腰椎後弯運動が減少し，骨盤前傾（股関節屈曲挙動）を伴う動きに改善した。

● ASLR
運動初期から，骨盤後傾の代償運動が見られなくなり，骨盤の動きと分離した股関節屈曲運動に改善した。

● ディフェンスポジション（図12）
骨盤後傾位，腰椎後弯位のディフェンスポジションが，骨盤前傾位，腰椎前弯位の姿勢に改善した。

● 疼痛評価（VAS）
- 6.2 cm → 0 cm

図12　症例のディフェンスポジションの比較（介入前後）

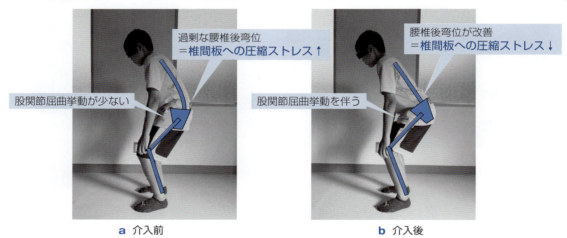

a 介入前　　　　　　　　　　b 介入後

図13　本症例の理学療法介入経過

サッカーにて，過剰な腰椎後弯位のディフェンスポジションを繰り返す
⬇
椎間板へのメカニカルストレスが過剰に加わり続け，椎間板性腰痛が出現
⬇
(a) 多裂筋の賦活
(b) ハムストリングス伸張性の改善
(c) 股関節屈曲挙動を伴う骨盤前傾位，腰椎前弯位のディフェンスポジションを獲得することで，椎間板へのメカニカルストレスが軽減
⬇
腰痛が消失
（姿勢学習により，痛みなくプレーを続けることが可能）

結果の解釈および椎間板性腰痛に対する考え方

　椎間板変性が生じた結果，線維輪が損傷し，その椎間板にメカニカルストレスが加わると，椎間板性腰痛を引き起こす[1,2]。症例は，骨盤後傾位，腰椎後弯位のディフェンスポジションをとっていた。サッカーにて，このディフェンスポジションを繰り返した結果，椎間板へのメカニカルストレスが過剰に加わり続け，椎間板内圧が上昇し，椎間板性腰痛が出現したと推測する。そのため，椎間板内圧の減少とディフェンスポジションを修正する必要があると考え，理学療法を展開した。

　椎間板の損傷部位にメカニカルストレスが加わらなくなり，コラーゲン産生によって，線維輪が修復され炎症が消失すれば，神経線維も消退して治癒に至る[2]。そのため，多裂筋の賦活化，股関節柔軟性の改善に加え，骨盤前傾位，腰椎前弯位のディフェンスポジションを獲得した結果，椎間板へのメカニカルストレスが軽減し，炎症反応が減弱したため，徐々に腰痛が軽減し，消失したと推察する。さらに，原因動作・姿勢が改善せず，再び椎間板にメカニカルストレスが加わると，痛みの再発につながる[1,2,9]ため，再発予防として，プレー時にも骨盤前傾位，腰椎前弯位のディフェンスポジションを意識するよう指導した。また，椎間板内圧上昇を予防するために，多裂筋の賦活化，股関節柔軟性を目的としたセルフエクササイズを実施すべきと考え指導した。

　椎間板性腰痛に関する先行研究では，画像上認められる椎間板の変性やヘルニアは無症候性の場合が少なくない[10]ことや，若いスポーツ選手の椎間板性腰痛例では，椎間板の変性所見を認めないこともある[1]といわれている。そのため，椎間板性腰痛の場合は，その病態を理解し，メカニカルストレスを加える動作・姿勢，もしくは，その原因になりうる機能不全を的確に評価し，改善する必要がある。

Memo　腰痛と股関節可動性の関係

　腰部にメカニカルストレスが加わる原因には，股関節の可動性が関与する。体幹屈曲時痛を訴える場合は股関節屈曲可動性を，体幹伸展時痛を訴える場合は股関節伸展可動性を評価すべきである。

Clinical Hint　原因動作の評価

　症例の椎間板性腰痛の誘発には，股関節挙動が少ない腰椎後傾位，過剰な腰椎後弯位のディフェンスポジションが関与していた。股関節挙動を要する動作・姿勢が，股関節可動域以上の運動が求められるのか，もしくは，可動域の範囲内の動作・姿勢学習が必要なのかを評価する必要がある。その結果，可動性を改善すべきか，動作・姿勢学習を促すべきかが明確になり，より適切な治療が実施できる。

文献

1) 成田崇矢：腰痛の病態別運動療法 体幹筋機能向上プログラム, p16-17, 67-69, 文光堂, 2016.
2) 金岡恒治, 成田崇矢：腰痛のプライマリ・ケア -腰痛者と向き合う時の必携書-, p19-20, 38-42, 86-90, 文光堂, 2018.
3) Nachemson A : The load on lumbar disks in different positions of the body. ClinOrthop, 45 : 107-122, 1966.
4) 忽那龍雄, ほか: 成人における下肢挙上伸展角度について -特にSLRテストに対する考察-. リハビリテーション医学, 21(4) : 215-219, 1984.
5) Okubo Y, et al : Electromyographic analysis of transversus abdominis and lumbar multifidus using wire electrodes during lumbar stabilization exercises. J Orthop Sports Phys Ther, 40 : 743-750, 2010.
6) 大久保 雄, ほか：腰椎Stabilization Exercise時の四肢挙上による体幹筋活動変化. 日臨スポーツ医会誌, 19 : 94-101, 2011.
7) Richardson C, et al：脊椎の分節的安定性のための運動療法 -腰痛治療の科学的基礎と臨床-(齋藤昭彦 監訳), p9-51, エンタプライズ, 2002.
8) 金岡恒治, 成田崇矢：金岡・成田式 腰痛さよなら体操 -たった一ヶ月で二度と痛くならない！-, p22-29, 宝島社, 2015.
9) 金岡恒治, 成田崇矢：腰痛がスーッと消える, p101-117, 学研パブリッシング, 2014.
10) 髙橋 弦, ほか：椎間板性腰痛の基礎. 日本腰痛学会雑誌, 13(1) : 10-16, 2007.

Ⅳ 疾患別マネジメント（ケーススタディ）

5 腰椎椎間板ヘルニア

Abstract
- 腰椎椎間板ヘルニアの評価では，まず基本情報・画像所見・医療面接の結果から疼痛の原因組織を推測することが重要である．
- 運動機能の評価では，推測した原因組織を踏まえて，疼痛の増悪因子と軽減因子を明らかにする．具体的には疼痛が悪化する姿勢・動作の評価→介入→再評価を繰り返すことで，疼痛の原因組織および増悪・軽減因子を特定することを試みる．
- 疼痛の増悪因子に関連する機能障害は，単一であることはまれであり，複数が関与していることも多い．治療開始後も常に再評価を繰り返すことで，より効率的で最適な治療を可能にする．

はじめに

　腰椎椎間板ヘルニアの評価では，主訴である疼痛がヘルニア腫瘤による神経根由来か，椎間板由来か，あるいは筋・筋膜由来かなど，原因組織を考え，疼痛が悪化する姿勢や動作から疼痛増悪・軽減因子を推察することが重要である．治療では，疼痛の原因組織に加わっているメカニカルストレスの軽減，疼痛の増悪因子に関連する機能障害の改善がポイントとなる．本項では事例を通して，理学療法における評価・治療の流れについて概説する．

症例情報

▶基本情報
年齢：30歳代
性別：男性
BMI：22.3
職業：事務（デスクワーク中心）
主訴：仕事中の左下肢痛・しびれ

BMI：
body mass index

▶現病歴
　5年前に他院にて腰椎椎間板ヘルニアと診断され，その後は消炎鎮痛薬の服用，硬膜外ブロック，理学療法にて症状の寛解が得られていた．1カ月ほど前に残業が続いたことが誘因となり，左下肢痛としびれが増強し（図1），専門病院である当院への受診となった．当院医師の診断では，「腰椎椎間板ヘルニア（L3/4）によるL4神経根の症状」であった．治療としては消炎鎮痛薬の服用および理学療法を数週間行い，症状の寛解が得られない場合には手術も検討することとなった．既往歴は特記するものはなく，喫煙歴は20本/日，15年であった．

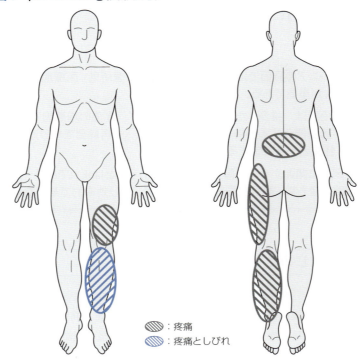

図1 pain drawing（図形模写）

◯：疼痛
◯：疼痛としびれ

左大腿前面から下腿前面，腰，殿部から下腿後面に疼痛，左下腿前面にしびれが認められる。

▶画像所見

単純X線画像（**図2**）では，骨盤傾斜（右下制），腰椎の右凸側弯，頚椎の左凸側弯，下位胸椎からL4までの平坦化（前弯減少），上位胸椎から中位胸椎の後弯増大，頚椎の前弯減少が確認できる。角度計測では，腰椎側弯2.8°，頚椎側弯2.1°，腰椎前弯角38.9°，胸椎後弯角36.7°，頚椎前弯角−3.1°であり，健常値[1,2)]と比較して腰椎前弯角の減少および頚椎の後弯化が明らかであった。PIは38.8°と低値であり，椎間板変性が生じやすい骨盤形態であるといえる[3)]。椎体のすべり，椎間孔の明らかな狭窄は認めない。椎間高は，L1/2，L2/3，L3/4にて若干の低下が認められる。腰椎の機能撮影（前屈・後屈位）では，椎間不安定性は存在しない。

MRI（**図3**）では，矢状断像でL2からS1レベルの椎間板変性，L3/4・L4/5・L5/S1に髄核脱出，L2/3に髄核突出を確認できる。明らかなmodic changeは認められない。横断像ではL3/4の左後側方への髄核脱出が著明であった。

PI：
pelvic incidence

> **Memo** PI
> 個人特有の骨盤形態角であり，骨盤を基準とした仙骨の傾きである。健常値は48.7±9.5°であり[3)]，これよりも低値の場合には，腰椎前弯の減少および椎間板変性が生じやすい。

図2 単純X線画像（立位）

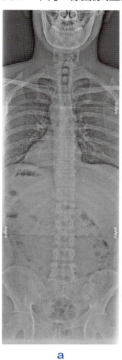
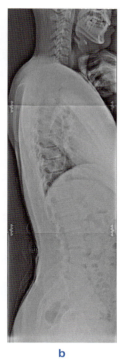

a：重心がやや右に変位している。骨盤傾斜（右下制），腰椎軽度右凸，頚椎軽度左凸。腰椎側弯：2.8°，頚椎側弯：2.1°
b：下位胸椎～L4まで平坦化（前弯減少）。上位～中位胸椎の後弯増大，頚椎前弯減少。PI：38.8°，SS：29.2°，LL：38.9°，TK：36.7°，CL：−3.1°，SVA：11.8mm

PI（pelvic incidence）	"大腿骨頭中心と仙骨上縁中点を結ぶ線"と"仙骨上縁への垂線"とのなす角度
SS（sacral slope）	仙骨上縁と水平線のなす角度
LL（lumbar lordsis）	腰椎前弯角。L1椎体上縁とS1椎体上縁のなす角度
TK（thoracic kyphosis）	胸椎後弯角。T1椎体上縁とL1椎体上縁のなす角度
CL（cervical lordsis angle）	頚椎前弯角。C2椎体下縁とC7椎体下縁のなす角度
SVA（sagittal vertical axis）	C7椎体中央を通る鉛直線と仙骨後上縁との水平距離

a　　　　　b

図3 MRI（T2強調画像）

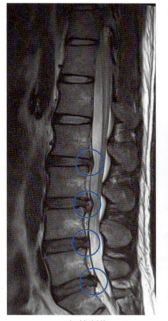
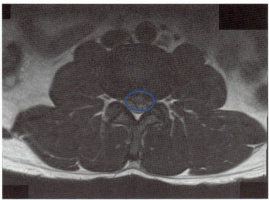

a：L3/4・L4/5・L5/S1に髄核脱出，L2/3に髄核突出を認める。
b：L3/4である。左後側方への髄核脱出が確認できる。多裂筋，最長筋，腸肋筋，腰方形筋，大腰筋に明らかな萎縮および脂肪変性は認められない。

a　矢状断像　　　　b　水平断像

理学療法評価と解釈

▶医療面接

非常に温厚で，真面目であり，精神的にも落ち着いている印象を受ける。現

在は休職中であり，早期に職場復帰することが本人のニードである．職場の上司も「待っているので，しっかり治して欲しい．復帰は，半日程度から開始し，徐々に1日勤務とする方針で考えている」と話しており，職場の受け入れ体制も良好である．当院医師より処方された消炎鎮痛剤の服用後は症状軽減が得られている．しかし，主訴である座位保持と前屈（特に立ち上がり）での症状はほとんど変化が認められない．疼痛・しびれに関する医療面接の結果は**表1**に示す．

▶運動機能の評価および解釈

疼痛・しびれが悪化する座位姿勢（**図4**）および立ち上がり動作（**図5**）を観察する．座位姿勢では自然座位（**図4a**）のほか，「よい姿勢」をとるように指示した場合（**図4b**），他動で矯正しようとした場合（**図4c**）の3段階で評価する．本症例では，骨盤前傾・腰椎後屈により疼痛が軽減し，自然座位の腰椎前屈位で悪化することから，腰椎前屈が疼痛増悪因子，腰椎後屈が疼痛軽減因子であ

表1 疼痛・しびれのまとめ

VAS：visual analogue scale

	程度〔VAS(mm)〕	質	増悪因子	軽減因子
腰痛	11	鈍痛	前屈（立ち上がり） 座位	臥位 入浴（温める） コルセット
下肢痛	89	鋭痛	起床時 前屈（立ち上がり） 座位	臥位 消炎鎮痛薬 立位・歩行
しびれ	56	―	起床時 前屈（立ち上がり） 座位	臥位 立位・歩行

図4 座位姿勢

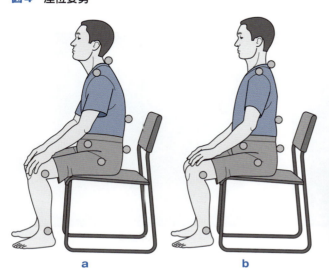
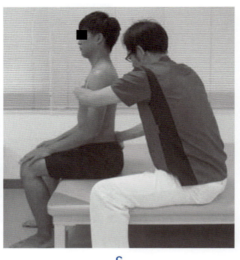

a：自然座位．骨盤後傾，胸・腰椎前屈位である．腰痛および下肢症状が認められる．
b：「よい姿勢」をとるように指示した場合．骨盤前傾が約5°改善し，腰椎前弯の改善も若干得られる．頭部前屈，中位～下位胸椎での後屈が著しい．腰痛はVASで5mm程度，下肢痛は20mm程度の軽減が得られる．下肢のしびれは変化しない．
c：他動で骨盤前傾・腰椎前弯位に矯正しようと試みるが，ほとんど角度変化は認められない．

る可能性が高い。また，図4cのように他動での矯正では，抵抗感が強く，アライメントの改善が得られない。定量的評価としては，自在曲線定規による測定法を使用した[4,5]。腰椎前弯角は，自然座位−21°，よい姿勢での座位2.8°，矯正座位2.8°であった（**Clinical Hint**）。立ち上がり動作では，自然な立ち上がり（図6a），骨盤前傾・腰椎後屈を口頭で指示した立ち上がり（図6b），正しい運動パターンを誘導・矯正した場合（図6c, d）の3段階で評価する。自然な立ち上がりでは，下腿の前方傾斜，骨盤前傾が不十分であり，腰椎・胸椎が過剰に前屈している。骨盤前傾・腰椎後屈を口頭で指示すると，骨盤後傾お

Clinical Hint

腰椎の矢状面アライメント計測[4,5]（図5）

臨床現場で簡易に測定できる方法として，自在曲線定規を用いた計測法がある。検者間信頼性ICC：0.92（0.79〜0.98），検者間信頼性ICC：0.66（0.32〜0.89），単純X線画像との相関も高いが（$r=0.80$），単純X線測定よりも約10°程度低値となるので注意を要する[5]。立位と座位の比較，自然な姿勢と矯正した姿勢の比較，個々の継時的な変化を容易にとらえることができる。

図5　腰椎の矢状面アライメント計測

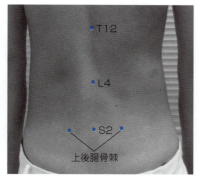

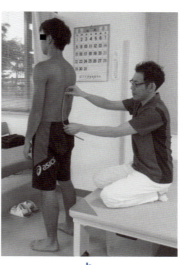

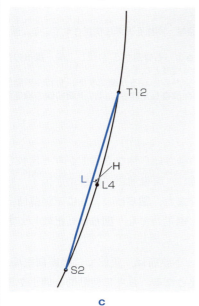

a：T12，L4，S2の棘突起先端に印をつける。
b：自在曲線定規を体表に当てる。
c：紙にトレースして，T12とS2を結んだ距離（L），弧の頂点からLまでの最短距離Hから腰椎前弯角を算出する。
腰椎前弯角 $= 4 \times \arctan(2H/L)$

ICC：intraclass correlation coeffcients

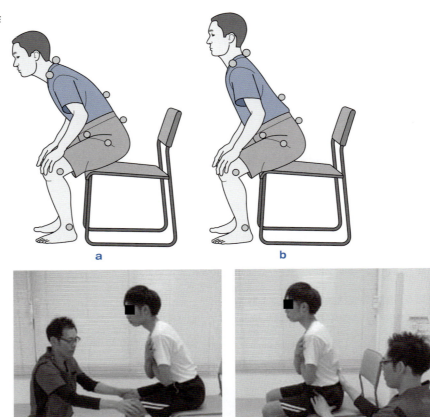

図6　立ち上がり動作

a：自然な立ち上がり。
　下腿の前方傾斜，骨盤前傾が不十分であり，腰椎・胸椎を過剰に前屈させている。腰痛・下肢症状が増強する。
b：骨盤前傾・腰椎後屈を口頭で指示した場合。aよりも骨盤が5°前傾し，胸・腰椎の前屈が若干改善する。腰・下肢痛のVASはaの半分程度となる。
c：下腿前傾を誘導し，骨盤・胸腰椎の動きに変化がみられるか確認する。もし，下腿前傾の誘導により，骨盤前傾・胸腰椎の後屈運動が改善した場合には，下腿前傾の機能障害が疼痛の原因である可能性も考えられる。
d：骨盤前傾・腰椎後屈を誘導する。

より胸腰椎の前屈が軽減し，腰・下肢痛の強さは自然な立ち上がりと比較して半分程度となる。つまり，座位姿勢と同様に，腰椎前屈が疼痛増悪因子，腰椎後屈が疼痛軽減因子である可能性が高い。また，図6cのように下腿前傾，図6dのように骨盤前傾・腰椎後屈を誘導・矯正しても，図6bと比較して著変は得られない。

　以上の結果をまとめると，本症例の腰・下肢痛は，座位では腰椎前屈姿勢，立ち上がりでは腰椎前屈運動の改善が重要となる。さらに他動的な矯正や誘導により骨盤前傾・腰椎後屈の可動範囲がほとんど変化しないことを踏まえると，腰椎後屈・股関節屈曲の可動域制限が疼痛の主要因であると推察できる。

MMST:
modified-modified
Schober test

SLR:
straight leg raising

腰椎の後屈可動性は，MMSTにて計測する（図7a～d）[6,7]。本症例ではMMST後屈，他動的な後屈（図7e，f）ともに0.8cm（MMSTの健常参考値：2.4cm）であり，明らかな後屈可動性低下が確認できる。股関節屈曲可動性は，右105°・左95°（最終域では鼠径部の詰まり感）と明らかな制限を認める。下肢伸展挙上テスト（SLR test）は両側45°（ハムストリングスの伸張感）であり，ハムストリングスの柔軟性低下も著しい。

図7 腰椎可動性の計測

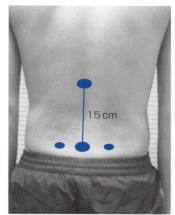
a マーキング位置

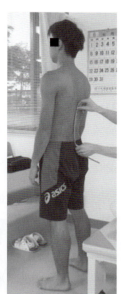
b 立位

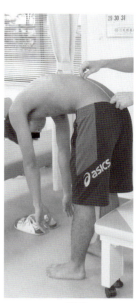
c 前屈

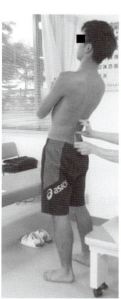
d 後屈

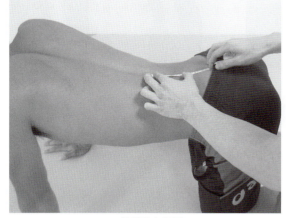
e 他動的な後屈

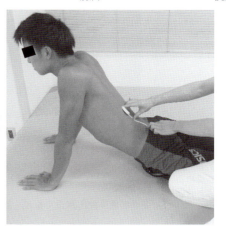
f 他動的な後屈

a～d：MMST。左右の上後腸骨棘（PSIS）を結んだ中点およびそこから15cm頭側にマーキング。前屈可動性は，最大前屈時の2点間の距離を測定し，その値から15cmを引いた値とする。後屈可動性は，最大後屈時の2点間の距離を測定し，15cmから測定値を引いた値とする。
e：他動的な腰椎後屈可動性。計測肢位は，四つ這い位とし，腰部から力を抜いた状態とする（最大後屈位）。MMSTのマーキングを用いて計測する。
f：他動的な腰椎後屈可動性。両上肢で上体を支え，腰部からは力を抜く（最大後屈位）。MMSTのマーキングを用いて計測する。

座位姿勢について前額面でのアライメントを観察すると，重心が右に変位し，骨盤傾斜（右下制），腰椎では右凸の側弯を認め，さらに著しい腰痛・下肢痛も生じている（図8）。そこで左右非対称な姿勢を他動的に矯正すると，重心の変位およびアライメントが即座に改善し，腰痛・下肢痛が2割程度減弱する（図8b）。さらに姿勢鏡をみながら，左右対称的な姿勢を保つように指示すると，日常的に偏った姿勢であったことを自覚し，他動的な支持がなくても一定時間の保持が即時的に可能となる。以上の結果から，本症例における腰痛・下肢痛は，前額面での非対称的な姿勢も影響しており，その原因は機能障害ではなく，姿勢に対する認知面の問題が関与している可能性が高い。

　一方，立位姿勢（矢状面）を観察すると，骨盤に対して上部体幹が後方に変位したスウェイバック姿勢を呈している（図9a）。「よい姿勢」を取るように指示すると，骨盤・腰椎のアライメントはほとんど変化がなく，中位〜下位胸椎の後屈運動が認められる（図9b）。つまり，前述した座位姿勢（矢状面）の結果も考慮すると，本症例における矢状面上の姿勢制御は腰椎を使用せず，中位〜下位胸椎で行っていることが推察できる。

　その他の評価結果は，表2にまとめる。

図8　座位姿勢（前額面）

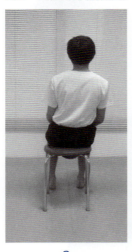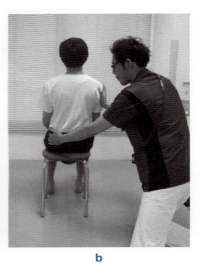

　　　　a　　　　　　　　　　b

a：自然座位。重心が右に変位し，骨盤傾斜（右下制），腰椎では右凸の側弯を認める。
　腰痛および下肢症状が認められる。
b：左右対称になるように姿勢を他動的に矯正すると，腰痛および下肢痛が2割程度軽減する。

図9　立位姿勢（矢状面）

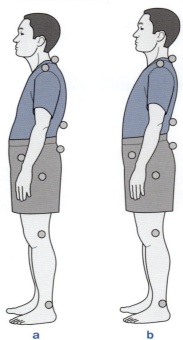

a：自然立位。骨盤に対して上部体幹が後方に変位したスウェイバック姿勢を呈している。
b：「よい姿勢」をとるように指示した場合。骨盤・腰椎のアライメントにほとんど変化は認めず，中位〜下位胸椎の後屈運動が著明である。

FNST:
femoral nerve stretch test

PTR:
patellar tendon reflex

ATR:
achilles tendon reflex

ASLR:
active SLR

BS-POP:
brief scale for evaluation of psychiatric problems in orthopedic patients

ODI:
Oswestry disability index

QOL:
quality of life

表2 その他の評価結果

評価内容	結果
FNST	右：陰性　　左：陽性
SLR test	右：陰性　　左：陰性
深部腱反射	PTR　右：＋　左：－　　ATR　右：＋　左：＋
表在感覚	触覚：左下腿内側5/10
膀胱直腸障害	なし
Kemp手技	右：陰性　　左：陰性
MMT	体幹・下肢筋：股関節屈曲　両側4，他はすべて5
ASLR test[9-11]	両側：陽性（多裂筋のアシスト）
BS-POP[12, 13]	患者用：17点　　治療者用：9点
ODI score(%)[14]	47%（座ること：5点）

▶解釈のまとめ

本症例における病態を整理する。基本情報および医療面接の結果から，職場での長時間の座位が椎間板への過剰なメカニカルストレスとなり，発症に至ったものと推察する。画像所見の結果では，前額面では逃避性側弯，矢状面では腰椎前弯の低下，多椎間にわたる椎間板変性およびヘルニア腫瘤を認める。L3/4の脱出ヘルニアが顕著であったことから，主症状は医師の診断通り，左L4神経根由来である可能性は高い。一方，腰痛および殿部から下腿後面の疼痛はL4/5・L5/S1の脱出ヘルニアによるL5・S1神経根由来，あるいはL2からS1の椎間板由来の関連痛の可能性がある[8]。腰痛については，前屈で悪化，温熱やコルセットで軽減することを考慮すると，筋・筋膜由来の可能性も否定できない。

運動機能の評価結果から，股関節屈曲・腰椎後屈可動性の制限，不良座位姿勢（骨盤後傾・腰椎前屈位，左右の非対称性），骨盤後傾・腰椎前屈による立ち上がり動作が腰椎椎間板および神経根へのメカニカルストレスを増加させ，症状の悪化・ODI scoreの不良（QOLの低下）につながっていると考えられる。また，神経学的所見より，L4神経根症状は確実に認められると判断できるが，L5・S1神経根症状はSLRテストが陰性であり，その他の結果を総合的に判断しても疑わしい。ASLRテスト[9-11]が陽性であることから，姿勢保持筋群である多裂筋などの機能不全および弱化は推測される。BS-POP[12, 13]の結果より，精神医学的問題は否定できる。しかし，患者用スコアが高値であったことから，日常生活に対する苦痛・不安を強く感じていることが把握できる。

理学療法と効果

▶理学療法

理学療法では，股関節屈曲・腰椎後屈可動性の改善を中心に，座位姿勢の指導を実施する。

股関節屈曲では，最終域で鼠径部の詰まり感が認められていたため，まずは股関節のモビライゼーションから開始する（**図10a，b**）。詰まり感が消失し

た後には，図10cのような自己ストレッチに移行する．ハムストリングスのストレッチは，図10dのように行うと，椎間板へのメカニカルストレスを増加させずに実施することが可能である．

腰椎後屈では，四つ這い位にて分節的な可動性改善を促し（図11），即時的に改善を認める場合には運動制御の問題を疑い，改善が乏しい場合には図12のような低可動性の部位に対して徒手的なモビライゼーションを行う．

座位姿勢の指導では，逃避性側弯については姿勢鏡を用いて左右対称的な姿勢を保つ練習から開始し，徐々に視覚のフィードバックがない状態で行う．矢状面上のアライメントは，ランバーサポートを使用し，椎間板および腰背部の筋・筋膜へのメカニカルストレスを減じるように指導する[15-19]（図13）．

股関節屈曲・腰椎後屈の可動性改善に伴い，座位姿勢の再評価を行う．本症例では，背部より観察すると左脊柱起立筋群の過活動（視診・触診により確認）を認めた．初期評価時にASLRテストが陽性であったことを考えると，多裂筋の機能不全・弱化が脊柱起立筋群の過活動に影響している可能性がある．また，骨盤後傾・腰椎前屈位の座位姿勢は，多裂筋・大腰筋などの筋群を伸張位とし，機能不全および弱化に影響しているかもしれない[20]．そこで多裂筋では図14，大腰筋では図15のような介入を行い，介入後に座位での左脊柱起立筋群の過活動および腰痛の改善が認められるか確認する．過活動の改善は，視診・触診ではわずかな変化をとらえることが難しく，表面筋電図，筋硬度などの定

図10 股関節の屈曲可動性改善のための運動

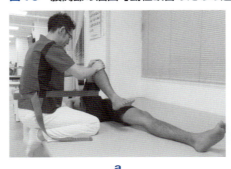

a

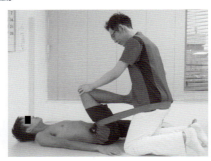

b

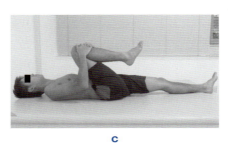

c

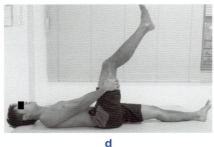

d

a：ベルトを使用した側方への牽引．数秒間保持10回程度．
b：ベルトを使用した尾側への牽引．数秒間保持10回程度．その後，牽引をしながら股関節屈曲の自動運動を10回繰り返す．
c：股関節屈曲運動時に鼠径部の詰まり感を訴える症例では，上記a，bを先行して実施する．詰まり感が残っている状態では，自己ストレッチの効果は十分に得られない．
d：ハムストリングスの自己ストレッチである．

図11 腰椎の後屈可動性改善のための運動

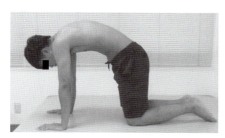
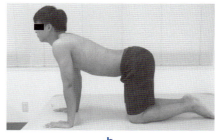

a   b

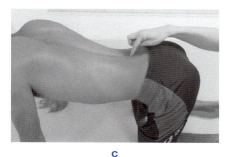

c

a, b：四つ這い位での胸腰椎の前・後屈運動を反復する。後屈時には殿部を後方に突出し，背部からは力を抜くように指示する。後屈時，両上肢側に重心を移すことにより，下位腰椎を意識した運動となる。

c：動きが乏しい部位は，指1本で示し，「ここを下げて」と指示する。指示に対して動かせなければ可動域制限，即時的に動かせるようになる場合には運動制御の問題を疑う。

図12 腰椎の徒手的なモビライゼーション

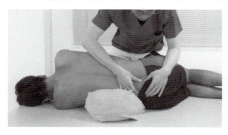
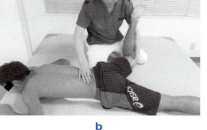

a   b

a：側臥位。右母指でL4の棘突起，左母指でL5の棘突起を把持。側屈運動を介してL4/5の可動性を拡大する。写真はL4/5であるが，動きが乏しい関節に対して実施する。

b：腹臥位。右母指でL4の棘突起を固定。股関節の外転運動を介してL4/5の可動性を拡大する。写真はL4/5であるが，動きが乏しい関節に対して実施する。

図13 座位姿勢の指導

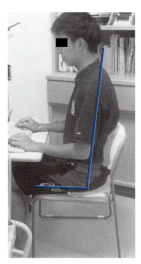

殿部の後方および腰椎にバスタオルを入れる。
体幹は約110°後傾位が理想である。

図14　多裂筋の収縮不全・弱化に対する運動

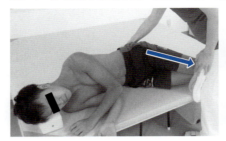
a

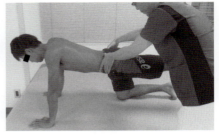
b

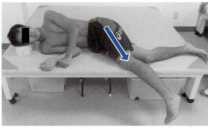
c

a：側臥位で大腿骨（写真では左下肢）の長軸方向（矢印）に向かって膝を押し付ける。左多裂筋の収縮を確認しながら実施する。呼吸を止めずに，腰椎の生理的前弯位を保つように指示する。
b：四つ這い位で下肢を拳上する。腰椎を生理的前弯位，骨盤を水平位，呼吸を止めずに行うことが重要である。
c：母指で両多裂筋の収縮を確認しながら股関節を屈曲（矢印の方向）させる。腰椎は生理的前弯位を保つことを心掛ける。

図15　大腰筋の収縮不全・弱化に対する運動

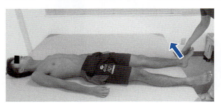
a

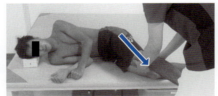
b

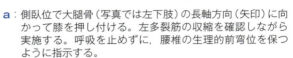
c

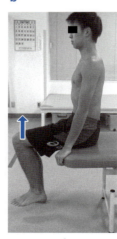
d

a：背臥位にて股関節の外旋運動を実施。足部に軽く抵抗をかける。
b：大腿骨を長軸方向に牽引。腰椎・骨盤を動かさず，その位置を保つように指示する。
c：下肢をベッドから下ろし，自重で牽引。腰椎・骨盤を動かさず，その位置を保つように指示する。
d：腰椎・骨盤を動かさずに股関節の屈曲運動を実施。

量的評価を行うことが理想である．もし，多裂筋・大腰筋に介入し，即時的に過活動の改善，腰痛の消失が認められた場合には，腰痛の原因は多裂筋・大腰筋の機能不全であったと解釈する．

また，本症例では超音波をL4神経根に非温熱で10分照射し[21]，即時的に下肢前面痛・しびれがVASで約20mm程度改善した．これは，下肢前面痛・しびれがL4神経根の化学的因子による症状であった可能性を示唆する重要な所見である．

▶結果

本症例では上記介入により，約2カ月間で座位姿勢・立ち上がり動作時の症状消失，仕事復帰となった．股関節屈曲可動性は，右135°・左130°，SLRは両側70°，腰椎後屈可動性も他動で2.2cm，座位姿勢の腰椎前弯角も18.2°と明らかな改善が認められた．

それらのすべての組織が疼痛・しびれの原因となっていた可能性がある．下肢前面の疼痛・しびれはL4神経根由来の症状であると推察できるが，腰痛および下肢後面痛についてはどの組織が最も影響していたのか，組織を特定することは難しかった．しかし，常に治療・再評価を繰り返し，即時的な症状の変化をとらえ，原因組織を特定する意識をもち続けることが効率的な疼痛改善を可能にすると考える．

まとめ

腰椎椎間板ヘルニア症例に対する理学療法評価・治療の流れについて事例を通して概説した．理学療法評価では，疼痛の出現する（悪化する）姿勢・動作の評価→介入→再評価の繰り返しにより，疼痛の原因および機能障害を推察することができる．治療後も再評価を繰り返し行い，より効率的で最適な回復を目指すべきである．

文献

1) 遠藤健司, ほか：立位・座位・仰臥位における腰椎・骨盤矢状面アライメント. 臨床整形外科, 47(3)：235-239, 2012.
2) 鈴木秀和, ほか：日本人のアライメントの正常値—頸椎. 脊椎脊髄ジャーナル, 30(4)：265-269, 2017.
3) Yang X, et al：The characteristics of spinopelvic sagittal alignment in patients with lumbar disc degenerative diseases. Eur Spine J, 23(3)：569-575, 2014.
4) Youdas JW, et al：Reliability of measurements of lumber spine sagittal mobility obtained with the flexible curve. J Orthop Sports Phys Ther, 21(1)：13-20, 1995.
5) 村本拓磨, ほか：自在曲線定規を用いた腰部の矢状面アライメント評価に関する信頼性・妥当性の検討. 北海道理学療法士学術大会抄録集, 68(Suppl)：49, 2017.
6) Van Adrichem JA, et al：Assessment of the flexibility of the lumbar spine: a pilot study in children and adolescents. Scand J Rheumatol, 2(2)：87-91, 1973.
7) Jones MA, et al：Measurement error associated with spinal mobility measures in children with and without low-back pain. Acta Paediatr, 91(12)：1339-1343, 2002.
8) 池田亀夫, ほか：図説臨床整形外科講座3 腰椎・仙椎, メジカルビュー社, 1986.
9) Mens J, et al：The active straight leg raising test and mobility of the pelvic joints. Eur Spine J, 8(6)：468-473, 1999.
10) de Groot M, et al：The active straight leg raising test (ASLR) in pregnant women：differences in muscle activity and force between patients and healthy subjects. Man Ther, 13(1)：68-74, 2008.
11) 石田和宏：脊柱. 理学療法評価学-障害別・関節別評価のポイントと実際(市橋則明 編集), 文光堂, 2016.
12) Yoshida K, et al：A validation study of the Brief Scale for Psychiatric problems in Orthopaedic Patients (BS-POP) for patients with chronic low back pain (verification of reliability, validity, and reproducibility). J Orthop Sci, 16(1)：7-13, 2011.
13) 石田和宏, ほか：BS-POPにおける検者内・検者間信頼性の検討. 理学療法科学, 26(6)：731-737, 2011.
14) 藤原 淳, ほか：Oswestry Disability Index -日本語版について-. 日本腰痛学会誌, 15(1)：11-16, 2009.
15) Andersson BJ, et al：Lumbar disc pressure and myeloelectric back muscle activity during sitting. I. Studies on an experimental chair. Scand J Rehabil Med, 6(3)：104-114, 1974.
16) Andersson BJ, et al：Lumbar disc pressure and myeloelectric back muscle activity during sitting. II. Studies on an office chair. Scand J Rehabil Med, 6(3)：115-121, 1974.
17) Andersson BJ, et al：Lumbar disc pressure and myeloelectric back muscle activity during sitting. III. Studies on a wheelchair. Scand J Rehabil Med, 6(3)：122-127, 1974.
18) Andersson BJ, et al：Lumbar disc pressure and myeloelectric back muscle activity during sitting. IV. Studies on a car drivern's seat. Scand J Rehabil Med, 6(3)：128-133, 1974.
19) Knutsson B, et al：Sitting an electromyographic and mechanical study. Acta Orthop Scand, 37(4)：415-428, 1966.
20) 荒木 茂：マッスルインバランスの理学療法. 徒手理学療法, 16(2)：97-107, 2016.
21) 石田和宏, ほか：腰椎後方手術後の遺残症状に対する超音波療法の効果−無作為単盲検プラセボ対照比較試験−. 理学療法学, 34(5)：226-231, 2007.

Ⅳ 疾患別マネジメント（ケーススタディ）

6 椎間関節性腰痛

Abstract
- 姿勢不良により椎間関節性腰痛を呈した54歳女性に対し，仮説検証作業を用いて理学療法を行った。
- 本症例は，スウェイバック姿勢による筋インバランスを基軸として胸椎伸展可動性や体幹・骨盤安定性が低下し，椎間関節のメカニカルストレスが高まったことが腰痛の原因であると考えた。
- 理学療法は腰背部筋，上部腹筋群へ徒手的に介入し，筋緊張および胸椎伸展可動性の改善を行った後，体幹・骨盤安定化運動を段階的に実施した。その結果として伸展時腰痛が軽減し，良姿勢保持が可能となった。これは胸椎伸展可動性と体幹・骨盤の安定性改善による静的・動的アライメントの修正が，下位腰椎のメカニカルストレスを減少させ，体幹伸展時痛の軽減につながったものと推察された。

はじめに

椎間関節由来の腰痛は多く，全腰痛の70～80％を占めているといわれ，一般的には片側または両側の腰痛で椎間関節に圧痛があり，伸展時の疼痛増強がみられた場合に椎間関節性腰痛と診断される[1,2]。椎間関節への力学的負荷は腰椎の伸展動作と回旋動作で増大することから，椎間関節性腰痛に対する理学療法はこのメカニカルストレスを軽減させることがポイントとなる。われわれは，医師の診断および画像所見から得られた器質的障害の有無と腰痛との関連性を念頭に入れながら問診し，考えうる機能的腰部障害を推測する。続いて問診結果からメカニカルストレスと疼痛原因組織の仮説を立てて運動検査を行い，検証された腰痛の機能的原因に対して，目標や治療プランを立案していく。つまり主観的評価から客観的評価まで一連の仮説検証作業を繰り返しながら解決に導くアプローチを展開することが，効果的な理学療法を行う鍵となる。

基本的知識

腰椎椎間関節は脊髄神経後枝の内側枝により支配されている（図1）。後枝は椎間孔を出た後，外側枝と内側枝に分岐して外側枝は腰腸肋筋に分布し，内側枝は隣接する椎間関節包の下部に第1枝を送る。第2枝は多裂筋を支配し，第3枝は1つ下位の椎間関節包の上部へ向かう。椎間関節とその周囲組織に痛みの受容や伝達に関与する侵害受容器が豊富に存在していることから外力（腰椎伸展，腰椎回旋）や不自然な姿勢によって椎間関節に有害なメカニカルストレスが加わると，侵害受容器が興奮し急性疼痛を引き起こす。またこのような椎間関節への機械的刺激は脊椎周囲筋の反射性収縮を引き起こす[3]。

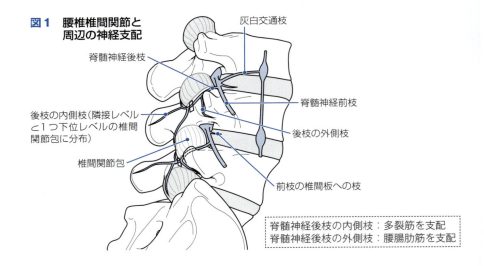

図1 腰椎椎間関節と周辺の神経支配

脊髄神経後枝の内側枝：多裂筋を支配
脊髄神経後枝の外側枝：腰腸肋筋を支配

症例紹介

▶ケースの情報整理

年齢：54歳　性別：女性
職業：衣料品の販売員（パート）。20年以上前から従事し，接客および商品管理などを行っていた。

● 現病歴

以前から腰痛による通院歴があった。2～3週間前に重い荷物を持ってから腰痛が再燃，様子をみていたが改善しないため当院受診。医師により急性腰痛症と診断され理学療法開始となる。

● 問診

日常生活動作では立位作業時（30分程度）や中腰姿勢の作業時，腰を反らした際に左腰背部に痛みが生じる。

● 画像情報（図2）

腰椎単純X線画像（側面像）より腰椎前弯角65°とやや過前弯位傾向で，特にL4/5とL5/S1間が著明となっていた。MRI水平断像（L4/5レベル，T2強調画像）では左L4/5椎間関節レベルにおける腰部多裂筋，胸最長筋および腰腸肋筋の脂肪浸潤を示す高輝度変化が認められた（右＜左）。

理学療法評価

▶評価と解釈

● 運動検査

■ 姿勢評価（図3）
- スウェイバック姿勢：＋（左寛骨やや前方回旋位，骨盤右回旋位）

- 圧痛（図3）
  - one point finger sign：＋（左L4/5椎間関節に圧痛＋）
- 自動運動（図4）
  - 屈曲時痛：－
  - 伸展時痛：＋（左腸骨稜，PSIS付近にNRS 5～6/10）
  - 伸展左回旋時痛：＋（同上にNRS 6～7/10）

体幹屈曲時は骨盤前傾乏しく，下位腰椎と胸椎の屈曲で代償していた．体幹伸展時の下位胸椎の伸展乏しく，下位腰椎が過剰に伸展し，膝関節も軽度屈曲

PSIS：posterior superior iliac spine

NRS：numeric rating scale

図2　単純X線画像（側面像）とMRI（水平断像，L4/5レベル）

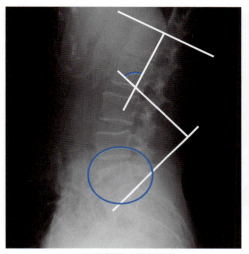

a　下位腰椎の過前弯位

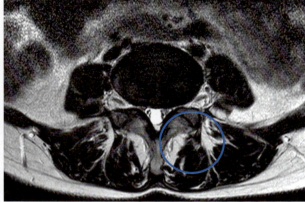

b　L4/5レベルの多裂筋と胸最長筋腰部の脂肪変性＋（右＜左）

図3　姿勢と疼痛部位

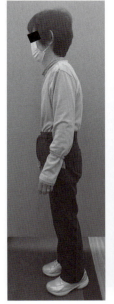

a　スウェイバック姿勢

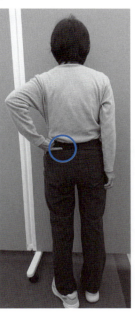

b　one point finger sign

図4　自動運動

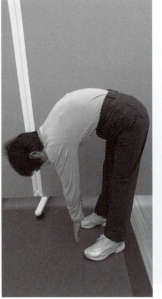

a　屈曲

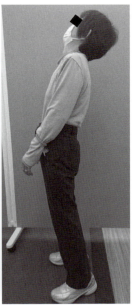

b　伸展

していた。

■ 触診
- 左胸最長筋・腰腸肋筋・腰部多裂筋の過緊張，滑走不全と圧痛
- 左外腹斜筋・腹直筋の過緊張と圧痛，左第12肋骨外方化

■ 胸郭可動性評価
- 胸郭下角が体幹伸展時に狭小化＋

■ 関節可動域検査
- FFD：－10 cm，SLR：75°/70°

■ ストレス軽減テスト（図5，6）
- 椎間関節ストレス軽減テスト：陽性（L4/5椎間関節伸展制動で疼痛軽減）
- 仙腸関節ストレス軽減テスト：陽性（伸展時，左寛骨後方回旋誘導で疼痛軽減）

FFD：finger floor distance
SLR：straight leg raising

図5　疼痛軽減テスト（椎間関節）

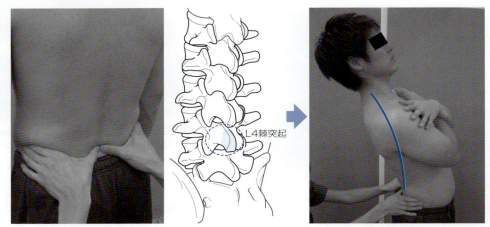

検者はL4棘突起下端に両母指を固定し，その状態から再度患者に伸展させる。痛みが軽減したため陽性。

図6　疼痛軽減テスト（仙腸関節）

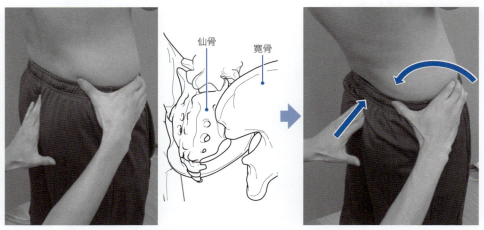

検者は後方から仙骨，側方から寛骨を固定する。もう一度伸展する際に仙骨は固定したままで寛骨の後方回旋を誘導する。このときに疼痛の軽減が認められたため陽性。

MMT:
manual muscle testing

ASLR:
active straight leg raising

ASIS:
anterior superior iliac spine

PASLR:
prone active straight leg raising

■ 徒手筋力テスト（MMT）（右/左）
- 大殿筋：5/4

■ 荷重伝達テスト（右/左）（図7，8）
- ASLR（ASISの圧迫）：-/+
- PASLR：-/+

●評価結果の解釈

主観的評価より，腰を反らすことや長時間の立位で左腰背部痛を呈することがわかった．画像所見より下位腰椎が過前弯位傾向，L4/5椎間関節レベルで脊柱起立筋群の脂肪変性を認めたことから，動作時にその周辺で過剰なメカニ

図7 ASLRテスト

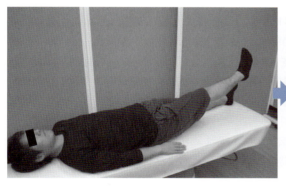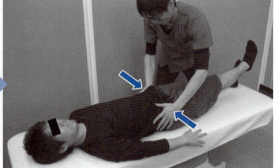

ASISの圧迫

ASLRテストは背臥位でベッドから脚を伸ばしたまま挙上するように指示して左右で努力感に差があるかどうか，どちらの脚が重いかを尋ねる．他覚的には骨盤の回旋，胸腰椎の伸展などの代償動作がみられる場合がある．次に骨盤（ASIS）を他動的に圧迫した状態でASLRを行い，主訴や代償動作が軽減した場合は陽性となる．

図8 PASLRテスト

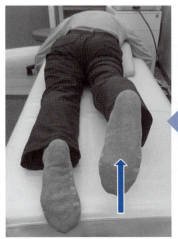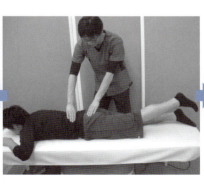

症例の非疼痛側：右股関節伸展優位　　症例の疼痛側：左股関節外転優位

PASLRテストは腹臥位で脚を伸ばしたまま挙上するように指示し，両手で両側の大殿筋と脊柱起立筋を触知しながら疼痛の有無や筋収縮の伝達状況を確認する．異常パターンでは大腿筋膜張筋，中殿筋の代償性収縮による下肢の伸展外転がみられ，大殿筋や反対側の胸腰椎伸展筋の活動が乏しい．この場合を陽性と判断し大殿筋や腹横筋の機能不全を疑う．

カルストレスや分節的不安定性が生じている可能性を考えた。

客観的評価のうち，視診による姿勢観察では頭部前方変位，胸椎後弯の増強，骨盤が前方変位したスウェイバック姿勢をとっていた。この姿勢は①上部腹筋群，下位腰椎伸筋群，ハムストリングスの短縮や過緊張，②下部腹筋群の筋延長および弱化，③大殿筋の筋力低下によるインバランスが起こりやすいといわれ，これらに起因したメカニカルストレスによる椎間関節や筋・筋膜性腰痛を呈しやすい環境であることが推察された。また自動運動における体幹伸展時の痛みと下位胸椎レベルの低可動性，下位腰椎の過剰可動性から上記動作がメカニカルストレスを増幅する一要因となっている可能性がある。姿勢・自動運動から想起された仮説を基に疼痛の原因を特定すべく運動検査へと系統的に進めた。

左L4/5椎間関節に圧痛，one point finger signと椎間関節ストレス軽減テストで陽性（L4/5），左多裂筋，胸最長筋，腰腸肋筋に圧痛，同部位の反射性筋緊張亢進の結果から左L4/5椎間関節性腰痛の可能性が示唆された。当該椎間関節にメカニカルストレスが生じ，椎間関節性腰痛に至る機能的要因は，不良姿勢（スウェイバック姿勢）を基軸として，①動作時（腰椎伸展・回旋）におけるメカニカルストレス由来の左最長筋や腸肋筋の反射性収縮，外腹斜筋や腹直筋の過緊張により胸郭下角が狭小化し，その可動性が低下していること，②仙腸関節ストレス軽減テスト陽性から体幹伸展時に骨盤の後方回旋可動性が低下して連動しないこと，③荷重伝達テスト陽性より体幹・骨盤安定性が低下し，これらの代償として体幹伸展時に下位腰椎の過剰運動が生じてしまうことであると考察した（図9）。

図9　椎間関節性腰痛に関連する影響因子

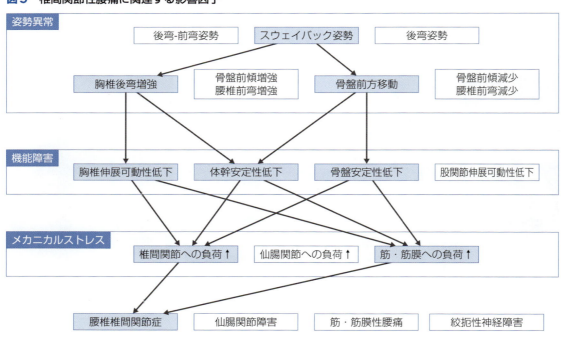

理学療法と効果

▶目標と治療計画

●目標
- 動作時痛の軽減(NRS 4/10以下)
- 姿勢改善

●治療計画(初回～4週)
①腰背部筋・腹筋群の筋緊張と滑走性改善
②体幹安定化運動(図10)
③骨盤安定化運動(図10)
④ホームエクササイズ

●ホームエクササイズの内容
- 胸椎回旋ストレッチ(図11)
- prayer stretch(図11)
- 体幹安定化運動レベル2
- 骨盤安定化運動

図10 体幹・骨盤安定化運動

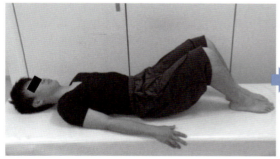

レベル1　引き込み法　　　　　　　　　　　レベル2　股関節開排

水平面の回旋負荷に対して体幹を安定化させる運動は体幹深部筋を確実に活性化できるといわれている。

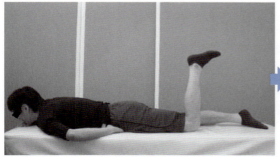

腹臥位で体幹深部筋である腹横筋の促通を行う。

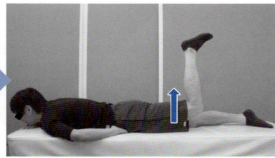

腹臥位で腹横筋の収縮を保持したまま股関節を伸展させる。伸展位で行ったほうが大腿筋膜張筋などの活動を抑制しやすい。

図11 胸椎回旋・伸展ストレッチ

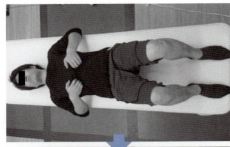

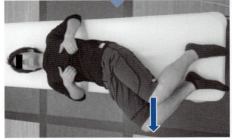

a 胸椎回旋ストレッチ

腹直筋，外腹斜筋をセルフリリースしながら行う。

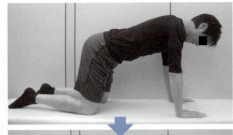

前胸部をベッドへ近づけるように胸椎を伸展する。

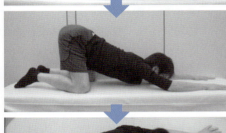

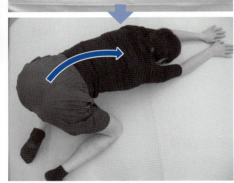

右側屈位で胸椎伸展することで左下位胸郭がより拡張される。

b prayer stretch

▶治療内容

●①腰背部筋・腹筋群の筋緊張と滑走性改善

左胸最長筋胸部線維はT7-12の間で腰腸肋筋との境界，左腰腸肋筋胸部はT10-L4の間で胸最長筋との境界に対しアプローチする。特にT12肋骨下端部付近は深部に大腰筋や腰方形筋が付着しているため，滑走不全を招きやすい。また，本症例の左第12肋骨が外方化していることからこのアプローチはきわめて重要である。

●②体幹安定化運動

最初に獲得すべき課題は腹横筋による腹部の引き込みである。腰椎や骨盤を動かさず脊椎ニュートラルポジションを維持させ，ゆっくり呼吸しながら臍を脊椎に向かって引き込ませる。股関節開排は，水平面の回旋負荷に対して体幹を安定化させる運動で，体幹深部筋を確実に活性化させることができる。

●③骨盤安定化運動

この運動は胸腰筋膜を介して仙腸関節の剛性を高めるために，大殿筋機能を促通することである。これに体幹深部筋の機能不全を伴う症例が少なくないため，前段階として体幹深部筋の促通後に大殿筋へアプローチしたほうが，収縮

のタイミングや活動量向上が期待できる。

● ④ホームエクササイズ

ホームエクササイズとして胸椎回旋ストレッチ，prayer stretch，体幹安定化運動レベル2，骨盤安定化運動を行った。腹直筋や外腹斜筋など上位腹筋群の過緊張やタイトネスが強い症例では，膝立て背臥位で当該筋をセルフリリースしながら吸気に合わせて骨盤回旋運動を行う。prayer stretchでは，四つ這い位から前胸部を床面につけるように胸椎を伸展させる。また体幹側屈位から胸椎を伸展させることで対側下位胸郭が拡張され，さらなる可動域拡大が可能となる。

> **Memo　ホームエクササイズについて**
>
> 外来診療において患者を想うあまり，ホームエクササイズ数がどうしても増えてしまいがちである。しかしあまりにも多いと，患者自身覚えていることが困難となり，各運動に対する効果の実感が薄れ，結局あまりやっていないケースが少なくない。本来はホームエクササイズの効果を実感しながら確実に実施させることが目的であるため，その数は多くとも3〜4つ程度にすることが望ましい。

▶結果：治療前後（図12）

- NRS：6〜7/10 ⇒ 3〜4/10
- FFD：−10 cm ⇒ 0 cm

治療介入により胸最長筋，腰腸肋筋，腹直筋，外腹斜筋の過緊張と滑走性が改善され胸椎伸展可動域が拡大し，FFDも改善された。さらに体幹や骨盤へ

図12　腰椎自動運動（治療前後）

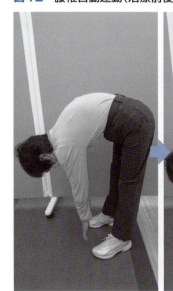
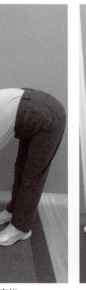

a　治療前　　　b　治療後
FFDが−10 cmから0 cmへ改善。

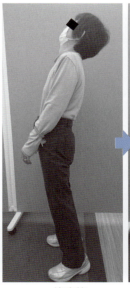
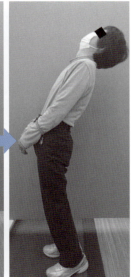

a　治療前　　　b　治療後
体幹伸展可動域が拡大し，胸椎伸展，骨盤後方回旋の可動性が改善した。

のアプローチにより左骨盤後方回旋運動も改善され，体幹伸展時の可動域が拡大した．以上のことから下位腰椎に対するメカニカルストレスが減少し，体幹伸展時痛を軽減させることができた．

▶4週間以降

- 上記治療＋ホームエクササイズ変更および追加

●ホームエクササイズ
①体幹安定化運動レベル3B（図13）
②四つ這い位運動上肢挙上，片脚スライド（図13）

　体幹安定化運動はレベル2からレベル3A，3Bへと段階的に負荷を上げた．レベル3Aは膝立て背臥位から屈曲した脚を股関節90°まで持ち上げ，レベル3Bではベッド上で踵をスライドさせた．四つ這い位運動は，①片側上肢を挙上，②片側下肢をベッド上で伸展方向にスライドの順で難易度を高めた．背部の後頭隆起，胸椎部，仙骨部の3点を接点としたガイド棒を用いることで脊椎ニュートラルポジションが理解されやすい．この四つ這い位運動は視覚的に問題ないと判断しても実は正確にできていない場合が多い．実際には，①四肢の運動開始前に腹横筋が収縮しているか，②運動中に体幹深部筋の収縮が持続できているか，③運動切り替え時に体幹深部筋の収縮が抜けていないかを注意深く触知することが課題獲得のポイントとなる．

　治療開始3カ月後の姿勢を図14に示す．腰痛はNRS 1～2/10まで改善され頻度も軽減し，良姿勢を保持できるようになった．

図13　体幹安定化運動

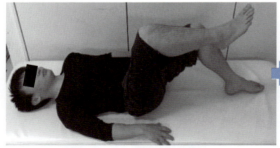
レベル3A　股関節90°屈曲

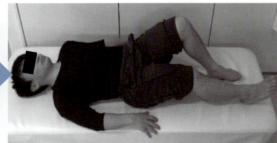
レベル3B　踵スライド

a　背臥位

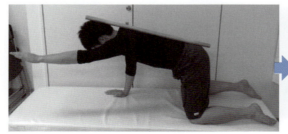
片側上肢挙上

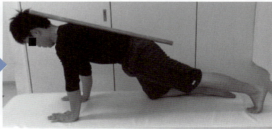
片側下肢スライド

b　四つ這い位

図14 治療前と治療後3カ月

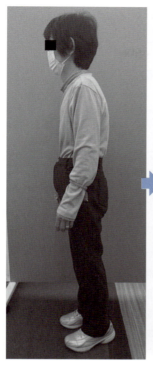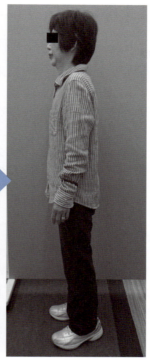

まとめ

　今回は椎間関節性腰痛の症例に対する理学療法アプローチを紹介した。医師の指示と画像所見を参考に病歴を聴取し，そこから腰痛の原因組織やメカニカルストレスに対する仮説を立て，その証明に必要な姿勢評価や運動検査を実施していく。最終的に仮説が立証されるのは，治療プログラムの実施後に症状が改善した場合のみである。改善しない場合は評価の問題なのか，あるいは治療技術の問題なのかを十分見極める必要がある。

　機能的腰部障害に対するアプローチは，優れた機能的診断能力と治療技術が求められる。したがってこれらの精度を高めていくには，われわれの強みである機能解剖学や運動生理学を駆使した仮説検証作業を繰り返すプロセスがきわめて重要である。

文献
1) 大浦好一郎：腰椎椎間関節症の鑑別診断. 関節外科, 18：65-70, 1999.
2) 柏口新二：無刀流整形外科メスのいらない運動器治療. 日本医事新報社, 70-132, 2017.
3) 山下敏彦：椎間関節性腰痛の基礎. 脊椎脊髄, 13(6)：432-438, 2000.

Ⅳ 疾患別マネジメント（ケーススタディ）

7 腰部脊柱管狭窄症

Abstract
- 腰部脊柱管狭窄症では，手術適応か保存療法適応かを医師の診断により見極めることがまず重要である．
- 症状がメカニカルストレスである場合，どの動作で症状が再現されるのかを評価することにより介入の方向性が決定する．
- 本人が自身で症状を管理できるように，セルフエクササイズ指導も含めた患者教育の重要性を患者にも知ってもらい，長期的に症状を管理できることを目指す．

はじめに

腰部脊柱管狭窄症では，手術適応か保存療法適応かに大別することができる．保存療法適応の患者に対して重要なことは，症状憎悪・軽減因子を推測し，症状の再現性がある場合，症状を誘発している動作を評価し，その異常動作の原因は何かを突き止めることである．

本症例は医師の診断より腰部脊柱管狭窄症と診断され，保存療法にて介入したケースである．本項では事例を通して，理学療法適応である脊柱菅狭窄症の評価，治療の一例を概説する．

症例情報

▶一般的情報
年齢：65歳
性別：男性
身長：175.5 cm
体重：70.0 kg
BMI：22.73
主訴：腰部の痛み，右下肢の痛みとしびれ

BMI：
body mass index

▶医学的情報
診断名：腰部脊柱菅狭窄症（L4/5）
既往歴：なし

▶画像情報
MRIにおいて，水平断像にてL4/5の狭窄，右側椎間孔部の矢状断像にて右側神経根に狭窄が認められる（図1，2）．

図1 MRI

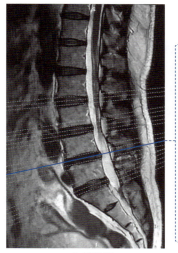

a 矢状断像

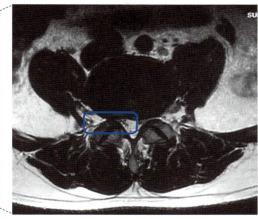

b 水平断像

L4/5レベルにて，右側の椎間孔に狭窄が認められる。

図2 右側椎間孔部

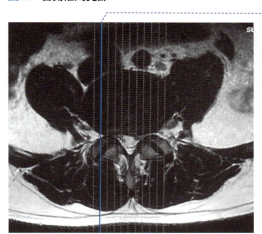

a 水平断像

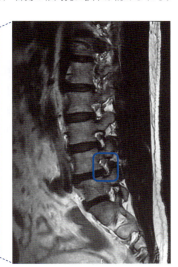

b 矢状断像

▶現病歴

　3年前から徐々に右下肢のしびれが出現。その後，右下肢の疼痛も出現するようになり，10分ほど歩くと右下肢の殿部から下腿外側への疼痛と右下肢全体の動かしづらさのために歩行不可になる。診察にて腰部脊柱管狭窄症（L4/5）と診断を受け，理学療法開始となる。

主訴：腰部の疼痛，右下肢の疼痛およびしびれ
Demand：右下肢の痛みが出現せずに長距離を歩けるようになりたい

理学療法評価

▶問診

歩行時において，10分ほどの連続歩行にて腰痛（NRSで5〜6程度），右下肢の疼痛・しびれが出現する（NRSで7〜8程度）ことが最も困っていることだが，日常生活動作においてもふとしたときに症状が出現する．どの動作で症状が出現するか，理解できていない．また，夕方にかけて疼痛およびしびれが増悪する傾向がある．疼痛の箇所と程度はボディチャートに示す（図3）．

NRS：
numeric rating scale

▶姿勢評価

●立位姿勢（自然立位）（図4）
前額面：わずかに体幹左回旋，左側屈位（図4a）
矢状面：腰椎過伸展位，骨盤過前傾位（図4b）

●座位姿勢（自然座位）
前額面：重心が左に変位，骨盤が左下制位，腰椎にて左凸の側弯
矢状面：胸椎後弯位，腰椎後弯位（屈曲位），骨盤後傾位，頭部前方位

▶自動運動

体幹屈曲，伸展，回旋，側屈およびそれらの複合運動を評価した．伸展にて腰部の疼痛が出現（NRS 5/10），伸展と右回旋の複合運動（図5）にて，腰部の疼痛に加え，右下肢（下腿外側から足部外側）のしびれと疼痛（NRS 7/10）が出現した．その他の動作では，異常動作および症状は出現しなかった．

図3　ボディチャート

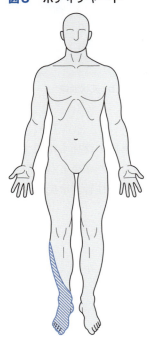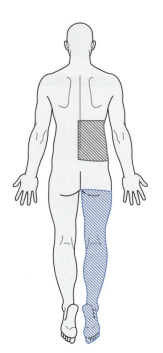

▨：疼痛
質：重だるいような疼痛
量（NRS）：5〜6/10
疼痛発現の傾向：10分程度の歩行にて出現

▧：しびれおよび疼痛
質：しびれ感およびズキズキする疼痛
量（NRS）：7〜8/10
疼痛発現の傾向：10分程度の歩行にて出現，
　　　　　　　　または夕方にかけて増強
　　　　　　　　する傾向

図4　姿勢評価

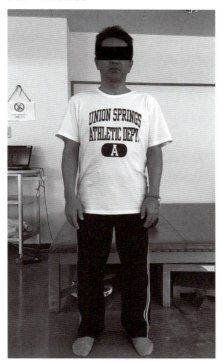

a 自然立位（前額面）

前額面にて体幹が左回旋しており，わずかに左側屈している。

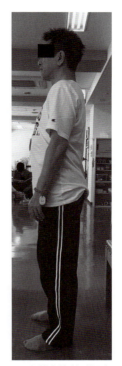

b 自然立位（矢状面）

矢状面において，下位腰椎が過度伸展，骨盤が過度に前傾している。

図5　自動運動（伸展と右回旋の複合運動）

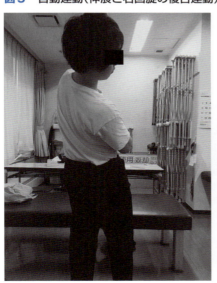

a 後方

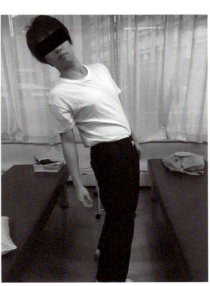

b 側方

▶副運動検査：(過/低)可動性の検査(図6)

腹臥位にてPAグライドを行った(やり方は「Ⅰ章-1 脊柱理学療法の考え方」の項(p2)を参照)。中位胸椎にて低可動性(hypomobility)，L4/5において疼痛を伴う過可動性(hypermobility)が認められた。

▶motor control検査

Luomajokiによるmotor control検査を行った。この検査は6つからなり，これらのうち2つ以上の陽性所見はmotor control不全の可能性がある[1,2]。また，この検査は動作観察の評価としても有効である。6つの検査を**表1**にまとめる。

検査①〜⑥のうち，②⑤⑥において陽性所見が認められた。②においては，行おうとする際に腰椎過伸展が生じ，右下肢の症状が出現した。⑤において，後方移動の際に腰椎過伸展が生じた，⑥では膝関節屈曲30°付近において，腰椎過伸展，骨盤の前傾，回旋運動の代償動作が認められた。

図6 副運動(PAグライド)

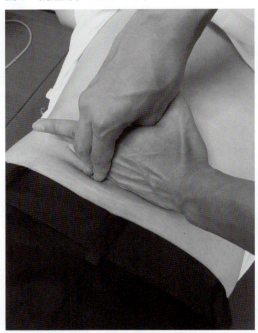

棘突起に評価者の豆状骨を当て，反対側の上肢で力を加える。L4/5にて疼痛および過可動性が認められた。

表1　motor control検査

検査	正常	陽性所見
検査①	立位より体幹を中間位に保持したまま股関節屈曲するように指示する。 正常：体幹を中間位に保ったままで股関節屈曲が50～70°行うことが可能である。 陽性所見：腰椎屈曲/伸展の代償動作が生じたり，股関節屈曲50°以上が行えない。 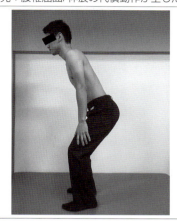	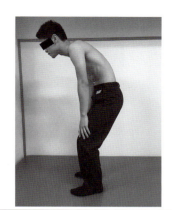
検査②	立位にて患者に骨盤の後傾動作を行ってもらう。 正常：胸椎中間位のまま骨盤の後傾動作が可能である 陽性所見：骨盤が後傾できない，胸椎にて代償する，腰椎過伸展の代償動作が生じる 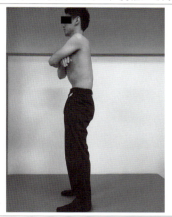	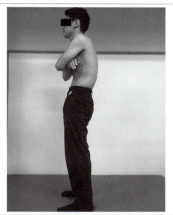
検査③	片脚立位を行ってもらう。両側行ってもらい，その際に臍の側方への移動距離を測定する。 正常：臍の移動距離が10cm未満，または左右差が2cm未満 陽性所見：臍の移動距離が10cm以上，または左右差が2cm以上 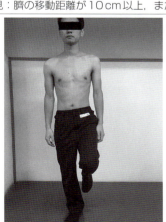	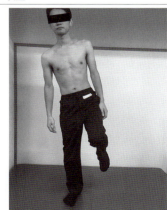

（次ページに続く）

表1 motor control検査（続き）

検査	正常	陽性所見
検査④	端座位にて行う。腰椎を中間位に保ってもらい，その状態から一側の膝関節を伸展してもらう。 正常：腰椎中間位を保持したまま膝関節伸展（−20〜−30°でよい）を行うことができる。 陽性所見：腰椎屈曲動作が生じる，または腰椎中間位を保持したまま膝関節伸展動作を行うことができない。 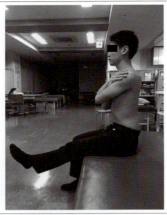 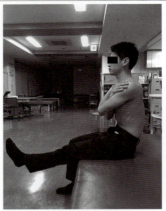	
検査⑤	四つ這い位にて行う。腰椎中間位を保持したまま，骨盤を前後に移動させる。 正常：腰椎中間位を保持したまま，後方移動では股関節120°，前方移動では股関節60°まで行うことができる。 陽性所見：骨盤前後移動の際に腰椎が屈曲または伸展の代償動作が生じる。 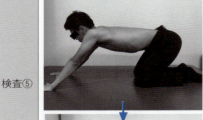 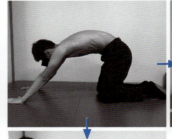 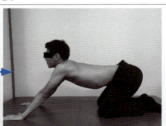 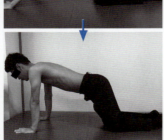 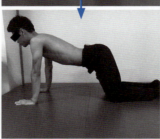	
検査⑥	腹臥位にて行う。一側の膝関節を90°まで屈曲してもらう。 正常：腰椎の屈曲・伸展動作，骨盤の回旋動作が生じていない。 陽性所見：膝関節屈曲に伴い，上記の代償動作が生じる。 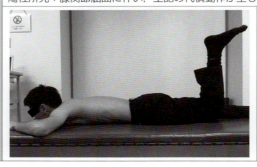 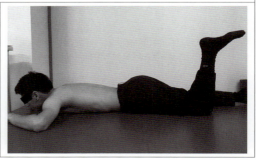	

▶統合と解釈

　本症例は歩行時に腰痛および右下肢の疼痛としびれを訴えており，画像所見よりL4/5の狭窄が疑われ，医師の診断より腰部脊柱管狭窄症の診断がついている．安静時では疼痛/しびれは出現せず，増悪動作は，腰椎伸展，伸展と左回旋の複合動作であった．基本姿勢では，自然立位にて下位腰椎の過前弯，骨盤過度前傾位であった．また，他動運動検査より，胸椎の低可動性（hypomobility），L4/5の過可動性（hypermobility）が認められ，motor control検査や基本動作分析においては，体幹動作を制御することが困難であり，特に伸展方向に過剰に動く傾向にあることが確認された．

　画像所見を含む医学的情報，主観的および客観的評価の結果より，神経障害型式は，右側のL4/5神経根型であることが予想される．また，安静時では疼痛/しびれが出現されず，特定の姿勢および動作時に症状が出現/増悪，さらに再現性があることから，メカニカルストレスによるものであり，理学療法適応となる[3]．症状憎悪の原因は，静止姿勢においては持続的な負荷，動作時の際には，腰椎を中心に自動運動を制御できず，過剰な腰椎伸展および右回旋の動きが生じ，そのことが該当箇所の神経根を圧迫していることであると考えられる．さらに，症状憎悪の原因である姿勢や動作を本人が理解していない，という認知面も問題点の一つである．

理学療法と効果

▶治療方針

　狭窄が生じている構造的破綻を理学療法で改善することは難しいため，動作を中心とした機能的破綻を改善し，症状の原因であるL4/5の右側神経根の刺激を減少させることが理学療法の目的となる．具体的には，隣接関節の可動性や機能を向上させることにより該当箇所の負担を減少させること，腰部のmotor control練習により脊柱，特にL4/5間の伸展方向の不安定性を減少させること，有酸素運動により全身の持久性向上や神経組織への血管供給を図ることを目的とする．また，該当箇所に負担がかからないような姿勢，動作の教育など，認知面へのアプローチも必須である．それらのことを踏まえ，具体的な治療プログラムを下記に述べる．

▶治療プログラム

①患者教育・姿勢指導
②motor control練習
③脊柱（胸椎，腰椎）モビライゼーション
④股関節モビライゼーション
⑤有酸素運動

▶①患者教育・姿勢指導

　患者教育は，脊柱管狭窄症に限らず重要な治療の一つである．Breslauらの

報告によると，患者に対し，腰部脊柱管狭窄症の解剖学的特徴と症状との関連性，疼痛の出現要因を説明することにより，患者の恐怖感，ADLの向上を得られた[4]。また，疼痛出現のメカニズムを理解してもらうことで，疼痛軽減の効果が認められる[5]。それらのエビデンスからも痛みやしびれが出現するメカニズムを説明し，理解してもらうことは必須である。本症例の場合，姿勢，動作指導において「普段の立位姿勢が腰椎伸展位となっていること」「腰椎伸展＋左回旋動作によって，症状が増悪すること」「症状が出現したときは腰椎屈曲（前かがみ）になることで症状を軽減できること」を理解してもらい，腰椎の過剰な伸展方向への動きを制御することができれば症状が出現する頻度を減少させることができることを説明する。

姿勢指導において，座位および立位姿勢において本人が普段行っている姿勢を認知させることが第一段階である。その後，脊柱が中間位になるように誘導し，その姿勢を再現できるように指導する（図7）。また，さまざまな姿勢から脊柱中間位に戻れるように練習する。

▶② motor control 練習

腹臥位にて腰椎伸展の代償動作が出現しないように膝関節および股関節伸展運動（図8），座位にて腰部中間位を保ったまま端座位から立位への動作練習（図9），腰部中間位を保ったまま四つ這い位から股関節屈曲動作（図10），立位での股関節伸展運動（図11）を行う。最初は，鏡や写真，動画による視覚的フィードバックやセラピストの口頭でのフィードバックにより誘導し，難易度を調整する。

練習中に疼痛やしびれが出現/増悪するようであれば中止する。

図7 座位姿勢の練習

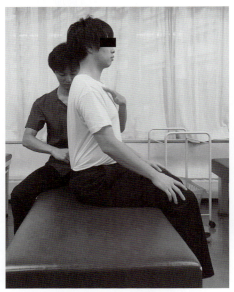

座位にて腰部中間位を保つように練習する。その際に徒手および口頭で適切な位置のフィードバックを行う。

図8 motor control 練習①：腹臥位にて膝関節屈曲・股関節伸展運動

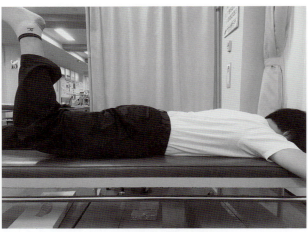

腰椎過伸展の代償動作が出現しないように徒手および口頭でフィードバックを与えながら進めていく。

図9　motor control 練習②：立位⇄端座位

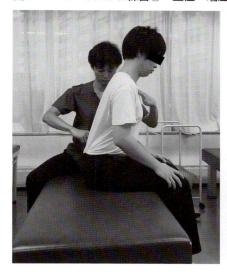
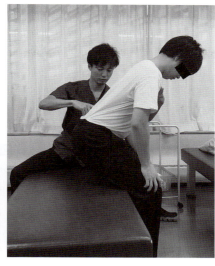

腰椎を中間位に保ちながら立位⇄座位を行う。セラピストは口頭および徒手にて腰部中間位を保つように指示または誘導する。

図10　motor control 練習③：腰部中間位を保ったまま四つ這い位から股関節屈曲動作

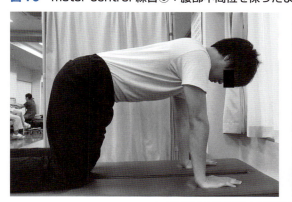
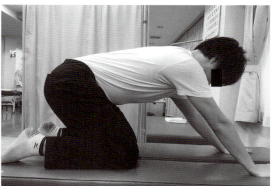

セラピストは口頭および徒手にてフィードバックを行う。

図11　motor control 練習④：立位での股関節伸展運動

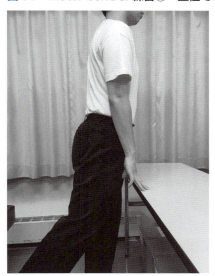

腰椎中間位を保ちながら股関節伸展運動を行う。セラピストは口頭および徒手にてフィードバックを行っていく。

▶③脊柱モビライゼーション

徒手療法とエクササイズを組み合わせた治療は，腰部脊柱管狭窄症を対象とした群に対して，一定の効果があることが報告されている[6]。腰椎回旋セルフモビライゼーションにより，右側椎間孔の拡大化を目指す（図12）。胸椎伸展セルフモビライゼーションは，隣接関節である胸椎の可動性を高め，結果的に腰椎の回旋，伸展方向の過剰な可動性を減少させることを目的とする（図13）。また，これらはセルフエクササイズとしても有効である。

▶④股関節モビライゼーション（図14）

股関節の可動性改善は腰椎伸展動作の代償動作を防ぐために有効である。特に股関節伸展制限を有している場合，歩行時や動作時に腰椎伸展で代償し，腰椎に負担がかかっている場合が多いことが報告されている[7,8]。股関節モビライゼーションのほかに，腸腰筋，ハムストリングスなどの股関節周囲のストレッチも合わせて実施する（図15，16）。脊柱モビライゼーションと同様にセルフエクササイズとしても有効である。

▶⑤有酸素運動（図17）

有酸素運動は，跛行を有している脊柱管狭窄症患者に有効である[9]。主な目的は，歩行を含む動作への恐怖感を減少させること，酸素供給を四肢を含む全身に行うこと，全身持久力を向上させること，である。免荷などで行えるトレッドミルがあればより有効であるが，そのような機器が揃っていないのが現実的であるため，腰椎屈曲位で行えるサイクリングが有効である。Pualらの報告によると，腰椎屈曲位でのサイクリングは免荷でのトレッドミルと同様の効果があったとしている[10]。

▶⑥セルフエクササイズ

前述した③脊柱モビライゼーションはセルフエクササイズとしても有効である（図12，13）。また，前述した股関節（腸腰筋，ハムストリングス）のストレッチングも行ってもらう。

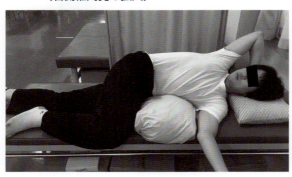

図12 腰椎回旋セルフモビライゼーション（右側椎間孔の拡大）

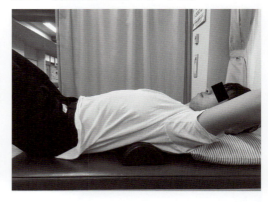

図13 胸椎伸展モビライゼーション

図14　股関節モビライゼーション

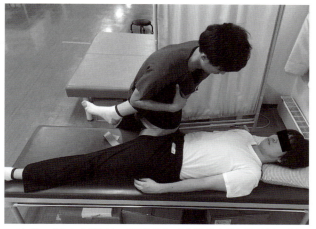

マリガンベルトを使用して行うことでより効率的に股関節モビライゼーションを行うことが可能である。

図15　ハムストリングスのストレッチ

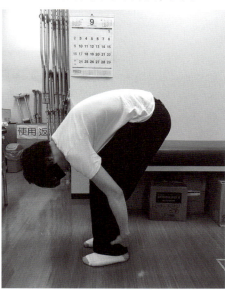

患者はしゃがんだ状態で自身の下腿遠位を持つ。そのまま最大限立位を取ろうとし、ハムストリングスの伸張を感じたところで10秒ほど保持する。

図16　腸腰筋のストレッチ

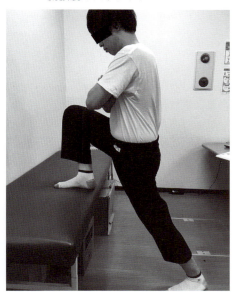

図17　有酸素運動

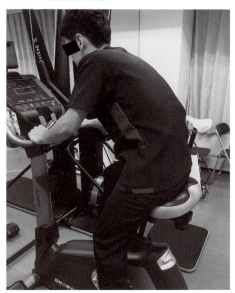

腰椎が屈曲位になるようにサドルの高さを調整することに留意する。

▶治療経過

上記治療を週に2回4週間実施した。家でのセルフエクササイズは1日1回行ってもらった。

経過(治療開始から8週後)

▶問診

自身でどの動きを行うことで症状が出現するのかを理解し，症状が出現しない姿勢をとるように意識することが可能となった．また，症状が出現しても，腰部屈曲位をとるようにして，症状の緩和を行うことが可能となった．

連続歩行は1時間程度可能となり，その後は症状が出現しても5分程度の休憩にて再び歩きはじめることが可能となった．

▶姿勢

治療前の立位での腰椎過伸展位，骨盤過前傾位は改善し，また前額面においての軽度左回旋・側屈位も改善された．

▶自動運動

伸展＋右回旋の最終域まで行うと治療前と同様に症状が出現するが，症状が出現する前に自身で制御することが可能である．

▶motor control検査

いずれの検査において，腰部中間位を保つことができるようになった．また検査時の症状も出現しなくなった．

▶アウトカム指標

腰部の痛み(NRS)：0/10
下肢のしびれ(NRS)：安静時0/10　動作時2/10
連続歩行時間：症状が出現せずに1時間連続歩行可能

まとめ

本症例は主に動作時の過剰もしくは不安定な腰椎伸展／回旋動作により右下肢への放散痛症状が出現・悪化していた．そのことから機能面の改善，具体的には腰部の安定した動作を行えることを目指した．また，隣接関節である胸椎や股関節の過小可動性を改善することより，腰部の負担を減少させることができ，全身的な運動(有酸素運動)を行うことで，全身持久力の向上や神経組織を含む四肢への酸素供給をより向上させることができた．

認知面においても患者教育を実施し，どのような姿勢や動作で症状が誘発され，症状が出現した場合にはどのように対処するのか，さらには患者教育・セルフエクササイズを指導することより，自身での症状を管理できるように努めた．

今後は，セルフエクササイズ指導・患者教育を引き続き行うことにより，理学療法終了後も患者自身で症状を管理できることが可能となると考える．

文献

1) Luomajoki H, et al：Reliability of movement control tests in the lumbar spine. BMC Musculoskelet Disord, 8：90, 2007.
2) Luomajoki H, et al：Movement control tests of the low back；evaluation of the difference between patients with low back pain and healthy controls. BMC Musculoskelet Disord, 9：170, 2008.
3) Backstrom KM, et al：Lumbar spinal stenosis-diagnosis and management of the aging spine. Man Ther, 16(4)：308-317, 2011.
4) Breslau J, et al：Socioeconomic aspects of spinal imaging：impact of radiological diagnosis on lumbar spine-related disability. Top Magn Reson Imaging, 11(4)：218-223, 2000.
5) O'Sullivan P, et al：Unraveling the Complexity of Low Back Pain. J Orthop Sports Phys Ther, 46(11)：932-937, 2016.
6) Kovacs FM, et al：Surgery versus conservative treatment for symptomatic lumbar spinal stenosis：A systematic review of randomized controlled trials. Spine(Phila Pa 1976), 36(20)：1335-1351, 2011.
7) Vo AN, et al：Rehabilitation of orthopedic and rheumatologic disorders. 5. Lumbar spinal stenosis. Arch Phys Med Rehabil, 86(3 Suppl 1)：S69-76, 2005.
8) Yuan PS, et al：Nonsurgical and surgical management of lumbar spinal stenosis. Instr Course Lect, 54：303-312, 2005.
9) Watters WC 3rd, et al：Degenerative lumbar spinal stenosis：an evidence-based clinical guideline for the diagnosis and treatment of degenerative lumbar spinal stenosis. Spine J, 8(2)：305-310, 2008.
10) Pua YH, et al：Treadmill walking with body weight support is no more effective than cycling when added to an exercise program for lumbar spinal stenosis：a randomised controlled trial. Aust J Physiother, 53(2)：83-89, 2007.

Ⅳ 疾患別マネジメント（ケーススタディ）

8 腰椎分離症

Abstract

- 腰椎分離症のなかでも，発育期腰椎分離症は関節突起間部が偽関節ではなく，疲労骨折が生じている状態である．そのため治療の目的は骨癒合であり，装具療法と安静が主流となっている．しかし，患者の多くはスポーツ選手であるため装具療法中も身体能力低下を防ぐリハビリテーションが必要である．
- リハビリテーションは，MRIとCTで発育期腰椎分離症の病期を把握し適切なプログラムを遂行する．また，骨癒合を目的とする時期とスポーツ完全復帰を目指す時期でリハビリテーションの内容を変更していくことがポイントである．
- 本項では，発育期腰椎分離症の装具療法期間中に行える安全なリハビリテーションとスポーツ完全復帰までのアスレティックリハビリテーション，そして実際のリハビリテーションの流れを症例報告とともに紹介する．

腰椎分離症のリハビリテーション

　腰椎分離症の病態は2つに分けられる．1つは，関節突起間部が偽関節になった腰椎分離症である．この場合，関節突起間部の骨癒合は見込めないためリハビリテーションは腰椎にメカニカルストレスがかからない身体機能の改善を促し，疼痛の状況をみながら徐々に仕事やスポーツ復帰を目指していく．

　もう1つは，関節突起間部に疲労骨折が生じている発育期腰椎分離症（超初期，初期，進行期）である．この場合，治療の目的は骨癒合であるため装具療法と安静が主流となる．しかしながら患者の多くはスポーツ選手であるため，長期にわたる装具療法と安静は身体能力低下を惹起することを考慮しなくてはいけない．

　CTの病期分類より発育期腰椎分離症の超初期と初期の癒合率は，進行期と比較して高い．このためリハビリテーションは超初期～初期と進行期のそれぞれ病期に分けたリハビリテーションを行うことが必要である．また装具療法の後，再度 MRI，CTにより骨癒合傾向が認められた場合は，それまでの骨癒合目的のリハビリテーションからスポーツ完全復帰を目標としたアスレティックリハビリテーションへ移行する必要がある．以下に病期別リハビリテーションプロトコールそしてスポーツ完全復帰までのアスレティックリハビリテーション，そして最後に症例供覧を行い，実際の発育期腰椎分離症のリハビリテーションを紹介する．

 Clinical Hint

動作からみた発育期腰椎分離症の発生要因
　腰椎分離症の発生動作は，体幹の伸展と回旋である．そのためリハビリテーションは腰椎にかかるストレスを減少させる目的で，腰椎部以外の胸椎・股関節を中心とした柔軟性の評価とその改善を目指す．腰椎の伸展と回旋ストレスを軽減するには，胸椎部と股関節の伸展・回旋可動性が必要である．

CT病期別の発育期腰椎分離症リハビリテーションプロトコール

▶装具療法中のリハビリテーションプロトコール(図1)

癒合率の高い超初期と初期は3週後から積極的リハビリテーションに移行する。癒合率の低い進行期以上の場合は，装具療法と柔軟体操そして体幹の等尺性収縮程度の軽度な運動療法を行う。

▶装具療法期間中に使用する硬性コルセット(図2)

装具療法中に使用する硬性コルセットである。殿部まで覆われており体幹の伸展回旋を強固に制限することが可能となる。入浴と就寝時以外は装着する。

図1 CT病期別の発育期腰椎分離症リハビリテーションプロトコール

	0w	1w	3w	4w	8〜12w	
検査	MRI CT				WBI測定 (1/月)	MRI 再検査
コルセット	スポーツ用コルセット装着 硬性コルセット採型	硬性コルセット (就寝時・入浴時以外は装着)				
リハビリ (超初期・初期)	物理療法 運動療法(ストレッチ，コアトレーニングなど)			積極的運動療法		
リハビリ (進行期以上)	物理療法 運動療法(ストレッチ)					
スポーツ	完全休止 (4週経過までは自転車も休止)					

WBI：weight bearing index

図2 硬性コルセット

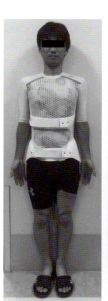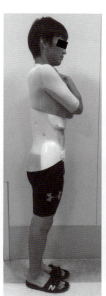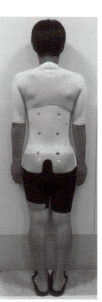

骨癒合目的のために装着する硬性コルセット。腰椎の回旋と伸展動作を制限する。

▶装具療法開始から3週までの運動療法プログラム

この時期はまだ,関節突起間部の炎症が残存する時期のため腰痛を訴える症例がいる。運動療法は腰椎に過度なメカニカルストレスを加えて疼痛を誘発させないよう注意する。Popeらは柔軟性が低下した人は平均的な人と比べ2倍,柔軟性が高い人と比べると8倍も下肢障害のリスクが高くなると報告している[1]。このことからこの時期は,柔軟体操を中心に行う。体幹の筋力強化は等尺性収縮を中心に行い腰椎伸展を生じさせない。

● ジャックナイフストレッチ変法(図3a)

西良は,ハムストリングスの柔軟性低下により体幹前屈位で骨盤前傾が抑制され,脊椎運動にかかる負荷が増すと報告しており,ハムストリングスのストレッチとしてジャックナイフストレッチを推奨している[2]。われわれはジャックナイフストレッチ変法として硬性コルセットを装着しながら椅子座位にて行っている。

方法は,椅子座位で両足首を把持する。胸と大腿は近づけた状態で,膝関節を徐々に伸展させ,ハムストリングスを最大に伸張した状態で10秒静止する。

● 大腿四頭筋ストレッチ(図3b)・腸腰筋ストレッチ(図3c)

西良らは,体幹伸展は腸腰筋,大腿四頭筋の柔軟性低下が制限因子となり,

図3 ハムストリングスのストレッチ

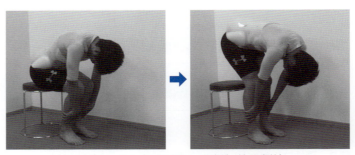

a ジャックナイフストレッチ変法(椅子座位)
椅子座位で足首を把持して,大腿と体幹をできる限り近づけたまま,膝を伸展させていく(10秒×5セット)。

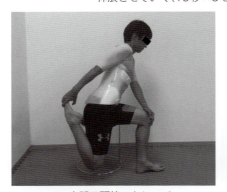

b 大腿四頭筋ストレッチ
片側の膝関節を屈曲させた状態で手で足部を把持し,大腿四頭筋にストレッチをかけていく(30秒×3セット)。

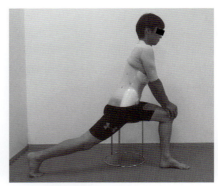

c 腸腰筋ストレッチ
片側の下肢を股関節から伸展し腸腰筋にストレッチをかけていく(30秒×3セット)。

体幹伸展時に骨盤が後傾せず，腰椎の伸展で代償すると報告している[2]。各種ストレッチは治療開始初期段階から開始する。硬性コルセットを装着し，腰椎への伸展回旋ストレスを与えない。殿部・下肢を中心に行う。

▶装具療法開始から3週経過後の積極的運動療法プログラム(超初期〜初期)

この時期には，腰痛は軽減または消失している。前述したリハビリテーションに加え，より強度を上げた積極的運動療法プログラムを指導していく。

●スタビライゼーショントレーニング

Hidesらは多裂筋，腹横筋などの体幹筋のエクササイズは，腰痛再発予防になると報告している[3]。トレーニング指導においては，硬性コルセットで脊柱の中間位を保ち，負荷の少ない体幹トレーニングを行う(図4a〜c)。

●スクワット

通常のスクワット動作は，足部より膝が前に出ないように行うことが一般的であるが，腰椎の過度な伸展ストレスを軽減するためにスクワット時は膝を足部よりも前に出すように行う(図4d)。

図4　スタビライゼーショントレーニング

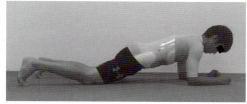

a　フロントブリッジ
前腕と両膝を床につき，脊柱の中間位を保持。

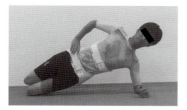

b　サイドブリッジ
前腕と下腿外側面を床につき，脊柱の中間位を保持。

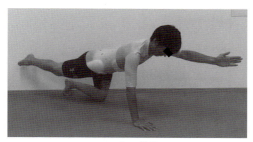

c　四つ這い位伸展
対側の上下肢を伸展させた状態で脊柱の中間位を保持。

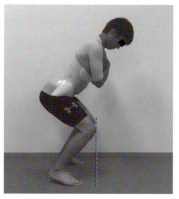

d　スクワット
過度な腰椎伸展を増強させないように膝は足よりも前方へ出しながらスクワットを行う(20回×3セット)。

●有酸素運動
　発育期腰椎分離症の治療は長期間の安静・固定を行うため，心肺機能の低下を起こす．真鍋は，高いレベルの練習量をこなしていた選手が運動を中止すると，最大酸素摂取量が運動中止8週後から急速に低下し，この割合は4〜20％と報告している[4]．したがって，エルゴメーターやトレッドミルを用いた持久力トレーニングを施行する．

> **Memo** 発育期腰椎分離症に対するリハビリテーションのポイント
> 　発育期腰椎分離症に対する装具療法期間中のリハビリテーションはCTによる病期と患部の修復過程に合わせたプログラムが必要である．この時期にリハビリテーションの強度を間違えると患部の悪化や修復を遅延させる可能性がある．

▶ドロップアウト（通院脱落例）の防止

　長期間の装具療法期間中に防がなくてはいけないのはドロップアウトである．ドロップアウト患者は，疲労骨折から完全分離に移行する可能性が懸念される．このため医療サイドはドロップアウトを防ぐことを念頭に置く必要がある．前述した発育期腰椎分離症患者のリハビリテーションはドロップアウト防止に有効である[5]．

スポーツ復帰許可が下りてからのアスレティックリハビリテーション

　装具療法中のリハビリテーション後，再度MRI・CTを撮影し骨の癒合あるいは癒合傾向が確認された場合スポーツ復帰を許可する．この時点より硬性コルセットからスポーツ用コルセットに変更し，スポーツ完全復帰を目指したアスレティックリハビリテーションに移行する．

▶スポーツ復帰後に使用するスポーツ用コルセット（図5）

　体幹の伸展を制動するため背側に支柱が4本入っており，復帰状況を確認しながら支柱を外していく（日本シグマックス社製）．

●可動性トレーニング（胸椎・股関節）
　腰椎の近接関節である胸椎・股関節の可動性低下は腰椎へのストレスを惹起するため，それらの関節の可動性向上を目指す．ストレッチポールEX（LPN社製）で胸椎伸展の可動性を引き出し腰椎伸展ストレスの減少を図る（図6a）．
　膝の間にゴムボールを挟んだ状態で股関節，膝関節は90°屈曲位をとる．この姿勢からカールアップ（図6b），ツイストカールアップ（図6c）を行うことにより腰椎の安定性を保ったうえで胸椎の可動性を引き出していく．

図5　スポーツ用コルセット

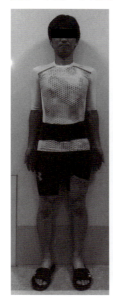
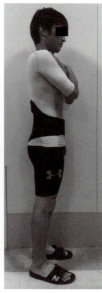
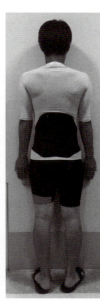

腰部に支柱があり過度な伸展動作を防ぐ。運動中，トレーニング中に装着する。

（日本シグマックス社，マックスベルトS3）

図6　可動性トレーニング

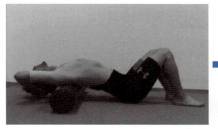

a ストレッチポールを用いた胸椎の伸展運動

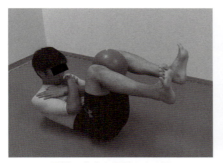

b 腰椎の安定を保持しながらのカールアップ

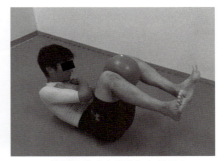

c 腰椎の安定を保持しながらのツイストカールアップ

● 安定性トレーニング（腰椎）

　膝の間にゴムボールを挟んだ状態で股関節，膝関節は90°屈曲位をとる。その際にボールは正中位を保つ。腰椎を安定させたまま，上下肢を可動させる（図7a）。上下肢は可動域を広げたり，速度を上げたりすることでより高い腰椎の安定性を求めることが可能である。

　BOSU®（バランスボールを半円に切り開いたトレーニング用具：Balance

Trainer DW fitness社製）上にて立位姿勢をとり，足底がBOSU®面から浮かない範囲で弾む．腰椎の過伸展が生じないように腰椎の安定性を保つ．両上肢を挙上させることで難易度を高めることが可能である（**図7b**）．

● 可動性＆安定性トレーニング

胸椎や股関節の可動性に加えて，腰椎の安定性を求めていくことでトレーニング強度を調節することができる．スライドボードを用いて，腰椎の安定性を保ったうえで上肢を挙上し，下肢を伸展させる（**図8a**）．また，腰椎の安定性を保ったうえで股・膝関節の屈曲伸展運動を行う（**図8b**）．これらのトレーニングにて腰椎への伸展ストレスを加えないように安定性を保持することが重要となる．

● 有酸素運動トレーニング

上肢エルゴメーターを使用し，腰椎の安定性を保持したうえで有酸素能力を高めていく（**図9a**）．速度や負荷を調節することで対象に合わせた有酸素運動を提供することができる．ストレッチポール®を使用し，ポール上でのバイク動作を行う．脊柱を中間位に保ちながら，有酸素能力を高めることが可能となる．両上肢を床面につく位置を狭くすることで難易度を高めることができる（**図9b**）．BOSU®上でリズミカルに足踏み動作を繰り返すことによって，有酸素能力を高める（**図9c**）．姿勢が前後方向や側方に崩れてしまうとBOSU®上から落ちてしまうため，脊柱を中間位に保つことが重要となる．

図7 安定性トレーニング

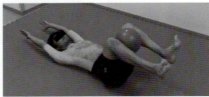
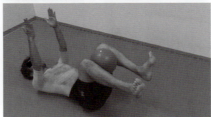
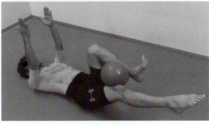

a 腰椎の安定を保持しながらの上下肢の動的エクササイズ

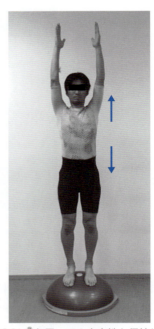

b BOSU®を用いての安定性を保持しながらのバランスエクササイズ

図8 可動性＆安定性トレーニング

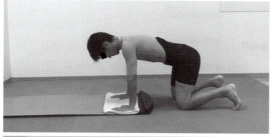
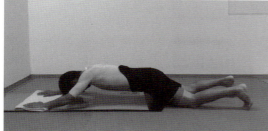

a スライドボード（両上肢の挙上）

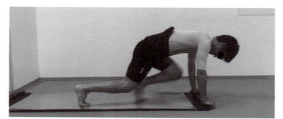
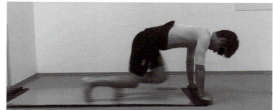
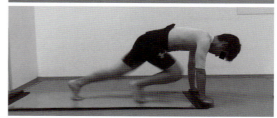

b スライドボード（両下肢の屈曲伸展）

図9 有酸素トレーニング

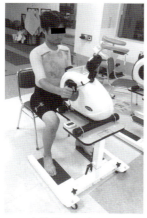

a 上肢用エルゴメーター
（ヤマトヒューマン社製）

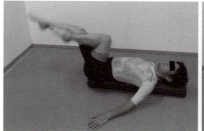

b ストレッチポール上での下肢屈曲伸展運動
（ストレッチポール®EX：LPN社製）

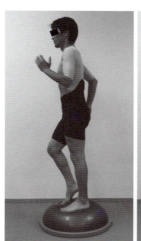
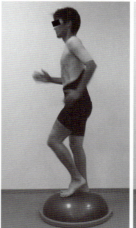
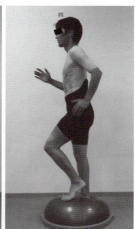

c BOSU®上での足踏みエクササイズ

▶段階的スポーツ復帰提示プリント（図10）

発育期腰椎分離症では長期間の運動休止を余儀なくされているため，復帰許可後には身体機能低下が少なからず発生している．その状態で短期間でのスポーツ完全復帰を許してしまうと再発率が高くなる可能性がある．このため各種スポーツ種目別に段階的スポーツ復帰プロトコールをプリントにて提示する．

図10は野球選手向けの復帰プロトコールである．各種目別に練習プログラムはさまざまであり，学生アスリートには，より具体的に提示することで選手本人に復帰を任せるのではなく医療サイドで管理できるため，プリント提示は有用であると考える．これと同時にリハビリテーションの強度も向上させていく．

図10　野球選手　1カ月復帰プログラム

	運動開始〜1週間 （　/　〜　）	1週間〜 （　/　〜　）	2週間〜 （　/　〜　）	3〜4週間 （　/　〜　）
コルセット	支柱は4本のまま	支柱は外側の2本をはずす	支柱は内側の2本もはずす	あと1カ月，支柱はなしでコルセットを続ける
キャッチボール	・塁間の距離を50％の強度 ・球数は全体の半分程度	・塁間＋1〜2m延長した距離を60〜70％程度 ・球数も全体の60〜70％	・遠投にならない距離で80〜90％程度の距離 ・球数制限は解除	遠投以外すべて許可
バッティング	トスバッティングのみ 素振り：20回程度（50％）	軽めのティーバッティング 素振り：40〜60回（70％）	フリーバッティング （本数は少なめに） 素振り：60〜80回（80％）	制限なし
ノック	内野手：正面のゴロを捕球し軽めの送球のみ 外野手：正面のゴロ，フライの捕球のみ	サイドステップを取り入れ，正面以外のゴロ・フライを捕球（早い打球への捕球は不可）	捕球から送球までの一連の動作（ただしダイビングキャッチなど無理な捕球は控える）	制限なし
ランニング	ジョギング程度のみ	軽めのベースランニング	70〜80％のベースランニング	制限なし
ピッチング	ブルペンで立ち投げ程度	捕手を座らせ50％程度 20〜30球程度	捕手を座らせ70％程度	捕手を座らせ80〜90％ 4週目以降試合復帰

復帰に向けての注意点

＊キャッチボールやバッティングでは体をひねる動作を繰り返すため，再発する危険性がありますので，運動強度には十分配慮して下さい．
＊ピッチングの球数上限は，小学生では50球程度，中学生では70球程度，高校生では100球程度が望ましいです．また，遠投は4週目以降から開始して下さい．
＊筋力や持久力が低下した状態でのスポーツ復帰は，筋肉の疲労から柔軟性低下や，怪我の原因になります．これまで実施してきたストレッチや疲労回復も忘れずに継続していきましょう．
＊痛みや違和感が出たら，すぐに運動を休止し，病院に来て下さい．

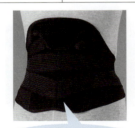

スポーツ用コルセットは，必ず着用して下さい！

Clinical Hint

発育期腰椎分離症の再発について

発育期腰椎分離症の治療は骨癒合を目的とするため長期にわたる．しかしながら治療を終えてスポーツ復帰をしてから再発する症例も存在する．Sakaiらは発育期腰椎分離症のスポーツ復帰後の再発率は26.1％と報告している[6]．スポーツ選手自身，家族そしてチームにとって再発は，再び長期間の装具療法を課すため精神的，身体的に多大なストレスとなる．このことからわれわれは再発を防ぐべく，スポーツ復帰許可が下りた時点で基礎トレーニング，スポーツ種目別復帰プログラムを配布プリント（図10）にして選手とチームに提示している．また最低でも1カ月間のアスレティックリハビリテーションを勧め，スポーツ完全復帰を目指す．

腰椎分離症

症例情報

基礎情報

年齢：14歳（中学2年生）
性別：男性
身長：157 cm
体重：48 kg
BMI：19.5
スポーツ種目：剣道（右利き）

BMI：
body mass index

▶現病歴

部活動は現在剣道部に所属しており，これまでに剣道以外のスポーツを習っていた経歴はない。2017年4月に学校の運動器検診にて体幹の後屈時痛があり，病院受診を勧められていた。しかし，その後も医療機関には受診せずに剣道を続けていたところ，竹刀を振りかぶった際に腰痛が悪化した。治療院に通うも症状の改善は得られずに検診から2カ月が経過した段階で整形外科に受診し，右第4腰椎発育期分離症の診断を受けた。その後，リハビリテーション目的で当院に紹介される。

初診時のMRI水平断像（STIR）では第4腰椎の右関節突起間部に淡い高輝度領域を認め，骨髄浮腫の存在が示唆された（図11a）。しかし同時期のCT横断像では明らかな骨折線は認めずMRIにおける高輝度領域に一致して骨硬化像を認めた（図11b）。発症から初診までの経過（2カ月），MRI高輝度変化の状態，CTにおける骨硬化の存在より，発育期腰椎分離症の治癒過程であることが示唆された。本人の主訴は，竹刀を振りかぶった際の腰痛であった。ニードは4カ月後の新人戦出場，体当たりで負けないような体幹を作りたいとのことであった。

STIR：
short-TI inversion recovery

図11 初診時の画像所見（MRI，CT水平断像）

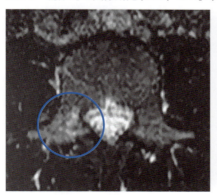 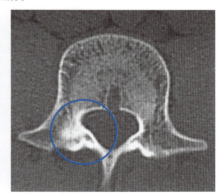

a MRI
MRI検査にて右腰椎関節突起幹部に骨髄浮腫像が認められた。

b CT
CT検査にて同部位の骨硬化傾向を認めた。

NRS:
numerical rating scale

FFD:
finger floor distance

SLR:
straight leg raising

▶評価

● 初診時評価

初診時の腰痛はNRSで後屈8，右側屈7，左側屈3，前屈0であった。Kemp手技にて腰痛陽性。疼痛部位はヤコビー線より下，右側にピンポン玉サイズの腰痛を訴えていた。FFDは10cm，踵殿間距離は右14cm/左13cm。SLR testは右75°/左75°であった。

● 姿勢評価

矢状面：頭部前方偏位，胸椎後弯，腰椎前弯
前額面：左骨盤挙上，左回旋位，胸郭右回旋位，右股関節外旋位で非対称性が認められた（**図12a，b**）。

矢状面評価より，頭部の前方位と胸椎の後弯位が剣道の竹刀の振り上げ動作時に，腰椎への伸展ストレスを増大する可能性がある。剣道の中段の構えは，左足を後方へ引き，竹刀は左手を手前，右手を前に交互にして握る姿勢である。このことより，骨盤の左回旋や胸郭の右回旋，右股関節の外旋位が本症例の立位姿勢でも生じていると推察した。

特に骨盤の左回旋位は右の腰椎関節突起間部にストレスをかける可能性が高い。

図12 初診時の姿勢評価

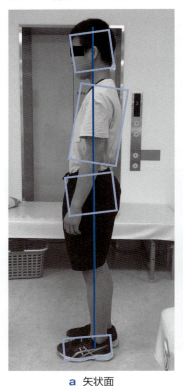
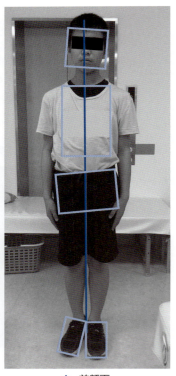

a 矢状面
頭部の過度の前方偏位，胸椎後弯，腰椎前弯がみられた。

b 前額面
頭部から足部までの左右非対称がみられた。

●動作評価

　剣道の素振り動作は右足接地時に重心の後方化がみられ，胸椎も後弯位にあった。そのため，相対的に腰椎の前弯は増大していることが予想できる。この素振り動作では発育期腰椎分離症の発症原因ともなる腰椎の伸展ストレスを惹起することも予想できる。

　理学療法開始から1カ月後，腰痛が改善した症例には安静による身体機能の低下を把握するためにInbody430（InBody Japan社）による体組成やアイソフォースGT-360（オージー技研社）を用いたWBI（体重に対する大腿四頭筋の等尺性筋力）で筋力値の推移を経時的に評価した。本症例の1カ月時点では体脂肪率12.4％であり，WBIは右55％/左56％であった。

▶解釈

　剣道は，練習のなかで右足を強く前に接地するような素振り動作を長時間にわたり反復する。疲労骨折の発症因子となるメカニカルストレスの蓄積は他の競技よりも生じやすいと考える。また竹刀を振りかぶる際は，上肢の挙上動作により，体幹が伸展位をとりやすくなるため，そのストレスを分散させるためには胸椎伸展の柔軟性や体幹の安定性向上は重要な課題といえる。さらに竹刀同士が当たる際には身体の末端で強い衝撃を受けるために，腰部にはより大きなストレスが加わることが予想できる。しかし，本症例の剣道部は，練習のなかで積極的な体幹トレーニングやストレッチを重要視していなかった。本症例の場合は発育期腰椎分離症を発症したため，本人や家族に発育期腰椎分離症の病態と機序を説明したうえで，装具療法装着期から積極的な体幹トレーニングやストレッチの重要性を伝え実施した。

　本症例では柔軟性評価よりハムストリングス，股関節屈筋群の柔軟性低下が認められた。また胸椎部の後弯位により脊柱の伸展制限が生じており，それらが腰椎伸展のメカニカルストレスを増大していると考えられた。WBIより筋力もスポーツを行うには低下している状態である。

理学療法と効果

　発育期腰椎分離症プロトコールを施行し，1カ月後には疼痛が消失した。2カ月後のMRI水平断像（STIR）では右関節突起間部の高輝度領域は消失していた（**図13a**）。同時期のCT水平断像では，同部位に明らかな骨折線を認めず，骨癒合の状態であると評価した（**図13b**）。これらにより部分的競技復帰可能と判断された。この時点で前述したアスレティックリハビリテーションに移行し，また剣道の特異的動作を考慮したエクササイズを取り入れた。

　仰向けで右下肢と両上肢を挙上させた状態から，両上肢を強く振り下ろす。この際の代償動作として特に両上肢挙上時に腰椎の前弯が増大することや，胸椎の後弯が生じることで顎が上がってしまうことがある。このような代償動作を考慮して，剣道特有の素振り動作をトレーニングとして反復して行った（**図14**）。さらに，バランスボール上に胸椎部を乗せて，同様の素振り動作を行っ

た．素振り動作の際にバランスボール上で姿勢を保つことで体幹の安定性向上を図った（図14）．

図13 2カ月後の画像所見（MRI，CT水平断像）

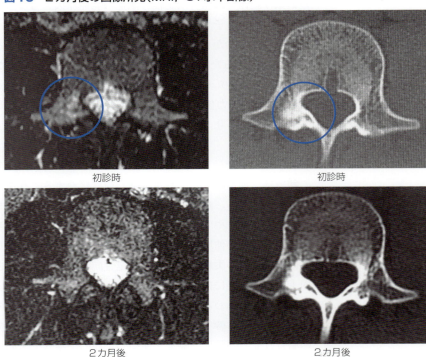

a MRI
2カ月後のMRI検査にて骨髄浮腫像が消失した．

b CT
2カ月後のCT検査にて骨癒合傾向を確認した．

図14 アスレティックリハビリテーション例
　　　（胸椎後弯からくる腰椎前方偏位を減弱させる素振り動作トレーニング）

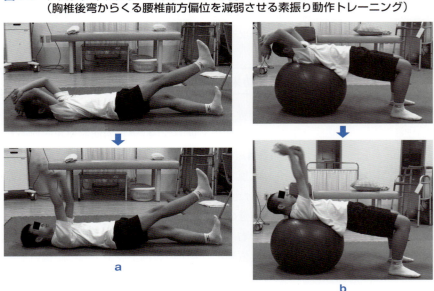

背臥位で右下肢と両上肢を挙上させた状態からの剣道の素振り動作を行い（**a**），安定したら背部をバランスボールの上に乗せ，後弯を減弱した状態で行い強度を上げていく（**b**）．

初診時より3カ月後に剣道完全復帰を果たす。FFDは-17cmに改善した(**図15b**)。Inbody430を用いた体組成評価では安静期間中を経て初診から5カ月経過した段階でも全身の筋肉量と体脂肪率は維持されていた。WBIも右78％／左77％に筋出力向上が認められた。姿勢も初診時と比較して胸椎後弯が減少，前額面でも非対称性の改善がみられた(**図16**)。剣道の素振り動作でも右足接

図15　3カ月後のFFDの変化

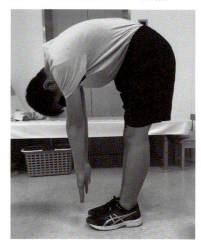
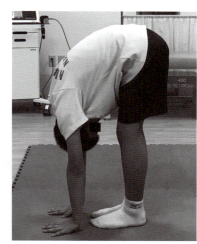

　　a 初回　　　　　　　　　b 3カ月後
FFDは，初回10cmから3カ月後-17cmに改善した。

図16　3カ月後の姿勢評価

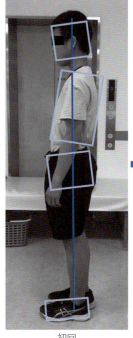
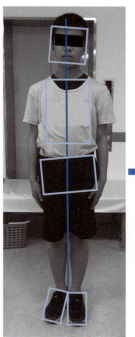
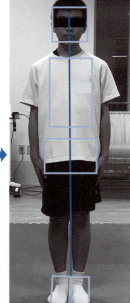

　初回　　　　3カ月後　　　　　　　初回　　　　3カ月後
　　　　a 矢状面　　　　　　　　　　　　b 前額面
初回は頭部の過度の前方偏位，胸椎後弯，腰椎前弯がみられるが3カ月後はそれらの改善が認められた。　　初回は頭部から足部までの左右非対称がみられたが，3カ月はそれらの改善が認められた。

地時に重心の後方化が改善し，胸椎の後弯が減少していたため，腰椎の伸展ストレスも減少していることが予想できる．

スポーツ完全復帰後，3カ月経過した段階でも，再発はなく経過良好である．新人戦にも出場を果たし，剣道での体当たり時の安定感も増したとのことで，装具装着中からスポーツ完全復帰までのリハビリテーションの有用性を示すことのできる症例であった．

まとめ

発育期腰椎分離症のリハビリテーションの対象患者の多くはスポーツ選手のため，ただ骨癒合を待つ装具療法のみでは，早期スポーツ完全復帰を達成することができない．また，数カ月のスポーツ活動休止で多くの患者は著しい身体能力の低下を惹起している．この点を踏まえて，われわれ理学療法士は体組成や柔軟性，筋力といった評価を定期的に行い，発育期腰椎分離症の病態を十分に考慮したうえで身体機能の低下を最小限に防ぐリハビリテーションを展開していく必要がある．

文献

1) Pope R, et al : Effects of ankle dorsiflexion range and pre-exercise calf muscle stretching on injury risk in Army recruits. Aust J Fhysiother, 44(3) : 165-72, 1998.
2) 西良浩一：スポーツ選手の腰椎疲労骨折の病態と低侵襲治療. 臨床スポーツ医学, 29(8) : 823-832, 2012.
3) Hides JA, et al : Long-term effects of specific stabilizing exercises for first-episode low back pain. Spine (Phila Pa 1976), 26(11) : E243-E248, 2001.
4) 真鍋知宏：スポーツパフォーマンスに必要な心肺機能. 臨床スポーツ医学, 32(2) : 114-119. 2015.
5) 杉浦史郎, et al：発育期腰椎分離症－装具療法中のエクササイズ. 臨床スポーツ医学, 33(10) : 994-998, 2016.
6) Sakai T, et al : Conservative Treatment for Bony Healing in Pediatric Lumbar Spondylolysis. Spine (Phila Pa 1976), 42(12) : E716-E720, 2017.

IV 疾患別マネジメント（ケーススタディ）

9 仙腸関節障害

Abstract
- 既往歴によって引き起こされたと考えられる仙腸関節痛を主訴とするアスリートの治療について紹介する。
- 矢状面での寛骨前・後傾（非対称性）に加えて、前額面での仙骨傾斜によって仙腸関節に力学的ストレスが生じたと推測された。
- 組織間リリースを用いて骨盤のマルアライメントを改善し、対症療法により疼痛を消失させたうえで、マルアライメント再発を防ぐためのスタビライズ（筋機能トレーニング）とコーディネート（動作修正）必要とした。

はじめに

　仙腸関節障害は、仙腸関節周囲の疼痛を主訴とする病態であり、しばしば疼痛に加えて下肢の痺れ（異常感覚）・鈍痛、さらには荷重伝達障害を伴う。仙腸関節の構造的安定性（form closure）と筋・筋膜による安定性（force closure）のいずれか、または両方の異常が原因とされている[1]。しかしながら、そのメカニズムを定量的に示すことは容易ではない[2]。われわれは、仙腸関節に力学的ストレスが過大となる原因としての「骨盤マルアライメント症候群」を提唱し、その治療法について研究を重ねてきた。本項では、典型的な症例を供覧し、その治療の理論（設計図）と方法（治療技術）について述べる。

症例紹介

▶一般的情報
年齢：22歳
性別：女性

▶既往歴・現病歴
　陸上ハードル選手。リード脚は左。19歳のときに同側ハムストリングスの肉ばなれの既往があり、その後柔軟性の低下を感じていた。これに対して、野球のボールやフォームローラー、ツボ押し棒を使用したセルフケア（圧迫マッサージ）を毎日1時間以上実施していたが、柔軟性の改善は認められなかった。22歳で左足関節内反捻挫受傷し、1カ月後に復帰。しかし、復帰後も軽い背屈制限と着地時に軽い疼痛が続いていた。
　捻挫後3カ月において練習中に左仙腸関節痛が出現した。翌日、近医受診し、単純X線画像で異常は認められず、安静の指示と消炎鎮痛薬の処方を受けた。約1週間は荷重時痛が強く、跛行を呈していた。2週後よりウォーキング、3週後よりジョギングを開始したが、それ以上走速度を上げようとすると疼痛が増

悪する状態が続いていた。発症から4週後にMRI撮像し，椎間板の小さな膨隆が認められたものの症状の原因とは考えにくいと説明された。その後，8週までジョギングを中止し，上下肢の軽いウエイトトレーニングと体幹トレーニングを実施したものの，症状に改善はみられなかった。発症から8週後に著者による治療を開始した。

理学療法評価

▶結果因子

リアライン・コンセプトの疾患概念(「Ⅲ章-5 荷重伝達障害」の項(p164)参照)に基づき，結果因子，マルアライメント，原因因子に分けて評価を実施した。結果因子とは，マルアライメントとそれに伴う力学的ストレスの結果として生じた「病態」であり，組織損傷，炎症・疼痛，運動機能障害，防御反応(筋スパズム)が含まれる。

●炎症

体表からの視診，触診および問診により，炎症を示唆する所見は認められなかった。血液検査は不実施であった。

●疼痛

圧痛は左側にのみ認められ，上後腸骨棘(PSIS)，長後仙腸靱帯，中殿皮神経，さらには坐骨神経，後大腿皮神経，陰部神経，内閉鎖筋，下双子筋，梨状筋などにも圧痛が認められた(図1)。one finger test[3]では左PSISを指した。鼠径部や恥骨結合，腰椎部の疼痛はなかった。

PSIS：
posterior superior iliac spine

図1 圧痛部位

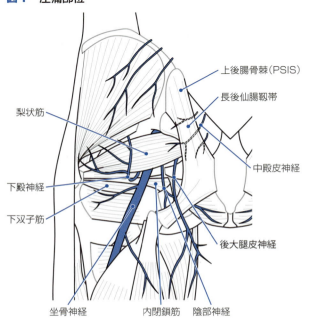

圧痛は上後腸骨棘(PSIS)，長後仙腸靱帯，中殿皮神経，坐骨神経，後大腿皮神経，陰部神経，内閉鎖筋，下双子筋，梨状筋に存在した。

NRS:
numeric rating scale

運動時痛として，腹臥位の上肢支持による脊椎伸展では，左PSISと長後仙腸靱帯にNRS 3，上肢不使用の脊椎伸展ではNRS 5であった．寝返り動作，側臥位から端座位への起き上がりで，同部位にNRS 7の疼痛が出現した．立位からの前屈時・後屈時ともに左PSISと長後仙腸靱帯に疼痛が出現し，前屈時NRS 7，後屈時NRS 4であった．

荷重時痛としては，歩行，両脚スクワット，片脚スクワットでは陰性であったが，片脚連続ジャンプ（3 cm程度の跳躍高）で脱力感とNRS 5レベルの疼痛が出現したため，3回以上継続できなかった．ジョギングではNRS 0，ストライド走はNRS 5であり，30 m以上継続できなかった（**表1**）．

疼痛誘発テストでは，Patrick test陽性，Gaenslen test陽性，圧迫テスト陽性，離開テスト陰性であった．疼痛が強いため，大腿スラストテストと仙骨スラストテストは実施しなかった（**表2**）．

● 機能低下

MMT:
manual muscle testing

下肢の徒手筋力テスト（MMT）の結果，左ハムストリングス4，左腸腰筋4，左中殿筋4と筋力低下が認められた．なお，この筋力低下は仙腸関節痛発症以前から存在していた可能性があり，結果因子と原因因子のどちらに分類すべきかを決定することは困難であった．

SLR:
straight leg raising

可動域としては，SLRでは左100°，右110°，股関節屈曲では左110°，右130°といずれも右に比べて左に可動域制限が認められた．内外転，内外旋に左右差は認められなかった．

● 防御反応

左右の梨状筋を触診すると，左梨状筋の緊張が強く，筋スパズムであることが示唆された．

表1　運動時痛および荷重時痛の程度

動作	NRS
腹臥位での上肢支持による脊椎伸展	3
腹臥位での上肢不使用の脊椎伸展	5
寝返り動作	7
側臥位から端座位への起き上がり	7
立位からの前屈	7
立位からの後屈時	4
歩行，両脚スクワット，片脚スクワット	0
3 cm程度の片脚連続ジャンプ	5（3回以上の継続不可）
ジョギング	0
ストライド走	5（30 m以上の継続不可）

※疼痛部位：左PSIS，長後仙腸靱帯

表2　疼痛誘発テストの結果

疼痛誘発テスト	判定
Patrick test	陽性
Gaenslen test	陽性
圧迫テスト	陽性
離開テスト	陰性
大腿スラストテスト	実施不可
仙骨スラストテスト	実施不可

ASIS：
anterior superior iliac spine

▶アライメント

　上前腸骨棘（ASIS）とPSISの触診によると，立位で右寛骨前傾（左寛骨後傾）であり，前屈および後屈のいずれにおいても前後傾の左右差は拡大した（図2）。両PSISを結ぶ線分の直角二等分線と仙骨の左右下外側角を結ぶ線分の中点の位置関係より，仙骨は前額面で左傾斜し，仙骨遠位部は右に変位していると判定された（図3）。後屈するにつれて両ASIS間距離と両PSIS間距離がともに増大したことから，前額面における寛骨下方回旋が生じることが示唆された（図4）。

　徒手的なマルアライメント修正による疼痛緩和テストによると，寛骨前後傾に対して対称化を促した結果，前屈ではNRS 7から3に緩和，後屈ではNRS 4から3と著変なしであった（図5）。右仙骨後外側角を左方向に圧迫した結果，前屈ではNRS 7から1に緩和，後屈ではNRS 4から1に緩和した（図6）。以上より，仙骨傾斜の治療が必要であることが示唆された。

▶原因因子

●解剖学的因子

　単純X線画像上，著明な寛骨および仙骨の変形は認められず，解剖学的因子は発見されなかった。

図2　矢状面における寛骨のマルアライメント

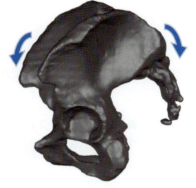

本症例において右寛骨前傾（左寛骨後傾）が認められた。

図3　前額面における仙骨のマルアライメント

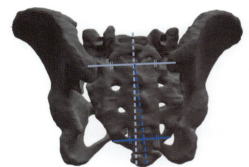

本症例において仙骨は前額面で左傾斜し，仙骨遠位部は右に変位していると判断された。

図4　前額面における寛骨のマルアライメント

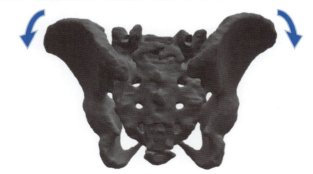

本症例においては体幹後屈に伴い左右寛骨に下方回旋が生じていた。

図5 寛骨前後傾の対称化による疼痛緩和テスト

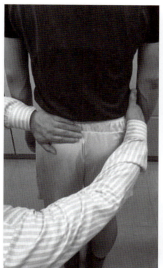
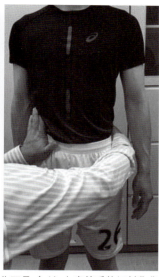

体幹前後屈に伴う寛骨矢状面のマルアライメントを徒手的に対称化することで，前屈時の疼痛は緩和したが，後屈の疼痛は著変がみられなかった。

図6 仙骨の正中化による疼痛緩和テスト

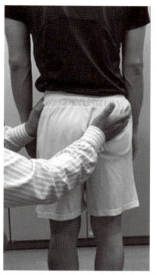

右仙骨後外側角を徒手的に左方向に圧迫し仙骨を正中化させた結果，体幹前後屈ともに疼痛の緩和が認められた。

● 不安定性

不安定性について左右寛骨を把持して前後傾方向に動かしたところ，過剰な可動性は見いだせなかった。一方，左仙骨後外側角を右方向に押すと仙骨の左傾斜が増強したのに対し，右仙骨後外側角を左方向に押した際には過剰な可動性は見いだせなかった。

● 滑走不全

仙骨左傾斜を招くと考えられる尾骨右側の拘縮として，右大殿筋と仙結節靱帯との癒着が認められたのに対し，左側には癒着は認められなかった。左ハムストリングスおよび坐骨神経深層に強い滑走不全が複数箇所に認められ，左寛骨後傾の一因であることが示唆された。一方，右鼠径部には大腿筋膜張筋，中殿筋，小殿筋，大腿直筋などの滑走不全が認められ，右寛骨前傾位と寛骨下方回旋の一因であることが示唆された。

● 筋機能不全

腹臥位において右大殿筋の筋力はMMTで5レベルであったのに対し，左大殿筋の筋力は4レベルであった。左大殿筋によるforce closureの機能低下とともに，仙骨遠位部を左に引く左大殿筋の機能低下が仙骨の左傾斜の一因であることが示唆された。

● マルユース（異常動作）

歩行において，左足関節背屈制限と左股関節伸展制限が認められ，立脚中期から後期にかけて骨盤の左回旋が増強していた。このことは左股関節伸展筋で

ある左大殿筋・ハムストリングスの股関節伸展域での機能低下を反映した異常動作であると推測された。

理学療法と効果

▶治療の進め方

本症例は上記の評価結果により，典型的なマルアライメント症候群に該当する症例であると判断された。これにより，リアライン相，必要に応じて対症療法，スタビライズ相，コーディネート相という順に治療を進めることとした（図7）[4]。

▶リアライン相

マルアライメントの修正可能な原因因子として，右寛骨前傾および下方回旋を招く右外転筋前部の癒着の解消，左寛骨後傾を招く左殿部およびハムストリングスの癒着の解消，仙骨右傾斜・仙骨遠位部右変位をもたらす右殿部の癒着の解消に取り組むこととした。

組織間リリース（「Ⅲ章-5 荷重伝達障害」の項のp174参照）[5]を用いて，右鼠径部の大腿筋膜張筋と外側広筋・中殿筋，中殿筋と小殿筋，大腿直筋と小殿筋，およびこれらの筋間に介在する神経や血管などの癒着をリリースした。左殿部・ハムストリングスについては，大腿二頭筋長頭と坐骨神経，半膜様筋と大腿二頭筋長頭，半膜様筋と大内転筋，さらには坐骨神経と坐骨・下双子筋，内閉鎖筋，上双子筋，梨状筋との間の癒着に対して組織間リリースを実施した。大殿筋の深層は広範囲に癒着が認められたため，外旋筋群・坐骨神経・後大腿皮神経などとの間の癒着をリリースした。さらに，仙骨遠位部を右に引く大殿筋と

図7　リアライン・コンセプトにおける治療の流れ

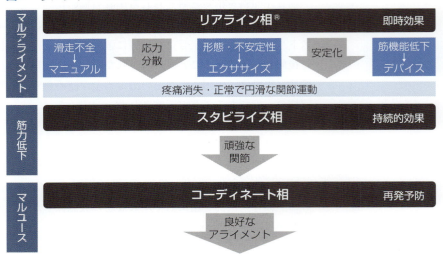

リアライン相ではアライメントと関節運動の正常化，関節運動最終域における適切な適合性の獲得を目標とする。スタビライズ相では良好なアライメントと関節運動を強固に保持できる筋力および活動パターンの獲得を目標とする。コーディネート相ではスポーツ動作を含む全身運動においてマルアライメント再発の原因となる動作の修正を行う。

仙結節靱帯の癒着に対しても組織間リリースを行った。

　寛骨の対称化，仙骨の中間位化が得られて仙腸関節の安定性が得られやすいアライメントを取り戻したと判断された後に，仙腸関節安定化および仙骨遠位部右変位を改善する能力をもつ左大殿筋のエクササイズを進めることとした。

　なお，目立った不安定性が検知できなかったため，骨盤ベルトなどの装具を使用しなかった。立位および体幹前・後屈時に寛骨の対称性が保たれ，寛骨の下方回旋が認められなくなり，さらに仙骨傾斜が解消されたことを確認してリアライン相を終了した。

▶対症療法

　リアライン相の終了後にも前屈時に長後仙腸靱帯，中殿皮神経の疼痛が残存したため，これらに対して対症療法を実施した。長後仙腸靱帯に対しては深層で短後仙腸靱帯との間の癒着と疼痛を認めたため，その癒着に対して組織間リリースを行った（図8）。中殿皮神経についても深層で大殿筋筋膜との癒着と疼痛を認めたため，その深層に対して組織間リリースを行った（図9）。これにより前後屈時の疼痛に加えて，片脚連続ジャンプ時の疼痛が消失した。

図8　長後仙腸靱帯に対する組織間リリース

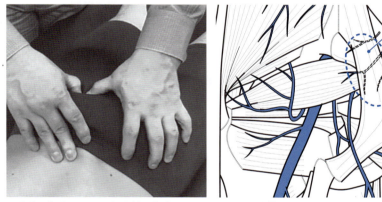

長後仙腸靱帯の深層と短後仙腸靱帯との間に存在した癒着を徒手的にリリースした。

図9　中殿皮神経に対する組織間リリース

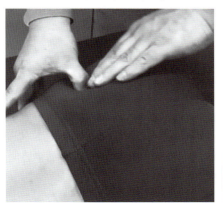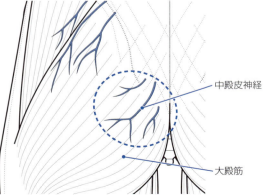

中殿皮神経の深層と大殿筋筋膜の間に存在した癒着を徒手的にリリースした。

ハムストリングス伸張時には坐骨神経周囲に疼痛が残存していた。これは仙腸関節痛の発症前から存在していた痛みであった。SLR中の触診により，坐骨神経内側と坐骨・大腿方形筋の間，内閉鎖筋と坐骨との間，陰部神経などに圧痛が認められたため，これらの癒着に対して組織間リリースを行った。SLRの可動域は左130°，右120°となり，ハムストリングス肉ばなれ受傷前の状態に戻った。

▶スタビライズ相

　スタビライズ相では，マルアライメントの修正後に得られた良好なアライメントを維持するうえで必要な筋機能を向上させることを目的としたトレーニングを実施した。具体的には，寛骨下方回旋に対して腹横筋下部と多裂筋，仙腸関節の中間位化と安定化に対して多裂筋と左大殿筋，右寛骨前傾に対して右大殿筋，左寛骨後傾に対して左腸腰筋の強化を行った。右大殿筋の強化は右寛骨の後傾を促すうえでは望ましいが，仙骨遠位部の右変位を引き起こす危険性もあることから，仙骨アライメントを注視しながらそのトレーニングを実施した。

▶コーディネート相

　歩行動作における骨盤の左回旋は，左大殿筋の機能を十分に発揮させない動作パターンであることから，その修正を必要とした。具体的には，足関節背屈可動域の拡大，左股関節伸展可動域の拡大を意図した組織間リリースを実施した後，骨盤左回旋を抑制した大股歩行の練習を行い，立脚中期から後期にかけて左股関節伸展の習慣化を促した。

経過

ADL：
activities of daily living

　上記の治療を計3回，3週間かけて完了した。治療開始から5週後の時点でADL動作，ストライド走，連続ジャンプ時の疼痛は消失した。唯一，左ハムストリングスのストレッチ時に坐骨神経・内閉鎖筋付近の疼痛が残っていたため，ハードル練習は実施できない状況であった。このため，引き続き殿部の疼痛に対する治療を実施して，8週後にハードル動作時の痛みが消失した。

まとめ

　本症例は，ハムストリングス肉ばなれと足関節捻挫の既往歴とともに，殿部やハムストリングスへの強い押圧刺激によるものと考えられる二次的な筋間および神経の癒着を伴う仙腸関節痛であった。マルアライメントの治療後に残存した症状に対して組織間リリースによる対症療法が有効であった。著明な不安定性がなかったため，スタビライズ相において実施した骨盤周囲筋トレーニングがマルアライメントの再発を防ぐうえで有効であった。異常動作に対しては，仙骨左傾斜の再発を防ぐためにも，立脚中期・後期における左大殿筋の活動を促す必要があり，そのためにも骨盤左回旋を抑制した動作習慣を獲得させるこ

とが必要であった。

Clinical Hint

仙腸関節痛の評価と治療のポイント

仙腸関節痛の判定には，one finger test，各種徒手的疼痛誘発テストに加えて，寛骨および仙骨に力を加えて良好なアライメントを保持させる「疼痛寛解テスト」によりマルアライメントに対する治療方針を確定する。

仙腸関節痛には，マルアライメントに対するメカニズム解消の治療法と対症療法を組み合わせて治療を進める必要がある。

Memo リアライン・コンセプト

リアライン・コンセプトでは，マルアライメントとその原因因子，そして結果として生じた症状に分けて評価を実施する。その結果に基づき，マルアライメントを修正するための原因因子の治療を行い，マルアライメントが改善しても症状が残っている場合には対症療法を行う。

対症療法としては，癒着に起因する疼痛や神経症状に対して徒手的組織間リリースを用いる。症状が消失した後に，マルアライメントの再発予防のためのスタビライズ（筋機能改善），コーディネート（異常動作改善）を進める。

文献

1) Vleeming A, et al：Relation between form and function in the sacroiliac joint. Part I：Clinical anatomical aspects. Spine, 15(2)：130-132, 1990.
2) Sturesson BA, et al：A radiostereometric analysis of the movements of the sacroiliac joints in the reciprocal straddle position. Spine, 25(2)：214-217, 2000.
3) Kurosawa D, et al：A Diagnostic Scoring System for Sacroiliac Joint Pain Originating from the Posterior Ligament. Pain Med, 18(2)：228-238, 2016.
4) 蒲田和芳：リアライン・トレーニング 体幹・股関節編, 講談社, 2014.
5) 蒲田和芳, ほか：アスリートを支える低侵襲治療の実際：徒手的組織間リリースによる治療効果. 整形外科最小侵襲手術ジャーナル, 88(9)：30-40, 2018.

V

脊柱に対するアプローチの紹介

V 脊柱に対するアプローチの紹介

1 頚部に対するトレーニングの実際

Abstract
- 頚部に対するトレーニングは疾患・時期・対象を考慮すると多種多様である。特に、頚部痛患者への深層頚部屈筋群強化は高い科学的根拠を有し、さらに頚部近接部位へのアプローチや前庭障害のリハビリテーション、心理療法も併用することで治療効果が高いとされる。
- また、頚部痛患者に限らず、スポーツ選手のコンディショニング・傷害予防エクササイズとしても効果が期待される。この場合には衝撃に耐えうる、頚肩部の剛体化が必要である。

はじめに

頚部に対するトレーニングは、頚部痛患者・むち打ち患者などの頚部障害を有する者から頚部外傷のリスクのあるスポーツ選手も対象となる。その用途は治療として、あるいはコンディショニングとしての意味合いもあり、疾患・時期・対象を考慮すると多種多様な手法や負荷設定が必要である。頚部の基本構造や機能は他章を参考にしていただき、本項では、基本的知識として障害されやすい頚部の筋骨格系機能に焦点を当てて解説する。

実際のアプローチとして、近年多数報告されている頚部深層筋の再教育・強化を目的としたトレーニングを紹介する。加えて、頚部に対するトレーニング効果を高めるために、臨床で実践すべき介入も一部報告する。

基本的知識

▶頚部の姿勢制御

頚椎のアライメントは深層頚部筋群により分節的に調節され、頭頚部の大きなトルクには表層頚部筋群が貢献する[1]。頚部深層筋群は前方を主に頭長筋・頚長筋、後方を主に多裂筋・頚半棘筋が配置する。筋の付着は非常に細やかで複雑な解剖を有し、筋内に含まれる筋紡錘の密度や筋線維の構成において遅筋線維であるtype I線維の占有率が高い[2]。つまり、感度が非常に高く、頭部の位置や上肢・体幹の動作に対し瞬時に反応を示しやすいともいえる。

一方、頚部表層筋群は形態的には、前外側に胸鎖乳突筋、後方に頭頚板状筋・頭半棘筋・頭最長筋が配置する。さらにその末端部は、肩甲骨に付着する肩甲帯筋群として僧帽筋・肩甲挙筋が配置する。いずれも長い筋長と大きな断面積を有し[3]、大きなトルクを生み出すことに適性がある。

▶頚部有疾患者の頚部筋群の変化：形態・性質・運動制御方式の変化

過去に数多くの頚部有疾患者の特性が報告されている。科学的見地にて、近年では一部再検討を要する報告もあるが、確立されつつある特性に関して順序立てて記述する。①形態的変化：頚部筋群の脂肪浸潤[4]、②性質的変化：頚部筋群の酸素供給能低下[5]、頚部筋群の速筋線維比率の増大[6]、③運動制御方式

の変化：深層頚部屈筋群の活動低下[7]，表層頚部屈筋群・伸筋群（屈筋：前斜角筋・胸鎖乳突筋，伸筋：僧帽筋上部線維・肩甲挙筋など）の活動亢進[8]，筋活動開始の遅延[9]，筋収縮後の筋活動の延長[10]，とさまざまな報告がなされている。これらの問題点を加味すると，頚部に対するトレーニングは状況に応じて特異的な運動様式・負荷や指導法が必要であると筆者は考える（表1）。

頚部に対するトレーニング

▶頚部に対するトレーニングによる効果

近年のメタアナリシスにおいて，2015年のコクラン・レビュー[19]では慢性頚部痛患者に対する頚部や肩甲胸郭のトレーニング効果に疼痛軽減や機能改善を認めている。そのなかでも深層頚部屈筋群のトレーニングは，深層頚部屈筋群の機能評価と連動して確立されつつある手法である。Amiri[14]は深層頚部屈筋のトレーニングに関するシステマティックレビューを行い，他のトレーニング手法と比較して効果性の高い手法であると報告している。

深層頚部屈筋群のトレーニングは前述した頚部痛患者の頚部筋機能の特性を土台としており，初期においては背臥位にて頚部後面に圧力計のカフを設置し，バイオフィードバック的に頭頚部屈曲を誘導していく[20, 21]（図1）。圧は当初20 mmHg 程度から最終的には 30 mmHg を目標として，筋電図学的には 20％MVC 程度の低負荷を想定して実施する[21]。トレーニングを段階的に行うことで深層頚部屈筋群の機能[14]や頚部痛軽減[22-24]のみならず，頚部の可動性[21]，頚椎アライメント[25]，姿勢安定性[26]にも寄与すると報告されている。

深層頚部屈筋群のトレーニングは低負荷でありながら多様な改善効果を示すことから，痛みの感受性が強い患者・時期において第一選択の手法といえる。加えて，頚椎術後や頚椎の不安定性を有する患者では，リハビリテーションにおいても頚椎の全体的な挙動が制限される場合もある。実際には，トレーニングの安全性において医師との協議がもちろん必要ではあるが，嚥下動作にも類似する頭頚部屈曲動作はADL上必要性が高い。評価も含めて優先すべき項目といえよう。

一方で，頚部の全体的な筋力の増大や高負荷が必要な課題・生活スタイル

MVC：
maximum voluntary contraction

ADL：
activities of daily living

表1 頚部障害のリハビリテーション，各時期におけるトレーニングの考え方

	目的	
急性期	筋収縮の再教育，筋萎縮の予防	大脳の学習活動・認知活動を高める手法を選択し[11]，多関節運動より単関節運動から開始し，誤用の習慣化を予防や運動学習を促す。この際，疼痛やその恐怖が生じないように工夫する。
回復期	脊椎の分節的安定性の向上	各関節の分節的な動的制御を高めるために，代償動作を避け，深層筋の緊張を確認しながら表層筋の強化も行う[12]。優先して深層筋における運動単位動員数の増大や各運動単位の同期化を図る[13]ために，低負荷かつ持久性の高い運動負荷を設定する[14]。
強化期/復帰期	神経筋応答の強化・運動制御機構の向上	関節の安定性を維持しながら，高負荷に向けて漸増負荷に強度設定する[15, 16]。緻密な運動制御方式[17, 18]が必要なメニューを選択し，身体機能を社会復帰に必要な状態に近づけていく。

受傷後や術後侵襲を受けている急性期，組織治癒に必要な回復期，積極的なトレーニングが可能な強化期，社会参加の部分的復帰や完全復帰を行う復帰期とした場合，上記のようにトレーニングを段階付けて行う。

には，深層頸部屈筋群のトレーニングのみでは限界がある．この場合は，頸部伸筋群や表層の頸部屈筋群および共同筋である肩甲骨周囲筋群のトレーニングも併用していく[27-29]．いずれも**表1**で示したように調節しながら，各症例の状況に合わせて進めていく．

深層頸部屈筋群のトレーニングと比較した場合，その手法は諸家によってさまざまに報告されている．ここでは筆者の経験も踏まえて，その一例を紹介する（**図1～7**）．それらのトレーニングを経て，最終的には良好な頸椎アライメントを保持しながら，症例が習慣的に行う姿勢や動作を確認し，実践的な練習へと移行していくということが基本的な流れとなる．

図1　深層頸部屈筋群のトレーニング

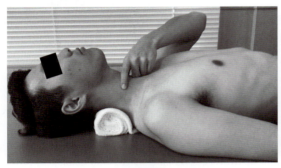 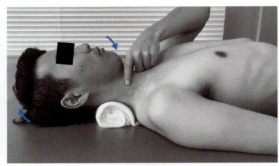

a 収縮前　　　　　　　　　　　　　　　　　　**b** 収縮後

表層屈筋群の緊張が強くなりすぎないようにバイオフィードバック機器を用いるなど，表層筋を触知し，確認しながら行う．初期では疼痛なく10秒間保持を10回程度，慣れてきたら回数・セット数を増やし，最終的には30回×3セット程度を目標とする．

図2　良姿勢トレーニング

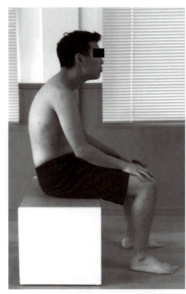 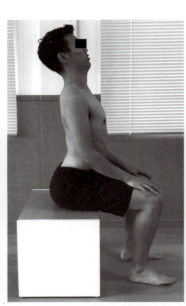 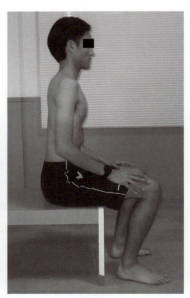

a 不良姿勢・脊椎後弯　　　　**b** 不良姿勢・胸腰椎移行部伸展　　　　**c** 良姿勢

深層頸部屈筋群の緊張させながら良姿勢を保持する練習を行う．初期は背部を壁につけ，腕はテーブルの上に置くと，肩と頸部の緊張が緩和され，学習効果も高い．頸部および近接部の可動性が低下している場合，胸腰椎移行部を代償的に伸展させる姿勢をとりやすい（**b**）．その際は坐骨に荷重がかかりやすい姿勢をとると修正しやすい（**c**）．

図3　頭頸部屈曲トレーニング

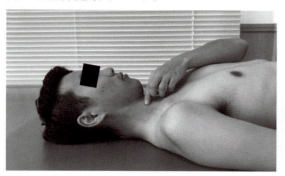

a　収縮前　　　　　　　　　　　　　b　収縮後

深層頸部屈筋群のトレーニングと同様に深層の緊張を高め，頭頸部の各分節が可動するように下顎を頸部前面に巻きつけるように頭頸部屈曲を行う。

図4　頭頸部伸展トレーニング

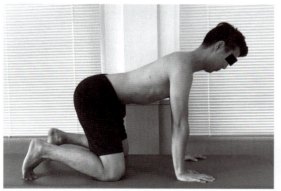

a　収縮前　　　　　　　　　　　　　b　収縮後

座位・立位・四つ這い位など姿勢を調節しながら，頭頸部中間位にて頸部伸展動作を行う。座位など鉛直姿勢では，深層頸部屈筋群の十分な緊張がない場合に頸椎の過剰な伸展が生じやすい。

図5　抵抗負荷を用いた頭頸部複合トレーニング

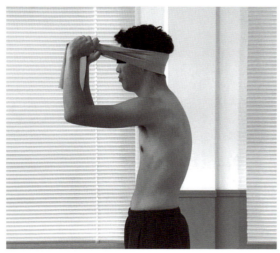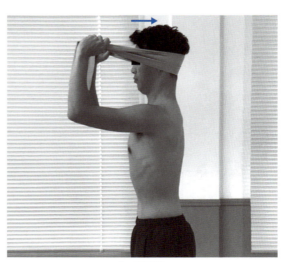

a　収縮前　　　　　　　　　　　　　b　収縮後

下顎を後方に引き込んだ状態で実施する。セラバンドなどを用いて段階的に抵抗負荷をかける。鉛直姿勢では胸椎の後弯や胸腰椎移行部の伸展が生じやすく注意を要する。

図6 肩甲骨周囲筋トレーニング

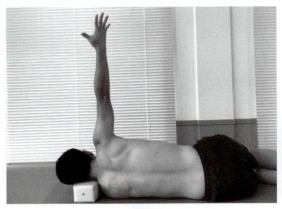

a 側臥位

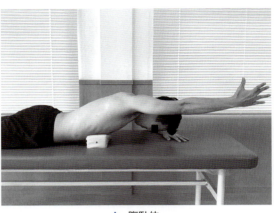

b 腹臥位

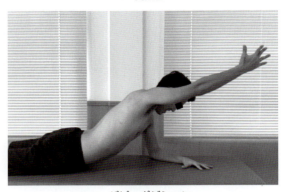

c パピーポジション

上肢挙上時の代償運動（翼状肩甲，肩甲骨上角の突出，肩甲骨下方回旋など）を避け，肩甲骨内側縁に配置する筋群の再教育が必要である．姿勢を変えながら段階的に負荷を高めたり，抵抗負荷を加える．後述するように体側筋群の硬結により挙上位・外転位での動作が困難な場合もあり，事前に可動性を高める工夫も必要である．

図7 協調性トレーニング

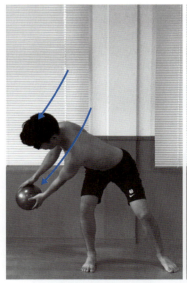
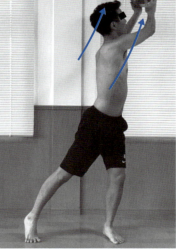
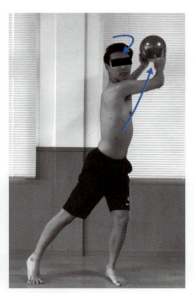

a 頭頸部と上肢の運動方向を一致させた場合　　b 頭頸部と上肢の運動方向を分離させた場合

基本的機能が改善した後，複雑な運動制御を伴う動作を段階的に行う．例えば上肢の運動方向に対し，眼球運動と頭頸部運動も同方向に協調的に行ったり，逆に分離を促したりと課題の難度を上げていく．

頚部のトレーニング効果をより高めるための知識やアプローチ

▶頚部に近接する部位の可動性・安定性・協調性を高めるアプローチ

　臨床で遭遇する頚部有疾患者は，頚部のみならず全身的な機能低下を有する場合が多い。これは頚部障害を起因として全身的に波及する下行性の問題であったり，不良姿勢（図2）などの習慣的な問題が並行して発生しているためと考える。いずれの場合も頚部のみならず，全身の可動性・安定性・協調性は低下しており，頚部に対するトレーニングの制限因子となる。

　例えば，上肢機能低下と並行して小胸筋・前鋸筋・広背筋が硬く体幹上部の可動性が低下している場合や，胸椎後弯と並行して腹直筋や内腹斜筋が硬く体幹下部の可動性が低下している場合，そして腹部緊張が弱く胸腰椎移行部が過剰に伸展しやすい場合などが挙げられる。いずれも頚部から体幹上部を引き下げることになり，頚部の表層筋である胸鎖乳突筋・斜角筋・肩甲挙筋・僧帽筋上部線維の筋長は延長されやすい[30]。これらの筋群は休息時間なく一定の筋緊張を強いられることで，頚部の可動性低下・疼痛増悪や頚部の運動学習に対し負の影響をもたらすことになる。そのため，頚部はもちろんのこと，頚部に近接する体幹上部や下部における可動性・安定性・協調性の向上は重要といえる[28,31,32]。

　図8〜11ではセルフエクササイズを例示しているが，近年では各種流派による体系的な運動療法や徒手的な治療法も存在する[30,33]。正確な評価や治療技術を学ぶにはそれなりの時間を要するが，それらも確認することで理解はより深まるだろう。

　さらに，自験例では体幹上部の可動性低下とともに呼吸様式に問題がある場合も比較的多い。特に胸郭の拡張性が乏しい症例が多い印象がある（図12）。近年では頚部障害と呼吸との関連性も報告されている[34-36]。呼吸様式の健全化はリラクゼーション効果も伴い，疼痛の軽減や体幹の可動性改善・安定性向上に寄与する[37,38]と考えられ，トレーニング前に確認すべき項目の一つである。

図8　体幹上部の可動性トレーニング

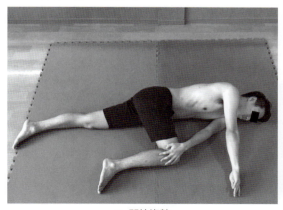
a　開始姿勢

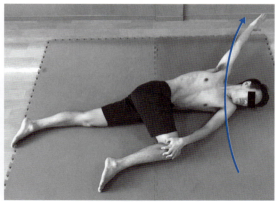
b　終了姿勢

側腹部の伸張性を高めながら，上肢を挙上・外転・回旋・伸展などさまざまな方向へ可動していく。実施後は伸張性・筋緊張の改善により，頚椎の可動性も同時に改善することが多い。

図9　脊椎全体の可動性トレーニング

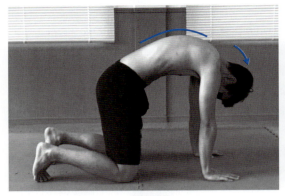

a　脊椎屈曲

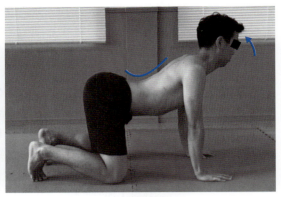

b　脊椎伸展

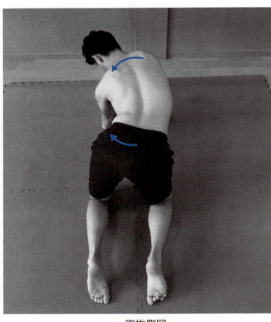

c　脊椎側屈

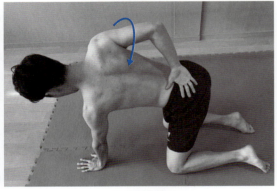

d　脊椎回旋

脊椎の屈曲・伸展のみならず，症例に応じて側屈や回旋も行う．頚部を脊椎の一部としてとらえ，脊椎全体が動く場合にどの部位が過剰，あるいは不十分かを評価する．頚部へ運動連鎖の影響を考察し，治療戦略を立てる．

図10　脊椎全体の安定性・協調性トレーニング

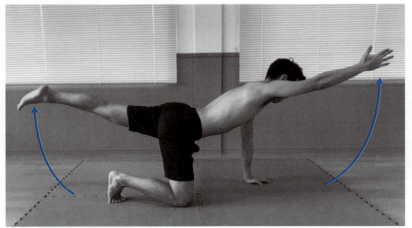

単純なオープンキネティックチェーンからクローズドキネティックチェーンへ，支持基底面積や重心位置を調節することで，身体に対し多様な刺激入力を行い難度を高める．

図11 胸椎のセルフモビライゼーション

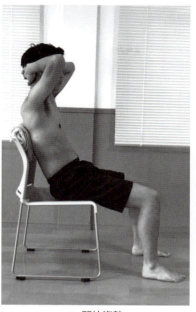
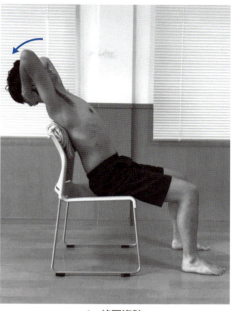

a 開始姿勢　　　　　　　　　　　　　　　**b** 終了姿勢

下位頚椎に近接する上位胸椎の可動性低下は，頚椎や胸郭の可動性を低減させる。そのため胸椎のセルフモビライゼーションでは，代償的に胸腰椎移行部が代償的な伸展位とならないよう注意したい。

(文献31, 32, 36, 39を参考に作成)

図12 呼吸様式の評価と修正

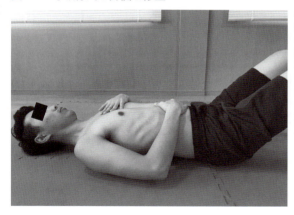

体表から胸骨・肋骨の動きを確認する。呼吸に伴い，胸郭上部の動き(ポンプハンドル様)や下部の動き(バケツハンドル様)が確認できる。不十分な場合には同部位の可動性の低下，過剰な場合に代償的な制御に陥っている可能性がある。直接的に呼吸法や他のアプローチを用いて修正する。

▶めまい症状や感覚運動制御障害を有する場合のアプローチ

頚部障害の症状のなかには，主にむち打ち患者で発生しやすいめまいや眼球運動障害[17]，全身の姿勢制御異常[40]がある。これらは主に前庭系における情報混乱を元にした各器官での応答や反射と現在では考えられている[1, 41-43] (**図13**)。前述した基本的な頚部に対するトレーニングでも姿勢安定性において改善効果を認めた報告[25]があるが，頭頚部と眼球運動の関連性に焦点を当てたより繊細なトレーニング[44]も存在する。これらはいずれも前庭障害のリハビリテーションの手法に準ずるところがあり，本項では省略するが，他書にて確認していただきたい。

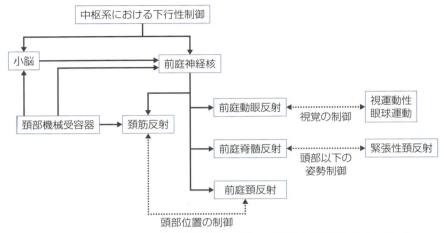

図13 頭頚部位置制御・眼球運動・姿勢安定性の関連性

破線で直結されている部分は各種運動制御に際し，各反射応答が統合化されている。

(文献42, 43より改変引用)

▶心理療法の併用

近年の疼痛の慢性化にかかわる機序の解明により，慢性疼痛により脳内の構造的，機能変化が明らかとなり[45,46]，トレーニングによる脳機能の可逆的変化も認められている[45]。同様に，頚部障害においても，運動療法に加えて認知行動療法のような心理療法を取り入れたプログラムを追加して検証する報告が増えている[47]。一方で，頚部障害に限定すれば，運動療法と比較して高い効果を認めない報告もある[47]。これらの研究の課題としては，認知行動療法が単一的な技術ではなく，対面でのコミュニケーションで生じる時々刻々と変化する状況に応じる高い能力を必要としているため，指導者育成が困難であることが挙げられるだろう。

▶コンタクトスポーツ選手の頚部傷害予防やコンディショニング

ここでは，コンタクトスポーツのなかでも，プレイ場面で衝突動作を許可されているラグビーを例に説明したい。

●コンタクトスポーツ選手の頚椎アライメント・頚部筋群の特徴

コンタクトスポーツ選手はプレイスタイルや頚部周囲筋強化に伴い頚椎アライメントが変化する可能性がある。特に頚椎の生理学的な前弯が消失する場合が多い。機序として，胸鎖乳突筋の慢性的なストレスや頚部深層筋群の機能低下が予想される。月村ら[48]は，頚椎アライメントの変化には頚部周囲筋において相対的な屈曲筋力の増大，あるいは伸展筋力の低下が一因であると指摘する。

筆者の研究[49]でもラグビー選手の頚部筋をMRIを用いて形態的に確認した場合，ポジション特性として，フロントロー（**Memo**参照）では他のポジションと比較して僧帽筋・頚部表層筋群は特徴的に肥大する一方で，頚部深層伸展筋群は相違を認めなかった。このポジションはプレイスタイル上，頚部に対し高いストレスを受けやすく[50]，肩甲帯筋群・頚部表層筋群が自然と発達する可

能性がある一方で，頚部深層筋群に対する影響は少ないかもしれない。さらに肩甲帯筋群・頚部表層筋群は過剰使用される影響で，頚部の可動性は制限されやすい[51]。したがって，コンタクトスポーツ選手が頚椎アライメントの維持，頚部可動性の維持・改善を目的として，練習・試合前後における肩甲帯筋群・頚部表層筋群の柔軟性獲得や疲労軽減は重要であると筆者は考える。また初心者や頚部傷害受傷後の頚部エクササイズとして，前述した頚部深層筋群に注目したアプローチも必要であろう。

> **Memo** ラグビーのポジション：フロントロー
> フロントローとは，ラグビーにおいて，8人対8人，計16名によるコンタクトプレイであるスクラムの最前列に位置するポジションである。衝突する瞬間には，前方方向へ7,000N，地面方向に2,000N以上の力が働く[50]と報告されている。

●頚部周囲筋による頚椎の動的安定性

頚部筋の収縮反応時間は，伸張反射よりも早期に応答する前庭頚反射においても20〜40msecである[52]。その点を考慮すれば，非予測場面での頭部直接衝突時に瞬発的な頚部筋の剛体化で外傷予防することは，神経生理学的には困難であろう。そのため，さまざまな状況に応じて実践する安全なコンタクトスキルの習得が重要である[53]。一方で，予測場面であれば，屍体実験[54]や志願者実験[52,55]においても，頚部筋群あるいは肩甲帯筋群の筋緊張は頭頚部の加速・挙動を制限する。頚部傷害の大部分が頚髄損傷発生時と比較して，軽微な衝撃力で発生する頚椎捻挫やバーナー症候群であるため，衝突時の頚肩部の剛体化は外傷予防として十分有効であると推測される。

おわりに

頚部に対するトレーニングが与える解剖学的・神経生理学的な機序はいまだ不明確な部分もあり，さらなる解明を待ちたいところである。一方で，過去の臨床試験の蓄積により，頚部のトレーニングのみでは治療効果や費用対効果が不十分であることもわかってきている。実際には，対象に応じたクリニカルリーズニングが必要であり，より統合的な理学療法の立案が必須といえる。

文献

1) Jull G, et al : Whiplash, Headache, and Neck Pain : Research-Based Directions for Physical Therapies, Churchill Livingstone, London, 2008.
2) Boyd-Clark LC, et al : Comparative histochemical composition of muscle fibres in a pre- and a postvertebral muscle of the cervical spine. J Anat, 199(Pt 6) : 709-716, 2001.
3) Vasavada AN, et al : Influence of muscle morphometry and moment arms on the moment-generating capacity of human neck muscles. Spine(Phila Pa 1976), 23(4) : 412-422, 1998.
4) Karlsson A, et al : An Investigation of Fat Infiltration of the Multifidus Muscle in Patients With Severe Neck Symptoms Associated With Chronic Whiplash-Associated Disorder. J Orthop Sports Phys Ther, 46(10) : 886-893, 2016.
5) Gerdle B, et al : Algogenic substances and metabolic status in work-related Trapezius Myalgia : a multivariate explorative study. BMC Musculoskelet Disord, 15 : 357, 2014.

6) Uhlig Y, et al : Fiber composition and fiber transformations in neck muscles of patients with dysfunction of the cervical spine. J Orthop Res, 13(2) : 240-249, 1995.
7) Falla DL, et al : Patients with neck pain demonstrate reduced electromyographic activity of the deep cervical flexor muscles during performance of the craniocervical flexion test. Spine (Phila Pa 1976), 29(19) : 2108-2114, 2004.
8) Szeto GP, et al : A comparison of symptomatic and asymptomatic office workers performing monotonous keyboard work--1 : neck and shoulder muscle recruitment patterns. Man Ther, 10(4) : 270-280, 2005.
9) Falla D, et al : Feedforward activity of the cervical flexor muscles during voluntary arm movements is delayed in chronic neck pain. Exp Brain Res, 157(1) : 43-48, 2004.
10) Barton PM, et al : Neck flexor muscle strength, efficiency, and relaxation times in normal subjects and subjects with unilateral neck pain and headache. Arch Phys Med Rehabil, 77(7) : 680-687, 1996.
11) Zijdewind I, et al : Effects of imagery motor training on torque production of ankle plantar flexor muscles. Muscle Nerve, 28(2) : 168-173, 2003.
12) Halvorsen M, et al : Short- and long-term effects of exercise on neck muscle function in cervical radiculopathy : A randomized clinical trial. J Rehabil Med, 48(8) : 696-704, 2016.
13) Van Cutsem, M et al : Changes in single motor unit behaviour contribute to the increase in contraction speed after dynamic training n humans. J Physiol, 513(Pt 1) : 295-305, 1998.
14) Amiri Arimi S, et al : The Effect of Different Exercise Programs on Size and Function of Deep Cervical Flexor Muscles in Patients With Chronic Nonspecific Neck Pain : A Systematic Review of Randomized Controlled Trials. Am J Phys Med Rehabil, 96(8) : 582-588, 2017.
15) Rinne M, et al : Therapeutic Exercise Training to Reduce Chronic Headache in Working Women : Design of a Randomized Controlled Trial. Phys Ther, 96(5) : 631-640, 2016.
16) Bohm S, et al : Human tendon adaptation in response to mechanical loading : a systematic review and meta-analysis of exercise intervention studies on healthy adults. Sports Med Open, 1(1) : 7, 2015.
17) Johnston JL, et al : Inaccurate Saccades and Enhanced Vestibulo-Ocular Reflex Suppression during Combined Eye-Head Movements in Patients with Chronic Neck Pain : Possible Implications for Cervical Vertigo. Front Neurol, 8 : 23, 2017.
18) Falla D, et al : Neuromuscular adaptation in experimental and clinical neck pain. J Electromyogr Kinesiol, 18(2) : 255-261, 2008.
19) Gross A, et al : Exercises for mechanical neck disorders. Cochrane Database Syst Rev, 1 : 2015.
20) Uthaikhup S, et al : Performance in the cranio-cervical flexion test is altered in elderly subjects. Man Ther, 14(5) : 475-479, 2009.
21) Kang DY : Deep cervical flexor training with a pressure biofeedback unit is an effective method for maintaining neck mobility and muscular endurance in college students with forward head posture. J Phys Ther Sci, 27(10) : 3207-3210, 2015.
22) Gupta BD, et al : Effect of Deep Cervical Flexor Training vs. Conventional Isometric Training on Forward Head Posture, Pain, Neck Disability Index In Dentists Suffering from Chronic Neck Pain. J Clin Diagn, Res, 7(10) : 2261-2264, 2013.
23) O'Leary S, et al : Specific therapeutic exercise of the neck induces immediate local hypoalgesia. J Pain, 8(11) : 832-839, 2007.
24) Bobos P, et al : Does Deep Cervical Flexor Muscle Training Affect Pain Pressure Thresholds of Myofascial Trigger Points in Patients with Chronic Neck Pain? A Prospective Randomized Controlled Trial. Rehabil Res Pract : 2016.
25) Brage K, et al : Pain education combined with neck- and aerobic training is more effective at relieving chronic neck pain than pain education alone--A preliminary randomized controlled trial. Man Ther, 20(5) : 686-693, 2015.
26) Cheng CH, et al : Changes of postural control and muscle activation pattern in response to external perturbations after neck flexor fatigue in young subjects with and without chronic neck pain. Gait Posture, 41(3) : 801-807, 2015.
27) Falla D, et al : An endurance-strength training regime is effective in reducing myoelectric manifestations of cervical flexor muscle fatigue in females with chronic neck pain. Clin Neurophysiol, 117(4) : 828-837, 2006.
28) Buyukturan B, et al : Cervical stability training with and without core stability training for patients with cervical disc herniation : A randomized, single-blind study. Eur J Pain, 21(10) : 1678-1687, 2017.
29) Borisut S, et al : Effects of strength and endurance training of superficial and deep neck muscles on muscle activities and pain levels of females with chronic neck pain. J Phys Ther Sci, 25(9) : 1157-1162, 2013.
30) Sahrmann S : Movement System Impairment Syndromes of the Extremities, Cervical and Thoracic Spines, Mosby, Missouri, 2010.
31) Lee KW, et al : Effect of thoracic manipulation and deep craniocervical flexor training on pain, mobility, strength, and disability of the neck of patients with chronic nonspecific neck pain : a randomized clinical trial. J Phys Ther Sci, 28(1) : 175-180, 2016.
32) Cho J, et al : Upper thoracic spine mobilization and mobility exercise versus upper cervical spine mobilization and stabilization exercise in individuals with forward head posture : a randomized clinical trial. BMC Musculoskelet Disord, 18(1) : 525, 2017.
33) The McKenzie Institute International, http://www.mckenzieinstitute.org (Accessed January 10, 2018.)

34) López-de-Uralde-Villanueva, et al : Reduction of cervical and respiratory muscle strength in patients with chronic nonspecific neck pain and having moderate to severe disability. Disabil Rehabil, 11 : 1-10, 2017.
35) Kahlaee AH, et al : The Association Between Neck Pain and Pulmonary Function : A Systematic Review. Am J Phys Med Rehabil, 96(3) : 203-210, 2017.
36) Jung JH, et al : The effect of thoracic region self-mobilization on chest expansion and pulmonary function. J Phys Ther Sci, 27(9) : 2779-2781, 2015.
37) McLaughlin L, et al : Breathing evaluation and retraining as an adjunct to manual therapy. Man Ther, 16(1) : 51-52, 2011.
38) Ishida H, et al : Maximum expiration activates the abdominal muscles during side bridge exercise. J Back Musculoskelet Rehabil, 27(4) : 481-484, 2014.
39) Johnson KD, et al : Thoracic region self-mobilization : a clinical suggestion. Int J Sports Phys Ther, 7(2) : 252-256, 2012.
40) Vuillerme N, et al : Experimental neck muscle pain impairs standing balance in humans. Exp Brain Res, 192 (4) : 723-729, 2009.
41) Treleaven J : Dizziness, Unsteadiness, Visual Disturbances, and Sensorimotor Control in Traumatic Neck Pain. J Orthop Sports Phys Ther, 47(7) : 492-502, 2017.
42) Armstrong B, et al : Head and neck position sense. Sports Med, 38(2) : 101-117, 2008.
43) Treleaven J : Sensorimotor disturbances in neck disorders affecting postural stability, head and eye movement control. Man Ther, 13(1) : 2-11, 2008.
44) Moon HJ, et al : The effects of eye coordination during deep cervical flexor training on the thickness of the cervical flexors. J Phys Ther Sci, 27(12) : 3799-3801, 2015.
45) DePauw R, et al : Is Traumatic and Non-Traumatic Neck Pain Associated with Brain Alterations? - A Systematic Review. Pain Physician, 20(4) : 245-260, 2017.
46) Kregel J, et al : Does Conservative Treatment Change the Brain in Chronic Musculoskeletal Pain? A Systematic Review. Pain Physician, 20(3) : 139-154, 2017.
47) Ludvigsson ML, et al : The effect of neck-specific exercise with, or without a behavioral approach, on pain, disability, and self-efficacy in chronic whiplash-associated disorders : a randomized clinical trial. Clin J Pain, 31(4) : 294-303, 2015.
48) 月村泰規：コンタクトスポーツ選手の頚椎X線所見と頚部痛の関連-大学アメリカンフットボール選手における検討-. 整形・災害外科, 46 : 1179-1185, 2003.
49) 芋生祥之，ほか：大学ラグビー選手における頚部筋形態. 筑波大学体育科学系紀要, 32 : 61-69, 2009.
50) Milburn PD : Biomechanics of rugby union scrummaging. Technical and safety issues. Sports Med, 16(3) : 168-179, 1993.
51) Lark SD, et al : The effects of a single game of rugby on active cervical range of motion. J Sports Sci, 27(5) : 491-497, 2009.
52) 倉持梨恵子：(博士論文)ヒト前額部への機械的外乱に対する頚筋応答における神経筋制御機序. 早稲田大学, 2005.
53) Quarrie KL, et al : Effect of nationwide injury prevention programme on serious spinal injuries in New Zealand rugby union : ecological study. BMJ, 334(7604) : 1150-1153, 2007.
54) Kettler A, et al : Mechanically simulated muscle forces strongly stabilize intact and injured upper cervical spine specimens. J Biomech, 35(3) : 339-346, 2002.
55) 金岡恒治：(博士論文)乗用車被追突衝撃時における頚椎椎体間挙動解析－頚椎捻挫受傷機序解明に向けて－. 筑波大学, 1998.

V 脊柱に対するアプローチの紹介

2 腰部に対する徒手理学療法の実際

Abstract
- 腰椎の椎間関節は屈曲伸展の可動性が大きい構造になっている。この椎間関節のなかで，低可動性（hypomobility）の部位が生じていると，他の部位が過可動性（hypermobility）となり椎間板などに障害が生じやすくなる。モビライゼーションでは，hypomobilityとなっている部位へアプローチする。
- 仙腸関節は非常に個人差が大きい関節である。仙腸関節の問題は5つのストレステストにより判定する。仙腸関節のhypomobilityに対しては，関節モビライゼーションを行う。腰椎・仙腸関節ともhypermobilityに対してはトレーニングにより安定化を図る必要がある。

はじめに

厚生労働省による平成28年度国民生活基礎調査において，腰痛は男性の有訴者数第1位であり，女性でも第2位と国民病ともいうべき一般的な疾患である。また，肩こりと腰痛を有する群では，睡眠障害を有する割合が高くなるなど，生活上の問題も生じる疾患である[1]。これらの疾患に対して，さまざまな治療法があるが，本項では徒手理学療法でのアプローチ法について述べる。

徒手理学療法はアメリカ理学療法士協会の腰痛ガイドライン2012において，エビデンスレベルはAであり，マニピュレーションやモビライゼーションは，脊柱と股関節の可動性を改善し，亜急性期や慢性期の腰痛や腰痛に関連した下肢痛の疼痛軽減と機能障害改善に役立つと述べられている[2]。腰痛においては，メカニカルな問題だけでなく多要因があるため，問診が非常に重要になる。問診で検査項目を絞り込んだ後，神経系の検査や誘発軽減検査により，障害部位を絞り込む。その後に，他動運動検査により障害部位を同定して，低可動性（hypomobility）部位への関節モビライゼーションを施行し，過可動性（hypermobility）部位へは安定化トレーニングを施行する。また，日常生活指導も非常に重要となる。

基本的知識

腰椎の関節構成単位は，椎間板と椎体からなる。前方の椎間板−椎体複合体はすべての方向の運動が可能である。後方は誘導要素としての椎間板と，制御要素として伸展を制限する棘突起，屈曲を制限する棘上靱帯・棘間靱帯・黄色靱帯からなる[3]。椎間板はtype II 線維コラーゲンが豊富な髄核と15〜25層からなる線維輪および椎体終板からなる。椎体と椎間板で体重の約85％を支持する。椎間板では，荷重がかかると髄核内圧が上昇するが，線維輪の張力により髄核の膨張を防ぎ，椎体終板を介して周囲の組織へ均等に圧が再分配される仕組みになっている。腰椎を屈曲すると髄核は後方へ移動する。また屈曲すると椎間関節での荷重量が減少するため，椎間板への圧はさらに増加する。その

ため，椎間板ヘルニアでは腰椎の屈曲は疼痛を増強させる。屈曲に回旋を合わせた動作ではさらに椎間板が脱出しやすくなる[4-6]。

椎間関節は下関節突起と下位の上関節突起から形成される滑膜関節である。腰椎の関節面は水平面に対して90°，前額面に対して45°の傾きを有している[7]。しかし椎間関節にはバリエーションが多く，フラットな形やC型，J型などが存在する[5]。椎間関節の関節面が前額面に対して45°傾いているため，腰椎での回旋可動域は少なく，屈曲伸展の動きが主となる。Twomeyの研究では成人男性の腰部可動域は屈曲34°，伸展13°，側屈20°，回旋15.5°であった[8]。屈曲・伸展・側屈の可動域は加齢により減少することが明らかになっている[9]。椎間関節の関節運動は屈曲により上関節突起が頭尾側に滑り，伸展により背尾側に滑る[5]。側屈では側屈側の椎間関節が伸展の動きをし，反対側は屈曲の動きをする。

仙腸関節は，仙骨耳状面と腸骨の耳状面で構成される強固な関節である。仙腸関節の動きは前屈（ニューテーション）と後屈（カウンターニューテーション）であり，正常では約2°の可動性を有し，前・後屈運動には数mmの並進運動を伴う[10,11]。しかし，仙腸関節の関節面の解剖と動きは個人差が非常に大きなことが明らかになっている[12]。解剖学的に左右非対称の関節面も多数存在し，そのような症例では左右同じような関節運動が生じるとは考えにくい。仙腸関節は，骨盤帯の閉鎖リングとして，骨および靱帯のform closureと筋によるforce closure両者の働きにより安定化を得ている[12]。どちらがかけても骨盤帯の安定化を得ることは難しくなる。

腰部障害の評価

▶問診

問診では，まずred flagではないことを確かめる必要がある。腫瘍を疑わせる急激な体重減少や馬尾障害を疑わせる尿閉などがないか確認する。激しい夜間痛が生じている場合もred flagである[13]。次に疼痛の発症機転，経過，疼痛部位，疼痛の24時間の動向，疼痛悪化因子と緩和要因などについて明らかにする。24時間の動向では，朝に痛みとこわばりがあり，動きでの軽減がわずかである場合は炎症過程であり[14]，運動で症状が悪化し安静で軽減する場合は，筋骨格系の機械的問題を示している。疼痛悪化要因と緩和要因では，その動作によりどの組織にストレスがかかり，またかからなくなるのかを考えながら問診を行う。

また，腰痛には認知要因，心理的要因，社会文化的要因，仕事関連要因，生活様式要因，個人要因が関わってくる。認知要因とは腰痛に対する負の思考や破局的思考，動きへ恐怖感などである。心理要因とは怒りやうつなどである。社会文化的要因は疼痛に対する考えや，コーピングや疼痛の対処法に関係する。仕事関連要因は外的要因であり，仕事の身体的および精神的ストレスや仕事の満足度などである。生活様式要因は末梢性疼痛と中枢性疼痛の両者に影響を及ぼす。個人要因は治療ゴールや患者の好みなどである[15,16]。そのため，これら

要因が腰痛に与えている程度を問診にて明らかにしていく必要がある。心理的要因やyellow flagを評価するためには，以下の質問が役に立つ[17]。

> - 腰痛で仕事を休んだことがあるか？
> - 腰痛の原因は何だと考えているか？
> - 治療に何を期待しているか？
> - 雇用者や同僚，家族はあなたの腰痛に対して，どのように反応しているか？
> - 腰痛にどのように対処しているか？
> - 復職できると思うか？ それはいつか？

　心理的要因が疼痛の主である場合は，on handによる治療を進めると治療に依存的になる恐れがあるため，off handの治療へもっていくようにする。

客観的評価

▶観察

　患者が病院に来たときから観察する必要がある。待合室で待っている姿や，リハ室に入ってくる様子などを見ておく。日常の姿勢や動作パターン，表情などを観察しておく。評価では，まず姿勢を観察する。前後左右から観察し，特に前額面上では，脊柱の側方偏位や側弯がないか，骨盤や肩の高さの左右差がないかをみて，矢状面上では後弯や前弯の程度を確認する。また筋の大きさや張り具合，しわ，皮膚の色や発汗状態も確認する。これらは日常生活と関わりがあり，特に体幹にあるしわはその部位がhypermobilityである可能性を示唆しているので，注意しておく[18]。下肢の影響が考えられる場合は，座位と立位の姿勢の違いを確認する。立位で左右非対称が強く認められるが，座位になると認められなくなる場合は，下肢長差が考えられ，腰部の前に下肢長差に対するアプローチを考慮する。

▶自動運動

　体幹の屈曲，伸展，側屈，回旋，屈曲・伸展と側屈・回旋を組み合わせた複合運動での動きを観察する（**図1**）。自動運動では，動きの質，可動域，疼痛の出現時期，過度な分節的運動，一側への変位，運動から直立位へ戻るときの代償運動などを確認する。

　1回の動きで問題ない場合は，動作を数回繰り返し，疼痛の変化を確認する。疼痛がなければ最終域でオーバープレッシャーをかけ，そのときの疼痛の出現程度，抵抗感を確認する。また，体幹回旋の自動運動検査で疼痛が生じる場合は，骨盤以下の問題と鑑別するために，骨盤を固定のうえ回旋させて，疼痛の違いを比べると腰椎より上位の問題か，骨盤帯以下の問題かを容易に鑑別することが可能である。

▶症状局在化テスト

　腰部周辺に疼痛を訴えていても，必ずしも腰椎が問題とは限らない。股関節

腰部に対する徒手理学療法の実際

図1 自動運動検査

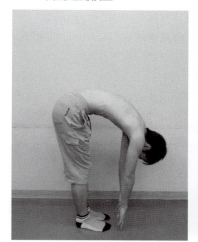

a 体幹屈曲の自動運動検査

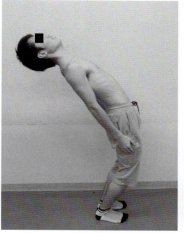

b 体幹伸展の自動運動検査

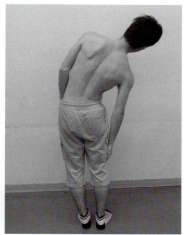

c 体幹側屈の自動運動検査

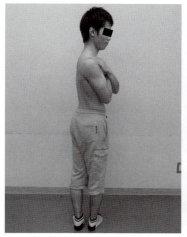

d 体幹回旋の自動運動検査

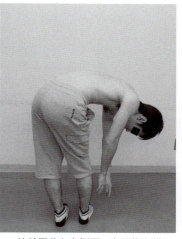

e 体幹屈曲と右側屈，右回旋を組み合わせた複合運動

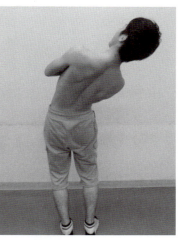

f 体幹伸展と右側屈，左回旋を組み合わせた複合運動

や仙腸関節も似たような症状を呈することがある。鑑別診断を行うことにより，その後の評価時間が短縮され，正確な原因部位を特定することが可能となる。以下に2つの例を列記する。

● 例1：荷重により腰部周辺に疼痛が生じる場合

疼痛が生じる下肢に，痛みが丁度出現する境界域まで荷重させ，骨盤を前後から挟み，上方へ少し持ち上げる（図2）。この操作は股関節の荷重を軽減させ，仙腸関節や腰椎は荷重を増加させる操作である。この操作で疼痛が軽減すれば原因は股関節領域である可能性が高い。次に仙骨に理学療法士の手尺側を沿わせ，頭側に少しだけ動かすようにする（図3）。この操作により仙腸関節への圧が減少するため，この操作で症状が緩和すれば原因は仙腸関節領域である可能性が高い。症状が緩和しない場合は，腰椎を牽引し（図4），症状が緩和すれば腰椎の可能性が高いことを示す。

● 例2：体幹の前屈で腰部周辺に疼痛が生じる場合

　痛みの境界域で骨盤を前傾させ，股関節の屈曲角度を増大させる（**図5**）。仙腸関節部は伸展の動きとなるため，この動きで疼痛が誘発されたら，股関節が原因である可能性が高い。疼痛が誘発されない場合は，痛みの境界域で骨盤前方から手をあてがい，仙骨底部を頭腹側へ押す（**図6**）。この操作では仙骨が前屈方向へ動き，仙腸関節のみ体幹屈曲の動きが増大するため，この操作で疼痛

図2　骨盤の引き上げ

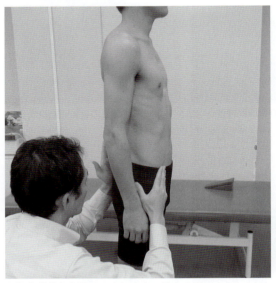

骨盤を前後から挟み，少し上方へ持ち上げるようにして，股関節への圧を軽減させる。

図3　仙骨を頭側へ

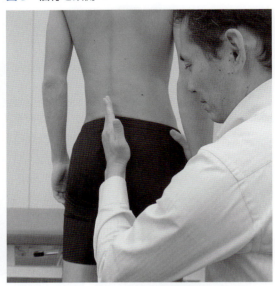

仙骨に理学療法士の尺側を沿わせ，仙骨を頭側へ少しだけ動かす。この操作により仙腸関節への圧が軽減する。

図4　腰椎の牽引

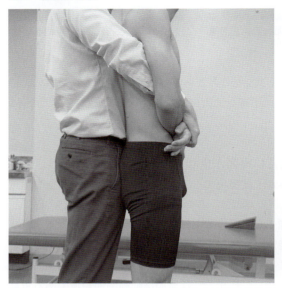

患者は腹部の前で両手を組む。理学療法士は患者の後方に立ち，患者の両手を把持し，腹部に押しつけながら上方へ持ち上げる。

図5　骨盤の前傾

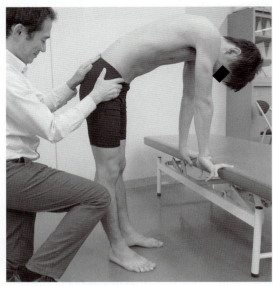

寛骨を把持し，骨盤を前傾させる。この操作により股関節の屈曲は増大し，仙腸関節は伸展方向へ動く。

が誘発されたら仙腸関節領域が原因であると考える。疼痛が誘発されない場合は，椎体の棘突起をL5から順次，頭腹側へ持ち上げる（図7）。この操作では，持ち上げた椎体の下関節突起と一椎体下の上関節突起間で屈曲の動きが誘導され，上位レベルでは伸展の動きとなる。そのため，もし第4腰椎を操作して疼痛が誘発されたら，L4/5間の椎間関節が原因であると考える。

この一連のテストにより，原因となる領域を特定でき，検査部位を絞り短時間で検査可能となる。

▶神経系テスト

神経系の問題が疑われる場合は，神経系のテストを実施する。神経系のテストでは，デルマトームに沿った筋力検査や感覚検査，神経伸張テストを実施する。SLR testは感度の高いテストであり[19]，スクリーニングテストとして有効である。神経伸張テストでは，神経障害性疼痛圧迫性ニューロパチー（NPCN）を生じているのか，末梢性感作（PNS）を生じているのかを鑑別する。

NPCNは，神経組織の圧迫や絞扼により生じているため[20]，障害部位を緩めることにより症状は消失し，他の部位を伸張しても症状は増悪しない。その場合は絞扼部位の治療が第一選択となる。椎間孔で絞扼されている場合は，脊柱の牽引や同側側屈で症状が軽減する。例えば，端座位で下肢を伸展し，症状が出たところで両上肢で軽くベッドを押し脊柱への圧を減少させることにより症状が軽減するようであれば，NPCNの可能性が高くなる。一方，PNSでは神経の長さを短くする姿勢をとっており，神経伸張テストで陽性となる。治療としては神経の滑走性を改善するスライダーを行う[20]。

NPCN：
neuropathic compression neuropathy

PNS：
peripheral nerve sensitization

図6　仙骨を頭腹側へ

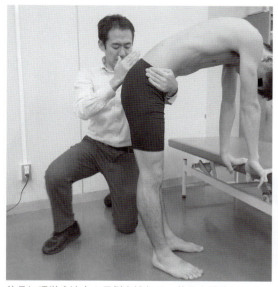

仙骨に理学療法士の尺側を沿わせ，仙骨を頭腹側へ少しだけ動かす。この操作により仙腸関節は前屈運動が増大する。

図7　棘突起を頭腹側へ

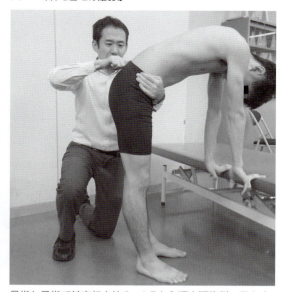

母指と示指で棘突起を挟み，L5から順次頭腹側へ動かす。

➤他動運動テスト

　患者を側臥位にし，理学療法士は一方の手を棘突起間に置く．もう一方の手で下肢を把持し，下肢を操作することで他動的に腰椎の屈曲，伸展運動を起こさせる．このときに理学療法士は棘突起間の手を順次移動させ，各分節での可動範囲を比較する（図8）．次に一方の手を上側の胸郭に回し，胸郭を押して体幹を回旋させ，回旋の生理学的他動運動時の各分節の可動範囲を比較する（図9）．これらの動きでは脊柱の側屈が起こらないように，腰部の下にタオルなどを入れて調整することが大切である．これらの検査では，各関節の動きが正常か，hypomobility，hypermobilityかを確認する．

　患者は側臥位のまま，理学療法士は一方の手を棘突起間に置く．もう一方の手で下肢を把持し，下肢を前後に押したり引いたりしながら，各分節の関節のあそび（joint play）を確認する（図10）．

図8　体幹屈曲・伸展の他動生理学的検査

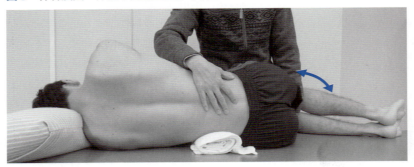

図9　体幹回旋の他動生理学的検査

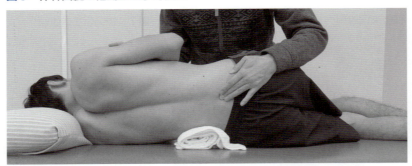

図10　椎間関節 joint play テスト

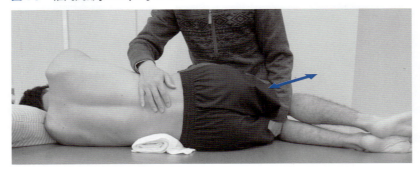

腰部に対する徒手理学療法の実際

　今までの検査をもとに，問題箇所を特定する．疼痛部位は，hypermobilityがある部位の筋を訴えることが多い．そのときは，過剰収縮している筋に対して軟部組織モビライゼーションを施行し，hypermobilityを起こしている原因となっているhypomobilityの分節に対して関節モビライゼーションを施行する．

▶仙腸関節の検査

　症状局在化テストにおいて，仙腸関節の問題が疑われる場合は，仙腸関節の詳細な検査を行う．仙腸関節の検査において，荷重位で動きを触診する検査に関しては，信頼性と妥当性がない．仙腸関節の臨床診断としては，仙骨溝の一次痛とストレステストの陽性所見が現時点で信頼性が高い評価である[21]．ストレステストは，thigh thrust test（図11），compression test（図12），distraction test（図13），Gaenslen test（図14），sacral thrust test（図15）の

図11　thigh thrust test

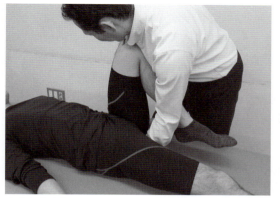

患者を背臥位にして，理学療法士は疼痛を訴える側に立つ．疼痛側の股関節を90°屈曲位として，一方の手を患者の仙骨の下に置く．大腿を下方へ押すことにより，寛骨に後方並進の圧をかけ，疼痛が出現したら陽性である．

図12　compression test

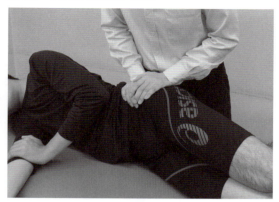

患者を疼痛側を上側にした側臥位にさせる．理学療法士は腸骨稜に手を当て，腸骨を下方へ押し，30秒保持をする．疼痛が誘発されたら陽性である．

図13　distaction test

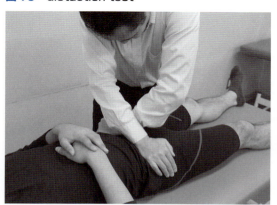

患者を背臥位にして，理学療法士は，ASIS内側を外後側へ押す．疼痛が誘発されたら陽性である．

図14　Gaenslen test

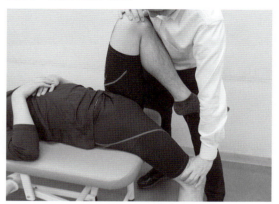

患者をベッド端で背臥位にし，疼痛側の下肢を下垂する．理学療法士は痛みのない側の下肢を股関節90°屈曲位まで持っていき，症状を確認する．屈曲側の下肢角度を保持したまま，下垂側の下肢を下方へ押す．疼痛が出現したら陽性である．

5つのテストで，3つ以上陽性だと感度94％，特異度78％となり，仙腸関節の問題である可能性が非常に高くなる[21]。

治療手技

▶腰椎椎間板の牽引（図16）

分節のhypomobilityがあるときや，椎間板に問題があるときに用いる手技である．患者を側臥位で股関節屈曲位にし，腰椎を正中位にする．理学療法士は当該椎間板の上下棘突起をそれぞれ示指と中指で把持する．頭側の手を保持し，尾側の手を骨盤帯と一緒に尾側へ引いて牽引をかける．

▶椎間関節の牽引（両側）（図17）

椎間関節のhypomobilityがある分節に対して用いる手技である．椎間関節の滑りの治療を行う前に，まず牽引を行い，椎間関節のあそびをつくることが必要となる．患者を腹臥位にして，該当部位頭側の椎体部腹側部に重錘などを置く．当該部位の肋骨突起にウェッジを置き，腹側方向に押す．この動作により，椎間関節を牽引することができる．ウェッジがない場合は，理学療法士の両手を組み，豆状骨を棘突起に当てて腹側方向へ押したり，理学療法士の手をV字状に開き，示指と中指を肋骨突起に当て，腹側に押すことにより，同様の操作を行うことが可能である．

図15 sacral thrust test

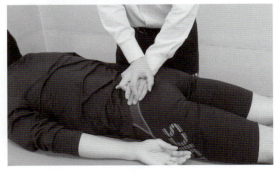

患者を腹臥位にして，理学療法士の豆状骨でS3を下方に力強く押す．疼痛が出現したら陽性である

図16 椎間板牽引

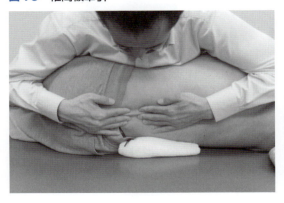

図17 椎間関節の牽引

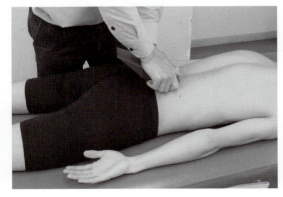

▶椎間関節の牽引(片側)(図18)

椎間関節を片側だけ牽引するときに用いる手技である。患者を腹臥位にして，該当部位の頭側を側屈させる。該当部位尾側の肋骨突起を理学療法士は手尺側で固定し，もう一側の手で患者の肩を把持して伸展・回旋させて，一側の椎間関節の牽引を行う。

▶椎間関節の屈曲方向への滑り(図19)

屈曲制限が椎間関節で生じているときに用いる手技である。患者の下肢をベッドから下ろし，股関節と腰椎を屈曲位とする。理学療法士は該当部位尾側の腰部を固定し，頭側の肋骨突起にウェッジを置き，腹頭側へ押す。この操作により，頭側の椎体が頭腹側へ滑り，椎間関節が離れる方向への滑りが生じ，屈曲改善となる。

▶椎間関節の伸展方向への滑り(図20)

伸展制限が椎間関節で生じているときに用いる手技である。患者を腹臥位にして，該当部位頭側の椎体腹側部に重錘などを置く。腰椎は中間位になるようにし，当該部位尾側の肋骨突起にウェッジを置き頭腹側へ押す。この操作により，尾側の椎体が頭腹側へ滑り，椎間関節が重なる方向への滑りが生じ，伸展改善となる。

▶仙腸関節の仙骨の尾側への滑り(図21)

仙骨が頭側へ変位し，hypomobilityとなっているときに用いる手技である。患者を腹臥位にし，理学療法士は治療側と反対側に立つ。治療側の坐骨結節を頭側方向に固定し，もう一方の手の尺側を仙骨底治療側に当て，仙骨を尾側へ滑らせる。

▶仙腸関節の仙骨の頭側への滑り(図22)

仙骨が尾側へ変位し，hypomobilityとなっているときに用いる手技である。患者を腹臥位にし，理学療法士は治療側と反対側に立つ。治療側の腸骨稜を尾側方向に固定し，もう一方の手の尺側を仙骨尖治療側に当て，仙骨を頭側へ滑らせる。

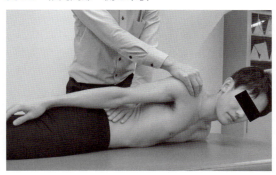

図18 椎間関節一側の牽引

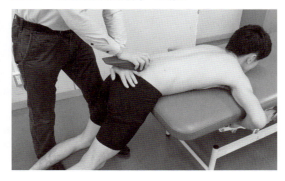

図19 椎間関節屈曲方向への滑り

図20 椎間関節伸展方向への滑り

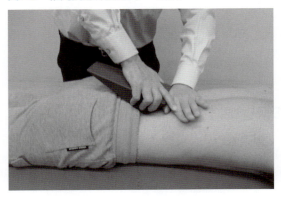

図21 仙骨の尾側への滑り

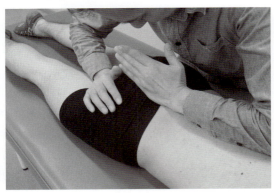

図22 仙骨の頭側への滑り

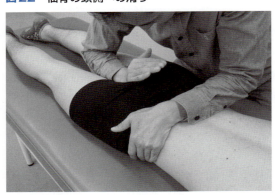

おわりに

　腰椎のアプローチでは，hypomobilityに対してはモビライゼーションを施行すればよいが，hypermobilityが生じている部位に対しては，安定化のトレーニングが必要である．モビライゼーションだけでなく，モーターコントロールエクササイズや筋力トレーニングを必ず行うようにする．また腰椎や仙腸関節だけをみるのではなく，その部位がhypermobilityになる原因の部位がないかを確かめ，その部位についてもしっかりとモビライゼーションを用いてアプローチする．股関節や胸椎は必ずチェックしなくてはならない部位である．

　また日常生活指導も必ず行い，日常生活で腰部にストレスがかからないようにして，疼痛の軽減や再発防止を図ることが大切である．

文献

1) 熊谷玄太郎, ほか：一般地域住民を対象とした肩こりと腰痛に関する疫学調査　生活習慣と愁訴との関連. Journal of Spine Research, 9(2)：197-201, 2018.
2) Delitto A：Low back pain. J Orthop Sports Phys Ther, 42(4)：A1-57, 2012.
3) Casting J, Santini JJ 著, 井原秀俊 訳：図説関節・運動器の機能解剖（上肢・脊柱編）, 協同医書出版社, 1986.
4) Newell N：Biomechanics of the human intervertebral disc: A review of testing techniques and results. Journal of the Mechanical Behavior of Biomedical Materials, 69：420-434, 2017.

5) Bogduk N : Clinical and radiological anatomy of the lumbar spine 5th, Chuchill Livingstone Elsevier, 2012.
6) Neuman DA, 嶋田智明 監訳：筋骨格系のキネシオロジー, 原著第2版, 医歯薬出版, 2012.
7) 中村隆一, ほか：基礎運動学, 第6版, 医歯薬出版, 2003.
8) Twomey Lance: The effects of age on the ranges of motions of the lumbar region. Australian Journal of Physiotherapy, 25(6) : 257-263, 1979.
9) Intolo P : The effect of age on lumbar range of motion: A systematic review. Manual Therapy, 14(6) : 596-604, 2009.
10) Sturesson B : Movements of the sacroiliac joints. A stereophotogrammetric analysis. Spine, 14(2) : 162-165, 1989.
11) Vleeming A : Mobility in the sacroiliac joints in the elderly: a kinematic and radiological study. Clinical Biomechanics, 7(3) : 170-176, 1992.
12) Vleeming A : The sacroiliac joint: an overview of its anatomy, function and potential clinical implications. J Anat, 221 : 537-567, 2012.
13) Harding I : Is the symptom of night pain important in the diagnosis of serious spinal pathology in a back pain triage clinic? The Spine Journal, 4(5 Suppl) : S30, 2004.
14) Magee DJ : Orthopedic physical assessment 4th, Saunders, 2002.
15) O'Sullivan P : Multidimensional approach for the targeted management of low back pain. Grieve's modern musculoskeletal physiotherapy 4th, Elsevier, 2015.
16) Waddell G, et al : Concepts of rehabilitation for the management of low back pain. Best Pract Res Clin Rheumatol, 19(4) : 655-670, 2005.
17) Petty NJ : Musculoskeletal examination and assessment, 5th, Elsevier, 2018.
18) Page P : Assessment and treatment of muscle imbalance. The Janda approach, Human Kinetics, 2010.
19) van der Windt DAWM : Physical examination for lumbar radiculopathy due to disc herniation in patients with low - back pain. Cochrane Database of Systematic Reviews, 2010.
20) Shacklock M : Clinical Neurodynamics -A New System of Neuromusculoskeletal Treatment-. Elsevier, 2005.
21) Laslett M, et al : Diagnosis of Sacroiliac Joint Pain : Validity of individual provocation tests and composites of tests. Manual Therapy, 10(3) : 207-218, 2005.

V 脊柱に対するアプローチの紹介

3 妊婦，産褥婦の腰痛に対するアプローチの実際

Abstract
- 妊娠・出産は女性の心と身体に大きな変化をもたらす．腰痛は妊産婦に多くみられる症状だが，産婦人科領域においては「マイナートラブル」としてとらえられることも多い．
- 基本的な理学療法評価を大切にし，変化する身体，分娩による骨盤帯への負担，児の成長を考慮しながらその時期に応じた介入や指導がなされることが望ましい．
- 産後はまず分娩で弱化した体幹機能や骨盤帯の安定性を取り戻し，徐々にダイナミックな動きへとつなげていけるとよい．

はじめに

妊娠・出産は女性の身体に大きな変化をもたらす．その変化は時間経過とともに緩徐に進むが著しい．そのなかでいわゆるマイナートラブルとしてあらゆる愁訴がみられるが，そのなかでも特に多いのが腰痛である．産前産後にみられる腰痛は妊産婦にとって身体的にも心理的にも大きな負担となり，活動量の低下をきたし，ADL，QOLの低下にもつながる可能性がある．産後は児の世話など，自分自身の身体の回復は後回しになってしまうことも特徴的であり，腰痛の持続，悪化は子育てや復職にも影響を及ぼす．

妊産婦においても他の腰痛と同様，基本的な理学療法評価は大変重要である．それとともに，妊娠・出産という状況を考慮し，評価・治療するうえで必要なことを本項で述べていく．

ADL：
activities of daily living

QOL：
quality of life

基本的知識

▶妊娠・出産でみられる腰痛

妊娠・出産でみられる腰痛は諸家より多くの報告がなされている．その有病率は40〜70％と非常に幅広い．日本においてもその傾向は同様で，妊娠中の腰痛は50〜70％，骨盤帯痛は20〜40％と報告されている[1-3]．このように妊娠中の腰痛の有病率は高く，妊娠前や妊娠中に腰痛を有する場合，産後の育児動作などの負担増加により，腰痛が継続し慢性化することも報告されている[3,4]．産前産後でみられる腰痛は姿勢変化により生じるもの，骨盤帯の不安定性や機能低下から生じるものに大きく二分される．

妊娠中にみられる腰痛の部位は主に腰背部痛，仙腸関節痛，恥骨痛，尾骨痛などがある．大別すると，腰背部痛（LBP）と骨盤帯痛（PPP）に分けられる[5-7]（図1）．腰背部痛と骨盤帯痛の出現については諸説あるが，腰背部痛のほうが頻度は高い[8]．恥骨や尾骨，股関節付近の痛みを訴えることもあり，腰痛といっても詳細な鑑別診断・評価が必要となる．

妊娠中の腰痛を考える際に考慮すべきことに，ホルモンの影響がある．特に

LBP：
low back pain

PPP：
posterior pelvic pain

図1 腰背部痛と骨盤帯痛

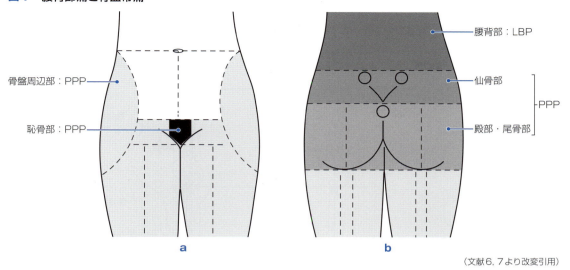

(文献6, 7より改変引用)

リラキシンホルモンは骨盤帯の結合組織や靱帯を弛緩させ、分娩時には児を娩出するために、骨産道を広げる。胎児の成長への適応や順調な分娩のために、骨盤帯の結合組織や靱帯が緩むことは重要だが、その一方で骨盤帯の不安定性を期すことがあり、妊婦や産後間もない女性へ介入する際に念頭に置くことが必要である。

▶妊娠に伴う身体・姿勢の変化と腰痛

妊娠初期から妊娠後期にかけて、女性の身体にはさまざまな変化が起こる。子宮の大きさ(子宮腔長)は約5倍(約7cm→約36cm)、子宮の重量(胎児を除く)は約15倍(約60〜70g→約1000g)、子宮の容量は約500〜1000倍(約10mL→約5L)まで変化するといわれている[9]。それに伴って姿勢戦略や動作戦略にも変化が及ぶと報告されている[10-12]。

妊娠に伴う姿勢の変化は腹部の重量増加、腹部増大により、骨盤は前傾が増加しそれとともに腰椎前弯の増加、胸椎後弯の増加が生じるといわれている[13, 15-17](図2)。

このような姿勢を持続的にとることにより、腰背部筋は持続的な収縮を強いられ、腰痛が出現することがある。

またそれとは逆に骨盤後傾となり、腰椎前弯減少、胸椎後弯増加となることもある。大きくなる胎児や羊水の重量を受けて、骨盤帯の神経の圧迫や伸張などを引き起こすこともある。

また妊娠後期には、胎児の成長に伴って、大きくなった子宮が腹部臓器を押し上げ、横隔膜を圧迫・伸張する。非妊時に約90°程度である肋骨下角は拡大して100°以上にまで広がり、また下部肋骨は前方へせり上がるように押し上げられる。前方へのせり上がりは10〜15cm、胸郭径も5〜7cm増加し、その結果として肋骨に付着する腹筋群や肋間筋群の伸張痛を生じることもある[13](図3)。

図2 妊娠による姿勢変化

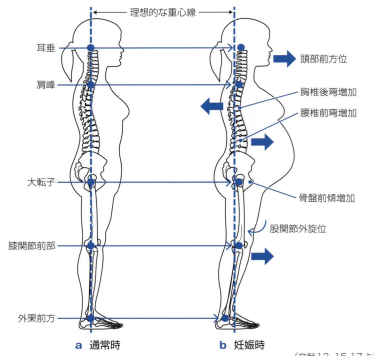

a 通常時　　b 妊娠時

（文献13, 15-17より改変引用）

図3 妊娠による胸郭の変化

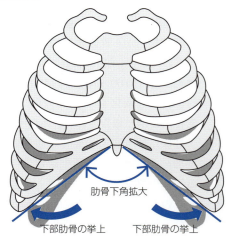

（文献13より改変引用）

　このような変化により，いわゆるインナーユニットとよばれる，横隔膜・多裂筋・腹筋群・骨盤底筋群の筋収縮や協調性が低下することが考えられる（**図4**）。

　さらに，腹直筋が伸張され白線部分が離開した腹直筋離開という状態が妊娠中に多くみられる。妊娠中には多くの妊婦が経験するが，産後残存する場合もある。腹直筋離開は腹直筋の収縮効率や筋力の低下を引き起こすと考えられ，腰背部にかかる負荷が大きくなることで腰痛へと発展する可能性もある（**図5**）。

> **Memo** 横隔膜と大腰筋
> 　横隔膜は大腰筋と筋膜で連結していることが明らかとなっている。そのため，横隔膜の柔軟性は大腰筋の運動にも影響するとも考えられる。

> **Clinical Hint**
> **腹直筋離開の評価法**
> 　腹直筋離開は臍の上下3cm程度の辺りで触診し，両側の腹直筋の内側縁の距離を指間距離で評価する。頭部挙上した状態で2横指以上の離開を「腹直筋離開」として評価する。同時に腹部の緊張についても評価するとよい。

図4　インナーユニットの機能と妊娠による変化

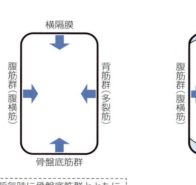

a　理想的な状態　　b　妊娠後期によくみられる状態

図5　腹直筋離開

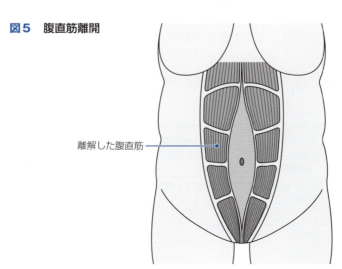

（文献13より引用）

▶分娩に伴う腰背部・骨盤帯への影響と腰痛

分娩に伴い，腰背部・骨盤帯は大きく影響を受ける。いわゆる経腟分娩の場合，分娩所要時間は初産婦で30時間未満，経産婦で15時間未満といわれており，それを超える場合，遷延分娩という。妊娠中や産褥早期の腰痛に分娩時間が関係すると報告したもの[18]もあり，分娩が腰痛に及ぼす影響について考慮する必要がある（**表1**）[18,19]。

特に分娩第二期が長時間に及ぶと，児頭により骨盤や骨盤底筋群を圧迫し，産後の疼痛残存につながるとも考えられる。

分娩時には骨盤は大きく緩み，仙腸関節や恥骨結合は最大限の可動性が強いられる。仙骨が前屈，尾骨は後方へ動き，両坐骨間が広がることにより，骨盤下方開口部が拡大し，恥骨結合が開き，児が通過することができる[20]。分娩が終了した後，徐々に仙腸関節や恥骨結合の結合組織は元の緊張を取り戻すが，それに伴い，骨盤帯の不安定性や骨盤帯の筋群の機能低下を引き起こすことがあり，その結果腰痛になることがある。

妊産婦の腰痛に対する評価・アプローチ

▶産前産後の注意点と基本的な評価

●妊娠中の介入における注意点

妊娠中に最も優先すべきは母子の命の安全確保である。そのため，妊娠中に介入する場合は，医師や助産師とともに連携をとることが望ましい。特に産婦人科医がそばにいる状態でない現場での介入に関しては，妊娠経過についての聴取も重要である。妊娠中の腰痛が「マイナートラブル」といわれることの背景には，そのほとんどは命に関わらない，という意味が含まれる。妊娠中の腰背部痛への介入については，万全なリスク管理を行い，対象者や家族の同意を得ることも必要である。介入前後でNST（CTG）や超音波ドップラー法で胎児心拍のモニタリングをし，前後での変化がないことを確認するなどの対策も一案である。また妊娠中は腰背部への徒手的な介入が困難な場合もあり，生活習慣や動作の特徴などをとらえ，それらに対する環境整備や動作の工夫のアプローチをすることも重要である。さらに妊娠に伴う身体の変化に適応していくなかで，心理社会的側面について問題が生じていないかも確認できるとよい。

また，妊娠中においては，産後を想定し，産褥期に十分な休養がとれるよう

NST：
non-stress test

CTG：
cardio toco gram

表1 分娩の経過

分娩期		第1期 開口期	第2期 娩出期	第3期 後産期
分娩期		陣痛開始〜子宮口全開大	子宮口全開大〜胎児娩出	胎児娩出〜胎盤娩出
		胎児が回旋しながら骨盤腔内に下降していく	骨盤帯が弛緩し，児頭が通過し，娩出される	胎児娩出後，胎盤の娩出が完了する
平均 所要時間	初産婦	10〜12時間	2〜3時間	15〜30分
	経産婦	4〜6時間	1〜1.5時間	10〜20分

（文献18，19より改変引用）

に，体制や環境を整えること，仕事をしている場合は復職などを見据えてスケジュールを大まかに作ることも勧められる。特に環境設定においては，寝具の選択や沐浴の方法のシミュレーションをしておくと腰背部の負担を考えることもできる。沐浴は生後1カ月くらいまで続き，その後は大人と一緒に入浴できるようになる。産後1カ月以内の女性にとって沐浴は，特に負担の大きな動作である。できれば，周囲の支援で行われることが望ましい。それ以外にも抱っこや寝かしつけ，おむつ替え，授乳など育児動作は腰背部への負担がかかるものが多い。産前に環境整備を行うことにより産後にスムーズな移行ができると考えられる。

Clinical Hint

NST

母子にストレスのない状態で胎児の状態を確認する検査。子宮収縮，胎児心拍，胎動をモニタリングできる。一般に妊娠後期から分娩直前まで行われる検査である。この検査で得られるのがCTG（胎児心拍陣痛図）である。

Clinical Hint

妊婦の運動中止基準

妊婦の運動中止基準は問診，母体血圧，心拍数，体温，子宮収縮の有無，胎児心拍数測定，胎動などで基準が設けられている[21]。

● **産後の介入における注意点**

産後6～8週間を「産褥期」という。出産直後から子宮復古が始まり，悪露が約3週間続く。この時期は積極的な運動よりもできるだけ重力荷重を避け，養生することが勧められる。特に産後直後は疼痛や全身状態を確認し，腰痛の状況も確認できるとよい。分娩所要時間が長いと，一時的に骨盤底周囲の感覚低下を生じることがあるため，感覚障害の有無，排泄の状況についても確認されたい。またさらしやベルト，ガードルなどを着用している場合は，適切かどうか，使用方法は合っているか，について指導が必要なことがある。

臥位でできる呼吸法や軽い運動から始め，骨盤の緩みを自覚したり，骨盤底筋群の感覚を再獲得したりすることから始めるとよい。奥佐[20]は関節の柔軟性について分娩直後から約5日間が最も高く，それは徐々に回復するものの7カ月ごろまで柔軟性が高い状況であると述べている。その点からも徒手的な介入については慎重な選択が勧められる。

● **基本的な評価**

妊産婦に対しても原則として基本的な理学療法評価が重要である。それに加えて評価したり，考慮したりすることについて**表2**に示す[20,22,23]。他の腰痛同様，red flagやyellow flagに関しても必ず確認されたい。

表2　主な評価項目

	産前		産後
問診	腰痛の既往，経過，職業，過去の出産，今回の妊娠経過，生活リズム，ADLの状況	問診	出産回数，分娩所要時間，分娩方法，分娩異常，出生体重，会陰切開・裂傷，腰痛の状況，ADLの状況
疼痛	部位(one finger test)，強さ，種類	疼痛	部位(one finger test)，強さ，種類
触診	・筋緊張 ・ランドマーク（ASIS，PSIS，ILA，腸骨稜，坐骨結節）	触診	・筋緊張 ・ランドマーク（ASIS，PSIS，ILA，腸骨稜，坐骨結節） ・腹直筋離開
呼吸	深さ，パターン	呼吸	深さ，パターン
姿勢評価（アライメント評価）	・立位 ・座位 ・臥位	姿勢評価（アライメント評価）	・立位 ・座位 ・臥位
動作評価（可否，困難さとともに，動作パターンについても確認）	立ち上がり：体幹前傾，重心移動，足部の荷重 体幹前屈　：腰椎骨盤リズム，股関節アライメント 片脚立位　：胸郭・骨盤のアライメント，重心移動	動作評価（可否，困難さとともに，動作パターンについても確認）	体幹前屈：腰椎骨盤リズム，股関節アライメント 片脚立位：胸郭・骨盤アライメント，重心移動 育児動作：だっこ，授乳，おむつ替え→環境面についても聴取
歩行評価	・歩容 ・歩行速度，疼痛，困難さ	歩行評価	・歩容 ・歩行速度，疼痛，困難さ
ASLR	困難さを評価。運動パターンについても確認	ASLR	困難さを評価。運動パターンについても確認
疼痛誘発テスト	posterior pelvic provocation test	疼痛誘発テスト	・posterior pelvic provocation test ・仙腸関節の前方離開・後方圧縮の評価 ・骨盤の後方離開・前方圧縮の評価
心理社会的側面	職業，生活習慣，家族構成，サポート体制	心理社会的側面	職業，生活習慣，家族構成，育児サポート
胎児の状態	産前はできうる限り胎児心拍，NST等を確認し，リスク管理できることが望ましい→医師・助産師との協働が望ましい		

（文献20, 22, 23を参考に作成）

ASIS：上前腸骨棘，PSIS：上後腸骨棘，ILA：下側角
ASLR：active straight leg raising

■ 姿勢評価・アライメント評価

産前産後のどちらでも重要なのが姿勢評価，アライメント評価である。前額面，矢状面の両方で耳垂，肩峰，大転子，膝関節裂隙，足関節外果にランドマークをつけ，そのアライメントの変化を時系列で追跡するとよい。治療のための評価だけでなく，妊娠による姿勢変化をとらえることにも有用である。姿勢の分類にはKendallの分類[24]（図6）がよく用いられるが，分類のみならず，一人一人の姿勢の特徴について具体的に表現できることが望ましい。可能であれば，写真などで比較できると対象者にとっても理解しやすくなる。

図6　Kendallの分類

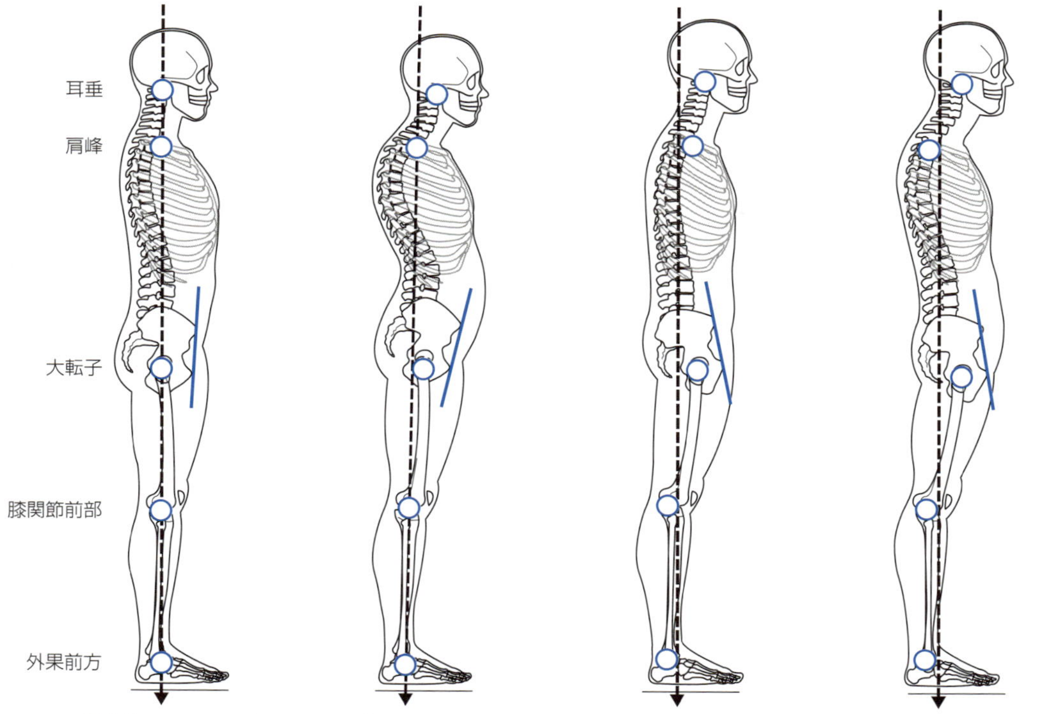

耳垂
肩峰
大転子
膝関節前部
外果前方

a　理想的アライメント　　b　腰椎前弯姿勢（後弯-前弯姿勢）　　c　フラットバック姿勢（平背姿勢）　　d　スウェイバック姿勢（後弯-平坦姿勢）

（文献24より改変引用）

■動作評価

　基本動作の評価は産前産後を通し，対象者の課題を見つけるために有用であると考える。寝返り，起き上がり，立ち上がり，体幹前屈，片脚立位について「できる・できない」の可否の評価に加えて，「できるけどやりにくい」といったいわゆる困難さについても聴取できるとよい。また動作のパターン（様式）についても動作分析を通して評価されたい。単にできるかどうかだけでなく，どんな動きでその動作を達成しているかを知ることはその対象者の弱点や代償動作の特徴を知ることができ，治療においても非常に貴重な情報となる。

　立ち上がりにおいては，体幹前傾が十分にされているか，重心移動はどうか，足部への荷重は後方だけに偏位していないか（偏位している場合，足趾が挙上するなどの代償がみられる）を確認できるとよい。体幹前屈は妊娠中に困難になる動作の一つでもあり，特に腰痛を有する場合，妊娠初期から末期にかけて中腰姿勢が困難と感じる割合が高いという先行研究[25]がある。体幹前屈で腰椎と骨盤の運動は協調して起こり，それを腰椎骨盤リズムという。対象者の動作において，腰椎と骨盤の協調性を評価することも重要である。また，妊娠中に生じた姿勢の変化により，股関節の前方変位が起きている場合がある。Leeら[26]によると股関節周囲筋のインバランスによって大腿骨頭の位置変化が起きると報告しており，そのため，静止立位での大腿骨頭の位置を確認し，体幹前屈の際にどのように変化するか確認するとよい。また片脚立位の課題においては，

検査側の膝を腰近くまで曲げ，その際の骨盤，大腿骨頭，下肢全体の動きとともに胸郭の動きを確認する。片脚立位の課題は力の伝達時の骨盤の左右方向へのコントロールについて評価することができる。また検者間信頼性が高く，有用な評価法である[26, 27]。

加えて産後に評価したい項目に育児動作がある。授乳やおむつ替えは産褥期から頻回にあり，その際の不良姿勢や代償動作は腰痛の原因になりうる。同時に治療介入する際のセルフマネジメントのポイントにもなる。抱っこやおんぶは児の成長とともに負荷が増加するため，月齢に応じた指導が望ましい。抱っこひもやスリングなどの道具の適切な使用法について指導することも有効である。

■ ASLR test と P4 test

自動下肢伸展挙上テスト（ASLR test）

ASLR:
active straight leg raising

ASLRは産前に骨盤帯痛のある場合に体幹と下肢の力の伝達を評価する方法として実証されている[28]。適切な状態であれば，下肢は努力せずに挙上でき，骨盤は胸郭や下肢に対して動かない[26, 28]。方法は，対象者に対し，下肢伸展位で一側下肢を膝伸展位で約20cm挙上させ，下肢挙上の困難さについて6段階のスケールで回答させる。左右の合計点を算出するとともに，その動作の際の代償動作を評価する。

P4:
posterior pelvic pain provocation

骨盤痛誘発テスト（P4 test）

P4 testは仙腸関節痛について評価するうえで有用であり，妊娠中においても利用できる[29]。背臥位で検者が大腿部を把持し，床に垂直にし，床に向かって押し付け，疼痛が出現すれば陽性となる。P4 testは腰背部が良好な状態にある場合は陰性になることが明らかとなっている[30]。

■ ADLと心理社会的側面

産前産後を通じた身体の変化は著しく，状況によってはADLにも支障をきたす。妊娠初期は悪阻により活動性が低下したり，妊娠中期以降は腹部増大により動作や歩行が緩やかになったりする。ADLはほぼ自立可能であるが，腰痛や骨盤帯痛により，支障が起こると考えられるものを表3に挙げた[25, 31-33]。

FIM:
functional independent measure

ADLの評価指標であるBarthel indexやFIMでは高得点であっても，「困難さを伴う」「努力を伴う」「できれば避けたい」というような状況は日常においても少なからず存在するため，できるだけ具体的に聴取したい。いわゆる困難さは骨盤帯の不安定性から生じている可能性もある。

また，心理社会的側面に関しても他の腰痛と同様，把握することが好ましい。腰痛を有する場合，産後うつの発症は3倍になるという報告[34]もある。また，妊娠中に改善しない疼痛は慢性化しやすく，産後12年間も疼痛が継続したり，そのために離職を余儀なくされたりするという報告[35]もある。そのため，職業や家族など心理社会的側面についての関与も考慮する必要がある。

表3 ADLで困難とされる主な内容

- 寝返り
- 立ち上がり
- 中腰姿勢の維持
- 座位保持
- 物品の運搬
- 歩行
- 階段昇降
- 更衣
- 調理
- スポーツ活動
- 性生活
- 走行
- 片足で何かを蹴る
- 睡眠
- 排泄
- 外出(範囲の狭小化,手段の変化)
- 育児(遊び,入浴,送迎など)
- 仕事(効率低下,通勤,業務内容)
- 移動(電車,車の運転)

(文献25,31-33を参考に作成)

▶産前産後の腰痛に関する治療介入

呼吸法

前述のとおり,妊娠中は腹部の増大に伴い,肋骨が挙上し,肋骨下角が拡大する。それに応じて,インナーユニットである横隔膜も挙上・伸張する。そのため,妊娠中期以降は呼吸が胸式優位になり,浅くなる。産後にもその状況が持続することがある。分娩方法によってもさまざまであるが,経腟分娩の場合,会陰周辺の感覚鈍麻が一時的に生じたり,会陰切開や裂傷の影響で疼痛を有したりすることがある。また帝王切開では術創の疼痛を有することがあり,疼痛が呼吸に及ぼす影響に配慮することが必要である。周産期に精神的ストレスを呈する女性は妊娠期および産後早期に交感神経活動が亢進し,副交感神経活動が産後早期に減弱状態にあるという報告[36]もあり,心理社会的なストレスを抱えている場合は呼吸もより浅くなりやすいと考えられる。

呼吸への介入は出産直後から行うことができ,リラゼーション効果も得られる。腰痛を有する場合の肺活量は低値を示し,体幹深層筋の機能低下を示唆する報告[37]もあり,深い呼吸を促すことで,体幹深層筋の賦活を促すことにもつながると考えられる。

筆者は呼吸法の指導を最初に行うことが多く,骨盤底筋群を意識することから始め,腹横筋の収縮,横隔膜の収縮を促すために深呼吸を勧めている。

姿勢と動作指導

産前産後の腰痛には姿勢の関与が大きい。産前は腹部の増大,それに伴う姿勢の変化への適応が課題となり,産後は骨盤周囲の不安定性に対する対応,再び妊娠前の全身状態にもどるための適応(インナーユニットの再教育,協調性の再獲得など)が必要になる。

産前産後を通じ,姿勢評価および動作評価は非常に重要であり,その修正や指導は治療にもなる。その点は患者教育の一環ともなるため,写真や動画を活用し,対象者自身が理解できる工夫がなされるとよい。

姿勢については,「正しい」姿勢を伝えるのではなく,不良姿勢がなぜ「不良」なのかを伝え,「望ましく」「効率のよい」=安全安楽な姿勢を伝える必要がある。妊娠中は全身状態・姿勢の変化への適応だけでも負担となり,産後はしばらく

24時間体制での育児が続くため、姿勢のみならず自らのことに目を向けることへの余裕がない時期ともいえる。場合によっては「正しい」「間違った」という表現は対象者を追い詰めてしまうこともある。そういう意味でも、できるだけ対象者の心理的負担になることなく、「やってみよう」「気を付けてみよう」と思えるような動機付けができるとよい。

　動作指導に関しては、基本動作に加えて、育児動作への指導を行えるとよい。安全安楽な方法を選択できるように、環境面も含めて評価されたい。抱っこやおんぶは抱っこひもの使い方、おむつ替え、授乳の際の姿勢での注意点を伝えられると腰痛の予防や早期発見にもつながると考える。

　筆者は対象者に対して姿勢や動作を伝える際に、自分でできる骨盤アライメントの確認方法を伝えている。両手で骨盤を前後から挟むようにして、両側の上前腸骨棘（ASIS）と恥骨が床に垂直になり、両坐骨で荷重できているかを確認する。日常生活のさまざまな場面で、ときどき思い出しては姿勢を修正する習慣をつけることができれば腰痛予防にもつながると考えている。動作は児の成長（特に体重増加、運動発達）により変化していくものであり、それに応じた育児動作の注意点を伝えていくことが必要であり、理学療法としての真価が発揮できるとも考える。

ASIS：
anterior superior iliac spine

徒手的介入

　産前においては、徒手的介入については慎重に取り組まれるべきである。前述のとおり、産前の最も優先すべきことは母子の命を守ることである。先行研究では腰痛を有する妊婦の約60％がマッサージ、針、リラクゼーションなどの補完・代替医療を受けていると報告されている[38]。どのような徒手的介入においても、産婦人科医、助産師とともに連携をしながら行われることが望ましい。産前に徒手的な介入を行う場合には、リスクとメリットを十分に配慮し、本人や家族に十分に理解を得ながら介入すべきである。産後に関しても基本的には産前と同様であり、産後6カ月～1年は骨盤周囲の不安定性を有している可能性があり、十分に評価を行ってから介入すべきである。

　具体的には短縮しやすい腰背部筋群・股関節周囲筋群のストレッチなどが効果的である。妊娠中は腹部に負担がかからないように、また仰臥位低血圧症候群を防ぐために側臥位、座位を選択することが望ましい。産後には母子が分離され、リスクは軽減されるため、関節モビライゼーションや筋・筋膜リリースなど、産前よりも徒手的介入の選択肢は増える。

Clinical Hint

仰臥位低血圧症候群
　仰臥位低血圧症候群とは妊娠後期に仰臥位をとったときに、子宮が脊柱の右側を走行する下大静脈を圧迫し、静脈還流量が減少するため、低血圧となるもの。

運動療法（運動指導）

　運動療法に関してはコクランレビュー[39]においては低～中等度のエビデンス

レベルと報告されているが，これまでに多くの報告があり，おおむね運動療法の効果に関して肯定的である。姿勢や動作指導の患者教育に加えて，個別性に配慮し，対象者にとって必要な課題について運動指導を行うことにより産前産後の腰痛を予防・改善していくことができると考える。

運動療法に関しては，骨盤帯の不安定性に対して安定化を目指しインナーユニットを賦活させたり，筋活動のアンバランスを改善するために弱化した筋群の運動を行っていく。運動療法は腰痛と骨盤帯痛に有効であり，骨盤帯痛には骨盤ベルトを併用することが先行研究で勧められている[40]。骨盤ベルトに関してはあくまでも安定化を図るための補助的手段と考え，症状の変化や機能の再獲得に伴い，使用が漫然と長期間にならないように気を付ける。運動療法の基本的な考え方と具体的な例について一部ではあるが，図示した（図7〜11）。

図7　運動療法の基本的な考え方

- 第一段階
  - 骨盤底筋群・腹筋群・呼吸の意識（アウェアネス）
  - 軸の伸張（筋が動けるようにスペースを確保する）

- 第二段階
  - 固定と動作の分離
  - 分離したコントロールの実践

  体幹は安定に働き，四肢は自由に動かせる

- 第三段階
  - 安定性とパフォーマンスの向上
  - ダブルタスクの実践

  歩く，走るなど具体的なアクションへとつなげていく

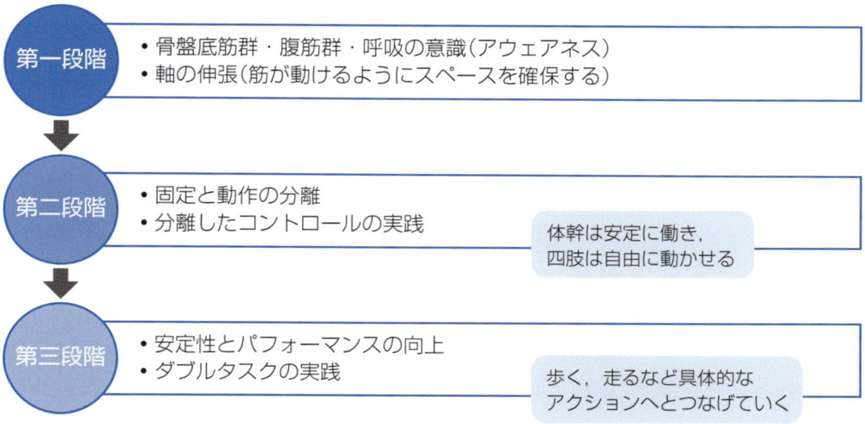

図8　呼吸法と骨盤底筋トレーニング（背臥位，膝立て位）

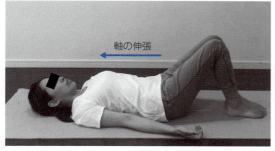

①会陰部（尿道・膣・肛門）を閉じる感覚を得る。
②会陰部を閉じる感覚を強くしてみる→殿筋群の代償はないか？
③会陰部を閉じ，呼気を頭側へ送るイメージで深い呼吸を行う。
　骨盤と胸郭の間を広げるように頭側へ伸びるように呼吸する。
　吐ききったら，一旦脱力する（吸気）。
　慣れてきたら骨盤底筋群，下部腹筋は収縮させ，胸式呼吸の練習を行う。
　→腹筋群の緊張はどうか？　胸郭は拡張しているか？　呼吸パターンは？

図9　インナーユニットを賦活し，動作へつなげる（ブリッジ）

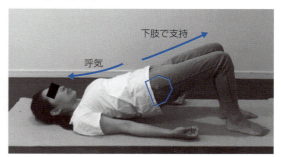

図8の呼吸を活かす
①骨盤底筋群，腹横筋の収縮を確認し，骨盤をやや後傾気味にする。
②両足底で支持をし，呼気とともに両膝が尾側上方へ引っ張られるような感覚で骨盤を挙上する（このとき，骨盤は過度に後傾しないように保持する）。
③吐ききったら挙上を止め，一呼吸し，次の呼気で骨盤を床へ降ろす。
④①〜③を繰り返す。
＊呼吸に合わせて骨盤を挙上させる。

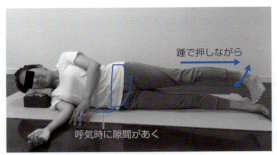

図10 側臥位でのエクササイズ（ピラティス：サイドレッグフロントキック，バックキック）

図8の呼吸を活かす
①骨盤底筋群，腹横筋の収縮を確認し，骨盤が回旋，挙上していないか確認する（姿勢保持が難しい場合は下方の脚を屈曲させる）。
②インナーユニットの収縮を確認し，呼気で上方の下肢を骨盤の高さまで挙上する。一呼吸おき，次の呼気で下肢を前方へ，呼吸に合わせて戻し，次の呼気で後方へと動かす（腸腰筋，殿筋群による運動を促す）。

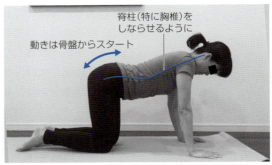

図11 四つ這い位でのエクササイズ（キャット&カウ）

図8の呼吸を活かす
①脊柱がS字カーブを描くように四つ這い位をとる。
②骨盤底筋群を収縮させ，呼気とともに尾骨を巻き込むように骨盤を後傾→脊柱を屈曲→頚椎屈曲し，視線をへそへ送る。
③吸気とともに尾骨を尾側へ持ち上げるようにし，骨盤を前傾→脊柱を伸展→頚椎伸展→視線も前方上方へ。

ボディワークの活用

　現状の医療保険制度において，長期間にわたる治療介入は現実的でなく，できるだけ短期間に治療介入を終え，対象者自身がセルフマネジメントできるようにしていくことが求められている。もちろん，症状が悪化する場合などは再び相談・介入が必要になる。腰痛は加齢とともに増加していくとも考えられ，産前産後に経験した腰痛を機に対象者自身が健康管理に関心をもつことができれば，その後の腰痛の予防にもつながると考えられる。

　さまざまな治療法や体操があるが，長く継続できることを考えるとヨガやピラティスなどのボディワークを活用することも一案である。ヨガやピラティスにはインナーユニットを賦活し，体幹の安定性を確保しながら四肢を動かしやすくする側面もあり，安全面の確保ができれば腰痛予防にも有用であると考える。

文献

1) 村井みどり，ほか：妊婦および褥婦における腰痛の実態調査．茨城県立医療大学紀要，10：47-53, 2005.
2) 久野木順一：妊婦と腰痛．からだの科学，206：65-69, 1999.
3) 平元奈津子：成人期にみられる男女の身体変化と症状―妊娠，出産と男女の更年期―．理学療法学，41(8)：511-515, 2014.
4) Norén L, et al：Lumber back and posterior pelvic pain during pregnancy：a 3-years follow-up. Eur Spine J, 11(3)：267-271, 2002.
5) Ostgaard HC, et al：Prevalence of back pain in pregnancy. Spine(Phila Pa 1976), 16(5)：549-552, 1991.
6) Mens JM, et al：Understanding peripartum pelvic pain. Implications of a patient survey. Spine(Phila Pa 1976), 21(11)：1363-1369, 1996.
7) 楠見由里子，ほか：産褥期の腰痛の経日的変化と関連要因．日本助産学会誌，21(2)：36-45, 2007.
8) Ostgaard HC, et al：Regression of back and posterior pelvic pain after pregnancy. Spine (Phila Pa 1976), 21(23)：2777-2780, 1996.
9) 医療情報科学研究所 編：病気がみえる．10 産科，第3版，メディックメディア，2013.
10) Opala-Berdzik A, et al：Static postural stability in women during and after pregnancy：A prospective longitudinal study. Plos One, 10(6)：e0124207, 2015.
11) Jang J, et al：Balance (perceived and actual) and preferred stance width during pregnancy. Clin Biomech, 23(4)：468-476, 2008.

12) 武田 要, ほか：妊娠期における安定性限界の変化. 人間生活工学, 15(1)：58-64, 2014.
13) Irion JM, et al：Physiological, anatomical, and musculoskeletal changes during the childbearing year. Women's health in Physical Therapy(Irion JM ed), p206-225, Lippincott Williams & Wilkins, Philadelphia, 2010.
14) Franklin ME, et al: An analysis of posture and back pain in the first and third trimesters of pregnancy. J Orthop Sports Phys Ther, 28(3)：133-138, 1998.
15) 須永康代：妊娠期間中の生理学的・身体的特徴. ウィメンズヘルスリハビリテーション(ウィメンズヘルス理学療法研究会 編), p168-174, メジカルビュー社, 2014.
16) 岸田蓄子, ほか：妊産婦にみられる腰痛とその対策. 産婦人科治療, 92(2)：152-156, 2006.
17) 中村隆一, ほか：姿勢. 基礎運動学, 第6版, p331-360, 医歯薬出版, 2003.
18) 大野弘恵, ほか：妊産婦の腰痛の実態-産褥早期腰痛からの検討-. 岐阜医療技術短期大学紀要, 20：35-39, 2004.
19) 水上尚典：正常分娩の経過と管理. 日本産婦人科学会雑誌, 63(12)：119-123, 2011.
20) 奥佐千恵：妊婦に対して行う評価. 理学療法士のためのウィメンズヘルス運動療法(上杉雅之 監修), p98-133, 医歯薬出版, 2017.
21) 日本臨床スポーツ医学会学術委員会 編：妊婦スポーツの安全管理, 文光堂, 2004
22) 山本綾子, ほか：周産期および産褥期の腰背部・骨盤帯痛と理学療法. 理学療法, 34(12)：1066-1073, 2017.
23) Boissonnault JS, et al：Physical therapy management of musculoskeletal dysfunction during pregnancy：Women's health in Physical Therapy(Irion JM ed), p226-251, Lippincott Williams & Wilkins, Philadelphia, 2010.
24) Kendall FP, ほか：筋：機能とテスト-姿勢と痛み-(栢森良二 監訳), 西村書店, 2006.
25) 榊原愛子：妊娠時の腰痛が日常生活動作へ及ぼす影響. 理学療法科学, 21(3)：249-254, 2006.
26) Lee DG, ほか：腰椎骨盤股関節複合体の評価, そのテクニックと手法. 骨盤帯 原著第4版(石井美和子 監訳), 医歯薬出版, p169-248, 2011.
27) Hungerford BA, et al：Evaluation of the ability of therapists to palpate intrapelvic motion with the stork test on the support side. Phys Ther, 87(7)：879-887, 2007.
28) Mens JM, et al：The active straight leg raising test and mobility of the pelvic joints. Eur Spine J, 8(6)：468-473, 1999.
29) Ostgaard HC, et al：The posterior pelvic provocation test in pregnant women. Eur Spine J, 3(5)：258-260, 1994.
30) Gutke A, et al：Posterior pelvic pain provocation test is negative in patients with lumber herniated discs. Eur Spine J, 18(7)：1008-1012, 2009.
31) 腰痛疾患治療成績判定基準委員会：腰痛治療成績判定基準. 日本整形外科学会誌, 60(3)：391-394, 1986
32) 中田愛子, ほか：妊娠初期のマイナートラブルによる妊婦の日常生活上の苦労・困難さに関する実態調査. 佐久大学看護研究雑誌, 8(1)：1-10, 2016.
33) Stuge B：Pelvic girdle pain：examination, treatment, and the development and implementation of the European guidelines. Journal of the Association of Chartered Physiotherapists in Women's Health, 111：5-12, 2012.
34) Gutke A, et al：Pelvic girdle pain and lumber pain in relation to postpartum depressive symptoms. Spine (Phila Pa 1976), 32(13)：1430-1436, 2007.
35) Bergström C, et al：Prevalence and predictors of persistent pelvic girdle pain 12 years postpartum. BMC Mesculoskelet Disord, 18(1)：399, 2017.
36) 水野妙子, ほか：周産期の精神的ストレスと自律神経活動との関連性. 母性衛生, 56(2)：311-319, 2015.
37) 金子秀雄, ほか：非特異的腰痛の若年女性における呼吸機能の検討. 理学療法科学, 30(Suppl-6)：10, 2015.
38) Wang, SM, et al：Complementary and alternative medicine for low-back pain in pregnancy：a cross-sectional survey. J Altern Complement Med, 11(3)：459-464, 2005.
39) Liddle SD, et al：Interventions for preventing and treating low-back and pelvic pain during pregnancy. Cochrane Database Syst Rev, 30(9)：CD001139, 2015.
40) Stuge B, et al：Physical therapy for pregnancy-related low back pain: a systematic review. Acta Obstet Gynecol Scand, 82(11)：983-990, 2003.

Ⅴ 脊柱に対するアプローチの紹介

4 腰部に対するバイニーアプローチの実際

Abstract
- 運動と感覚は切っても切り離せない関係である。
- 感覚を変化させうる組織は，結合組織である。
- 結合組織の硬度を減少させることで感覚の変化が起こり，運動が変化する。
- バイニーアプローチでは結合組織を治療ターゲットとしてとらえ，運動を変化させることができる。

はじめに

　われわれ理学療法士は「運動」を扱うプロである。腰痛を引き起こしている「運動」はどのようにとらえればよいのか。その「運動」のとらえ方により，評価・治療の選択は大きく変化する。

　例えば，買い物で長距離を歩くと徐々に体幹が前屈みになり腰が痛くなる方がいたとする。評価から「ローカル筋が弱くグローバル筋が優位に働いていて体幹が弱いのでは？」と考え，治療プログラムとしてローカル筋の意識的な運動を立案した。しかしここで1つの疑問がわく。ローカル筋は常に脳が意識的に制御しているのであろうか？ 答えは"No"である。歩く，立つなど，われわれが日常生活で行う運動は，ほとんどが無意識的に遂行されている。無意識的に生成される運動に対し，脳による意識的な制御を促す理学療法のみを行うのでは望むような結果を得られにくい。

　今一度，脳と運動の関係を見直してみよう。脳にはあらゆる感覚が入り込んでくる。その出発点である受容器は，外力を感覚という電気信号に変える。そして脳にはその感覚を運動に切り替える変換器としての役割がある（図1）。そのため，運動を変えるには中枢神経系に入力される「感覚」を変えることが不可欠である。冒頭の例でいえば，ローカル筋の筋出力向上には，腹内側系の支配神経（図2）に電気を流すための感覚が必要である。したがって，われわれは運動の自己組織化理論（Memo参照）に基づき，「どのような外力がクライアントに入力されると痛みなどの不快な感覚が是正され，かつ効率的な運動が実現されるのか」という治療展開を根幹に据えている。

> **Memo** 自己組織化[1]
> 　複数の要素からなるシステムが時間とともに自発的に秩序化する過程を意味する用語で，生物学や物理学，情報科学，生命科学などさまざまな分野で使われている。運動においての自己組織化とは，身体の神経系，運動器系，呼吸器系などの器官や，環境も含めた複数の要素がボトムアップ的に創発される過程である。トップダウン的な運動制御とは一線を画している。

腰部に対するバイニーアプローチの実際

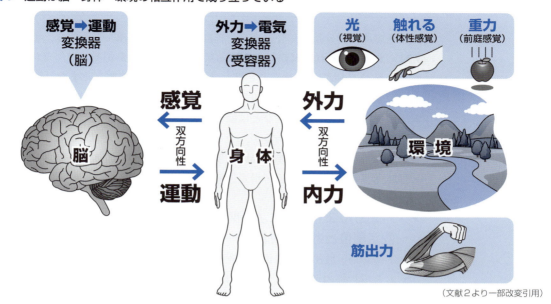

図1　運動は脳・身体・環境の相互作用で成り立っている

(文献2より一部改変引用)

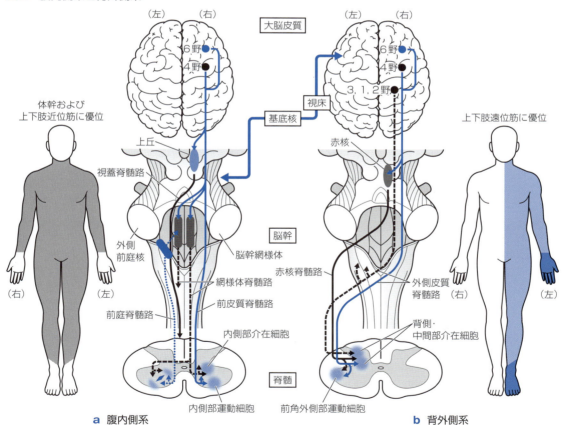

図2　腹内側系と背外側系

a：主に体幹と四肢近位筋を支配
b：主に四肢遠位筋を支配
腹横筋などのコアユニットは腹内側系支配であり無意識的な運動に関与する。
コアスタビリティ向上のためには腹内側系への電気が必要である。

(文献3より一部改変引用)

腰痛の成因

腰痛の原因別分類は，脊椎由来，神経由来，内臓由来，血管由来，その他に分けられる[4]。われわれが対象とする疾患には脊椎由来が多いが，それ以外の疾患の特徴も押さえておくことはリスク管理上必要である。また，腰痛症の85％は画像所見と一致しない非特異性腰痛とされているように[5]，デルマトームや画像に一致しない症状などは臨床上よくみかける。もちろん社会心理学的な要素も考慮する必要があるが，そこにはさまざまな機能障害が隠れていると推察される。ここでは，まず臨床上多くみられるメカニカルストレスによる関節機能障害と，神経の圧迫・滑走性障害について説明していく。

▶メカニカルストレスによる関節機能障害 ～固定部位と過剰運動部位～

ヒトの骨格・肢節位置関係には意味があり，吊るされたヒトの模型に振動を与えると歩行様の運動がみられるほどその構造は精密にできている[6]。全身には，200個以上の骨があり，それらは関節包や筋膜などの結合組織（**Memo**参照）によりつながれ，さまざまな可動性を生み出す構造に関与している。その結合組織がなんらかの原因で硬くなると関節可動域は低下する（固定部位）。そして動作遂行時にはその可動性を他の部位に求めることが多い（過剰運動部位）。そのため，身体には固定部位と過剰運動部位が存在し，特に過剰運動部位にはメカニカルストレスが生じやすい。

例えば，胸郭や股関節といった腰部の上下に固定部位が生じると，腰部が過剰運動となりメカニカルストレスが生じる（**図3**）。さらにわれわれは固定部位とコアスタビリティの関係について臨床的法則をつかんでいる。それは身体のどこに固定部位が存在しても，腰部保護に重要であるコアユニットの活動減弱が引き起こされるということである。逆をいえば，固定部位を改善すると結果的に腹内側系の活性化につながるということである。

Memo 結合組織[7]

人体における組織は，結合組織（**表1**）・筋組織・神経組織・上皮組織に分類される。

表1 結合組織

固有結合組織	疎性結合組織	浅筋膜，筋内膜，軟膜など
	密性結合組織	靱帯，腱，腱膜，硬膜など
	脂肪組織	脂肪細胞で構成された疎性結合組織
	細網組織	Ⅲ型コラーゲンである細網線維で構成
特殊結合組織	血液，骨，軟骨	

▶神経圧迫・滑走性障害 ～全身でつながる神経系～

神経は中枢神経・末梢神経ともに構造上すべてつながっている。例えば，中枢神経の硬膜は，末梢神経で神経上膜と名前を変えるが同じ結合組織である。

脳とつながる脊髄は脊柱管というトンネルを通り，椎間孔から末梢神経となり全身に枝を伸ばしている。その枝は全身の結合組織に入り込んでいる。神経系はすべてが連続しており1つのユニットを形成している。頭部から足底まですべてつながっているこの神経が，ある一部でも強く固定されていたとしたら大変である。軽くお辞儀をしただけで強烈な伸張ストレスがかかり，計りしれない痛みを伴うであろう。坐骨神経の伸張性は伸展位より屈曲位で最大9cm長くなる脊柱管に対応している[8]。また，末梢神経の伸張は神経周囲の緩い結合組織によってもたらされるといわれる[9]。神経はダイナミクス（動的な状態）をもっており，他の組織との間の滑走が重要であることがわかる（図4）。

また，腰痛のない人の76％にMRI上で腰椎椎間板ヘルニアがあったという報告[10]があるように，ヘルニア＝腰痛とはいえない。想像の域は脱しないが，炎症要素を抜きにして物理的要素のみで考えると，そのヘルニア部位の圧迫をカバーできるくらいの神経ダイナミクスがあることで痛みを回避できる可能性もある。臨床上，ヘルニア患者のSLR test（下肢伸展挙上テスト）が頸椎のアプローチ後に改善することも多く，痛み信号を伝えるのが神経系である以上，腰痛に対するアプローチを腰部周辺のみに求めることは不合理である（図3）。

神経への圧迫や伸張は神経自体への循環障害をも引き起こし，痛みの増悪や痺れの発現を引き起こしうる。図5にあるように，脊髄・末梢神経ともに神経周囲には疎性結合組織である脂肪層に囲まれた栄養血管があるため，栄養血管狭窄，静脈のうっ血も起きると推察される。また，脊髄静脈は頭側から尾側に流れている。ここでうっ血が起こると脊柱管内で浮腫を生じ硬膜外圧が高くなると考えられる。画像に映らない間欠性跛行や責任高位と合致しない症状はこうした機序で起きる可能性があると筆者は考える。

SLR：
straight leg raising

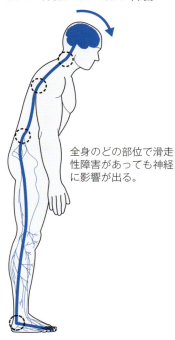

図3　メカニカルストレス

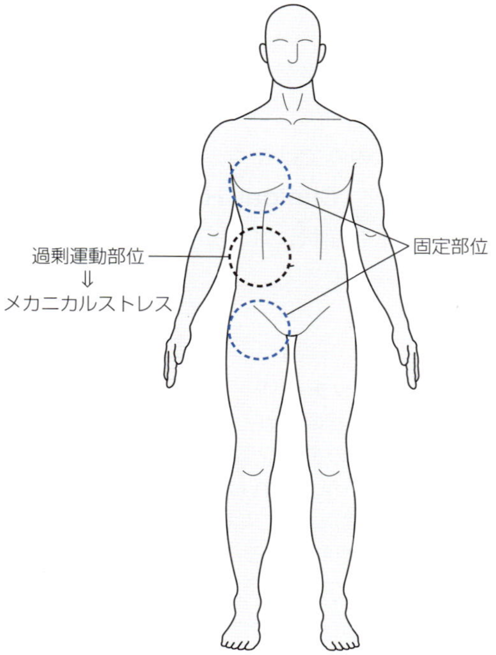

過剰運動部位
↓
メカニカルストレス

固定部位

図4　神経ダイナミクス障害

全身のどの部位で滑走性障害があっても神経に影響が出る。

図5 脂肪組織に囲まれる静脈

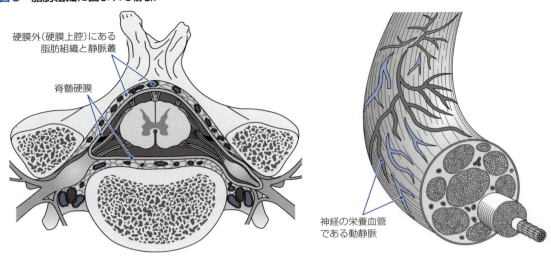

硬膜外(硬膜上腔)にある脂肪組織と静脈叢
脊髄硬膜
神経の栄養血管である動静脈

各機能障害の評価

　腰痛の病態・機能障害は多岐にわたり，理学的所見や機能評価は当然重要である．ここではバイニーアプローチに特異的な評価を中心に記載する．

▶神経ダイナミクスの評価
〜連続性のある神経系のどこに問題があるか〜

● 感覚(デルマトーム)と筋力

　感覚・筋力の低下が，責任高位と一致するか否かを評価する（例えばL5神経根の母趾感覚低下と長母趾伸筋筋力低下が一致するかなど）．

● 末梢神経伸張テスト：坐骨神経・大腿神経・正中神経・尺骨神経・橈骨神経

　伸張時の自覚的症状のみではなく，end feel(重さ・質感・絞扼部位の距離感など)を慎重に評価する（**Clinical Hint**参照）．また，神経はすべてつながっているため，腰痛・下肢症状に対しても上肢の末梢神経テストを行うことで他の部位からの影響も確認できる．

Clinical Hint

セラピストが得意とする感覚〜ダイナミックタッチ〜[11]

　「ダイナミックタッチ」とは，ギブソンにより提唱された生態心理学的な働きであり，手に持った物を動かすことで，直接目で見なくてもその対象物の長さや形状，どこを持っているかの距離などを知覚できる運動性触覚である．ペン先に受容器はないが，われわれはペン先で机が硬いと知覚できるように，その硬度や弾性・形状を，セラピストの身体図式（ボディスキーマ）と照らし合わせることで判断している．これには学習・経験が必要となるが，この働きを利用することで神経のテンションがかかっている位置・距離感などを感覚的に判断することができる．

▶脊柱評価　〜神経系を通すトンネルに問題はないか〜

脊柱は，生理的弯曲による衝撃緩衝機能や，脊髄を通す脊柱管，神経根を通す椎間孔というトンネルによる神経保護機能を有している。しかし，脊柱アライメントの崩れなどから，そのトンネルが狭くなることによる神経障害や，固定部位・過剰運動部位による関節機能障害が発生しやすい。

- 責任高位が明確な場合は，当該椎間の位置異常や結合組織の硬さを確認（図6）

この場合，その高位の椎間に対するアプローチで改善するケースが多い。

- 責任高位が一致せず，複数髄節にわたっての異常の場合は，頸部や胸部・骨盤も含めて評価（図7）

筋緊張の影響が少ない側臥位をとる。棘突起の脇をなぞっていき，指の引っかかりの程度を評価する。椎骨位置異常によるわずかな側弯や，硬度上昇部位が問題となる。

▶体幹機能テスト

- 座位並進バランステスト（図8）

座位で行うことで体幹のスタビリティのパフォーマンスを評価できる。徒手抵抗を加えるブレイクテストである。両側とも行う。

各機能障害の治療

▶アプローチの基本

- 治療対象となる結合組織

患者のほとんどは結合組織の硬さにより，神経や組織間の滑走性障害を引き起こしている。結合組織は細胞と細胞外マトリックス（線維と基質）で構成されており，簡単に表現すると細胞と線維と液体である。つまり線維を絡ませないようにすること，液体を流れやすくすることで，結合組織を柔軟性に富んだ状態（粘性・弾性がほどよい）にできる。それにより結合組織内・間に存在する神経や血管を開放させ，痛みや痺れを改善すると思われる。柔軟性に富んだ結合

図6　当該関節の評価

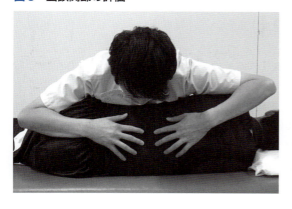

図7　複数関節のスクリーニング

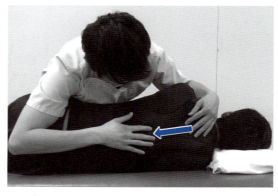

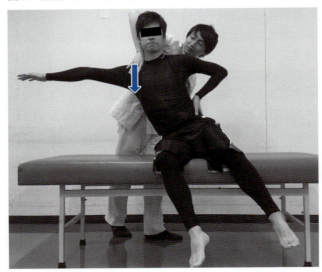

図8 並進バランステスト

(文献12より一部改変引用)

組織からはさらに良好な感覚が中枢神経系に入力され，コアユニットを活性して腰部保護に寄与することになる。

● **結合組織の治療**

密性結合組織による位置異常や靱帯増生による神経圧迫，疎性結合組織の硬度上昇による神経滑走性障害に対応するために行う。

①**柔らかい状態になるアライメントへ**

前述したように結合組織は細胞と線維，液体で構成されている。拘縮は不動によりコラーゲン線維が絡み合った結果という報告もある[13]。線維はほどよく緩んだ状態がよい。ストレッチ感覚ほど伸張することなく柔らかい状態を保ち続けるようにする。

②**熱が産生される**

われわれが指でスマートフォンを操作できるように生体は微弱電流や遠赤外線などのエネルギーを有している。われわれが触れることで熱が発生する。液体は温度が上昇すると粘度が減少するという性質をもつ。タッチは結合組織の粘度と硬度を減少させる。

また，われわれの生命活動はリズムで満ちあふれており，人体は振動体である。心拍や呼吸は止むことなく，ミクロでみれば物質の最小単位である素粒子も振動している。物質には固有振動数があり，その波は近似値で干渉すると同期・共鳴するといわれている。これを同期現象，または引き込み現象という[14]。クライアントとセラピストの波を合わせるような揺らぎは，波を同調させ，振動を大きくし，その振動のエネルギーは熱に変換され，さらに粘度を減少させる。

③十分に硬度が減少するまで行う

　結合組織の硬度の減少が図られるとコアスタビリティが向上する。バイニーアプローチでは，同一部位に対して時間をかけて治療することが多い。それは，刺激が時間的・空間的に加重され治療の持ち越し効果を高めることができるため，十分に硬度減少が図られるまで行う。

● 中枢神経系における鎮痛作用

① セロトニンと痛み

　柔らかなタッチやリズミカルな振動は痛みを和らげる効果がある。皮膚の感覚を伝える神経線維はAβ，Aδ，C線維があるが，C線維には触覚線維と痛覚線維の2種類がある。C触覚線維は自律神経の中枢である視床下部を介して全身に広く分布しており[15]，またC触覚線維への刺激は島皮質を活性させ[16]脳内のセロトニン分泌にかかわるともいわれる[17]。セロトニンには脊髄後角で痛みを伝達するシナプスに抑制をかける作用（下行性疼痛抑制系）がある。

② 前庭感覚と痛み

　運動において，視覚・体性感覚・前庭感覚の入力・統合は必須である。前庭感覚とは重力や加速度の知覚であり，傾きや揺れを検知する。この3つの感覚には相互作用があるが，前庭感覚刺激を入れると一次体性感覚野や一次視覚野の脳活動は減少するという報告がある[18]。不快でない範囲での頭部への振動を加えて前庭感覚を入力することで，鎮痛効果が期待できる。

▶アプローチ

● 脊柱に対するアプローチ（図9）

　脊柱周囲の結合組織に対してアプローチする。上下の椎骨を挟み，柔らかいタッチで柔らかい位置を紡ぎ続け，振動刺激を入れることで徐々に温まり，熱と振動エネルギーが表層から深部・周辺組織の硬度を減少させていく。

図9　脊柱に対するアプローチ

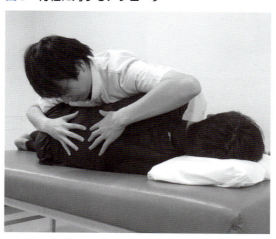

● 頚椎に対するアプローチ（図10）

頚椎のなかで環椎後頭関節は特に重要である。頭蓋には大後頭孔があり、脊髄硬膜はここに付着している。そのため環椎後頭関節のアライメントは脊髄硬膜のテンションに影響しやすいと考える。

硬度が高い部位、または回旋異常の高位で、上下椎骨を包み込みアプローチする。

● 仙骨・仙腸関節に対するアプローチ（図11）

腰・仙骨神経叢は骨盤内をくぐり抜け、梨状筋の上下または隙間から坐骨神経と名を変えながら下行するため下肢症状にも影響しやすい。また、仙腸関節は靱帯結合が主であり靱帯は密性結合組織に分類される。

仙腸関節を中心として腸骨・仙骨を包み込みアプローチする。仙骨内の神経滑走も促すように振動を加えていく。

● オシレーション（oscillation、図12、13）

臥位では下肢から、座位では体幹から心地よい振動刺激を入れることで、結合組織の粘性の低下、前庭感覚の入力を行うことができる。その周波数はクライアントの固有振動数に合わせてアプローチする（揺れが心地よく大きい状態）。セロトニン系活性や前庭刺激による中枢神経系の鎮痛作用も期待できる。

図10　頚椎に対するアプローチ

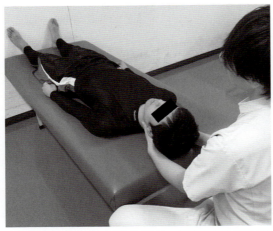

乳様突起（C0）、環椎横突起（C1）、頚椎関節柱（C2-7）を順に触診し、回旋異常や硬度の高い部位を評価する。例として、C0がC1に対して右回旋偏位している場合には右手で後頭骨を覆い、左手指でC1椎弓を包み込む（図10）。関節周囲の組織が最も弛緩する位置を保ち続けながら、関節に対し軽く圧縮・解放を繰り返すことで、結合組織の硬度が低下する。

図11　仙骨・仙腸関節に対するアプローチ

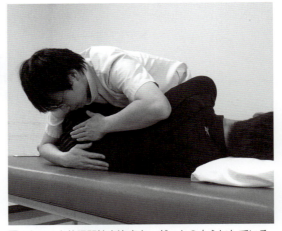

図11では右仙腸関節を治療ターゲットの中心にしている。片手で仙骨、もう一方の手で腸骨を触察する。セラピストの体幹部を密着（干渉）させることで同期現象が起きやすい状態にしている。同期現象が起きると少しずつお互いの身体全体に揺れが生じる。その揺れに抗わず、仙腸関節周辺の組織が最も弛緩する位置を保ちつつ、関節に対し軽い圧縮と解放を繰り返す。仙骨内の神経滑走も促すように振動を加えていく。

腰部に対するバイニーアプローチの実際

図12 臥位オシレーション

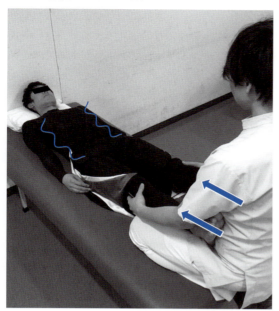

セラピストの骨盤でクライアントの足底を交互に押し，振動刺激を加える。

図13 座位オシレーション

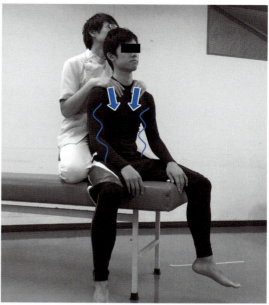

クライアントの背面に密着（干渉）する。同期しながらセラピストの体幹を左右にしならせることで，クライアントの体幹に同様の振動刺激を伝える。同時にクライアントの肩からも交互性の振動刺激を加える。

> **Memo　固有振動数**
>
> 固有振動数とは物体がもつ一番揺れやすい振動数（共振周波数）である。ヒトの場合，歩行リズムと近似値の2Hzが基準となるが，一般的に剛性の高いものは固有振動数が上昇するといわれる（多くのクライアントは固定部位があり剛性が高い）。したがって，生体が心地良く揺れやすい周波数を肉眼的に観察しながら行う。クライアントの共振周波数に一致すると，揺れが大きくなり，その振動は熱エネルギーに変換され，固定部位を解き腹内側系が活性化される。

▶アプローチ例

● メカニカルストレス（図3）による関節機能障害の一例（胸郭と骨盤に固定部位がある場合）

　胸郭と仙腸関節にアプローチをすることで固定部位が改善され，腹内側系が活性される。コアスタビリティが向上することで腰部の過剰運動部位は減少し，腰痛の改善が見込まれる。胸郭に対するアプローチは図9の脊柱アプローチと同様の方法を用いて行う。

● 神経ダイナミクス障害（図4）の一例（神経滑走性障害がL5/S1の場合）

　L5/S1周囲の結合組織の硬度を十分に減少させることで，神経の滑走が是正され腰痛，下肢痛の改善が見込まれる。再評価として再現痛とともに，末梢神経伸張テストでのテンションも確認するとよい。

セラピストのあらゆる治療が外力・感覚である。クライアント自身の運動も感覚としてフィードバックされ，それが望ましい運動につながる良好な感覚かどうかが結果に現れる。よってわれわれは感覚入力ベースで治療アプローチを考案している。アプローチ方法は多岐にわたるが比較的汎用性があるものを紹介した。また，バイニーアプローチでは，クライアントにとって良好な感覚であれば治療方法に縛りはないと考えている。

文献

1) 山口智彦：さまざまな自己組織化とその工学的応用. 表面技術, 62(2)：74-79, 2011.
2) 舟波真一, ほか：第2章 統合的運動生成概念とは？ 中枢神経系は環境からの情報をどうやって受け取るのか？. 運動の成り立ちとは何か（舟波真一, ほか編集）, p4-17, 文光堂, 2014.
3) 高草木 薫：大脳基底核による運動の制御. 臨床神経, 49(6)：325-334, 2009.
4) Chou R, et al：Diagnosis and treatment of low back pain：a joint clinical practice guideline from the American College of Physicians and the American Pain Society. Ann Intern Med, 147(7)：478-491, 2007.
5) Deyo RA, et al：What can the history and physical examination tell us about low back pain?. JAMA, 268(6)：760-765, 1992.
6) 山崎信寿：ヒトの体形と歩行運動. バイオメカニズム, 7：287-294, 1984.
7) 伊藤 隆：組織学, 第19版（阿部和厚, 改訂）, p78-126, 南山堂, 2005.
8) Butler D, et al：The Concept of Adverse Mechanical Tension in the Nervous System Part 1：Testing for "Dural tension". Physiotherapy, 75(11)：622-629, 1989.
9) Millesi H：The nerve gap. Theory and clinical practice. Hand Clin, 2(4)：651-663, 1986.
10) Boos N, et al：1995 Volvo Award in clinical sciences. The diagnostic accuracy of magnetic resonance imaging, work perception, and psychosocial factors in identifying symptomatic disc herniations. Spine (Phila Pa 1976), 20(24)：2613-2625, 1995.
11) Turvey MT：Dynamic touch. Am Psychol, 51(11)：1134-1152, 1996.
12) 村上成道：スポーツ障害の評価と治療の基本的な考え方. 実践MOOK 理学療法プラクティス 運動連鎖～リンクする身体～（嶋田智明, ほか編集）, p24-32, 文光堂, 2011.
13) 沖田 実 ほか：結合組織の構造・機能の研究と理学療法. 理学療法, 20(7)：719-725, 2003.
14) 蔵本由紀：非線形科学 同期する世界, 集英社, 2014.
15) Essick GK, et al：Psychophysical assessment of the affective components of non-painful touch. Neuroreport, 10(10)：2083-2087, 1999.
16) Olausson H, et al：Unmyelinated tactile afferents signal touch and project to insular cortex. Nat Neurosci, 5(9)：900-904, 2002.
17) 山口 創：第1章 コミュニケーションする皮膚. 人は皮膚から癒される, p16-67, 草思社, 2016.
18) 花川 隆：前庭・平衡機能のイメージング研究の現状. Equilibrium Res, 71(2)：115-119, 2012.

索引

あ

アスレティックリハビリテーション……………270

い

インナーユニット……………………………318

お

オーバープレッシャー………………………106

か

カールアップ…………………………………270
外傷性頚椎症…………………………………190
回旋型腰痛……………………………………146
　──の治療…………………………………160
　──の評価…………………………………153
階層別ケアモデル……………………………190
外腹斜筋…………………………………………18
カウンターニューテーション………………116
過可動性…………………………………10, 304
荷重伝達障害…………………………………164
　──への対応………………………………178
肩こり……………………………………24, 210
滑走性障害………………………………………8
滑走不全………………………………………173
間欠跛行…………………………………………41
寛骨のマルアライメント……………………168
関節腔内ブロック………………………………63
関節障害…………………………………………10

き

器質的腰部障害…………………………………3
ぎっくり腰………………………………………59
機能的腰部障害…………………………………3
急性腰痛…………………………………33, 59, 88
仰臥位低血圧症候群…………………………326
胸郭の可動性評価………………126, 153, 159
協調性トレーニング…………………………296
胸椎回旋・伸展ストレッチ…………………248
胸椎多裂筋滑走性向上アプローチ…………207
胸椎の可動性…………………………………148
胸椎のセルフモビライゼーション…………299
胸腰筋膜（TLF）………………………69, 118
　──のバイオメカニクス…………………118
筋・筋膜性頚部症……………………………210
筋・筋膜性障害…………………………………8
筋・筋膜性疼痛症候群（MPS）…………30, 68
筋・筋膜性腰痛…………………………………68
　──に対する運動療法の概念………………76
筋・筋膜由来の頚部痛…………………………30
筋緊張……………………………………………9
　──の改善…………………………………130
筋付着部障害……………………………………70
筋膜………………………………………………8

く

屈曲型腰痛……………………………………137
　──に対する運動療法……………………143
　──の評価…………………………………140
グローバル筋……………………………………16

け

頚椎………………………………………………24
　──の可動性評価…………………………103
　高位別の──挙動……………………………26
頚椎回旋筋群トレーニング…………………199
頚椎後縦靱帯骨化症……………………78, 80
頚椎症……………………………………………78
頚椎前方除圧固定術……………………………80
頚椎損傷…………………………………………80
頚椎椎間関節障害………………………………28
頚椎椎間孔拡大ストレッチ…………………206
頚椎椎間板ヘルニア……………………80, 201
頚椎捻挫…………………………………………24
経皮的椎間板蒸散術……………………………38
経皮的椎間板内高周波熱凝固療法……………35
頚部伸筋群のエクササイズ…………………199
頚部脊髄症………………………………………78
頚部椎弓形成術…………………………………78
頚部痛……………………………24, 98, 292
　──の分類……………………………………98
頚部に対するトレーニング…………………292
頚部の姿勢制御………………………………292
血管性間欠跛行…………………………………43
結合組織………………………………………332
肩甲骨周囲筋トレーニング…………………296

こ

硬性体幹装具……………………………………53
後側方固定術（PLF）…………………………87
後方経路椎体間固定術（PLIF）…………44, 86
後方除圧術………………………………………44
後方靱帯ブロック………………………………63
後弯-前弯姿勢…………………………………119
後弯姿勢………………………………………119
股関節の可動性評価……………………125, 141
股関節の屈曲可動性改善のための運動……236
股関節モビライゼーション…………………262
骨盤安定化運動………………………………134
骨盤帯痛…………………………………165, 316

骨盤痛誘発テスト……………………324
骨盤底筋トレーニング………………327
骨盤の回旋可動性のテスト…………153
骨盤のマルアライメントパターン…168
根性痛…………………………………101

さ

坐骨神経痛………………………35, 181
坐骨神経に対する神経モビライゼーション……185
サブグループ化…………………………2

し

姿勢評価…………………………………6
自動サブシステム……………………16
ジャックナイフストレッチ変法……268
瞬間回旋中心位置（IAR）……………26
症状局在化テスト……………………306
上殿皮神経障害…………………62, 121
深筋膜……………………………………8
深筋膜レベルの滑走性障害の評価……9
神経滑走操作…………………………204
神経原性感覚過敏（NPSH）…………182
神経根症状……………………………205
　　──と神経滑走性障害の判別……205
神経症状を有する腰痛………………180
神経性間欠跛行………………………41
神経制御サブシステム………………16
神経ダイナミクス………………181, 333
神経ブロック…………………………38
深層頚部屈筋群のトレーニング……293
靱帯ブロック…………………………64
伸展型腰痛……………………………114
　　──の治療……………………128
　　──の評価……………………119
心理・社会的因子の評価……………89

す

スウェイバック……………119, 234, 242
スクワット……………………………269
スコッチテリアの首輪………………52
スタビライゼーショントレーニング……269
ストレス軽減テスト…………………123
すべり症………………………………49
スライディングテクニック…………207

せ

脊柱管拡大術…………………………78
脊柱起立筋………………………71, 116
　　──の特徴……………………117
脊柱後弯アライメントによる障害…71

脊柱モビライゼーション……………262
脊椎固定術……………………………44
脊椎全体の可動性・安定性・協調性トレーニング
………………………………………298
脊椎の運動機能………………………12
脊椎の可動域…………………………12
脊椎分節挙動…………………………26
浅筋膜……………………………………8
浅筋膜レベルの滑走性障害の評価……9
仙骨のマルアライメント……………169
仙腸関節………………………………57
　　──の動的テスト……………154
　　──のバイオメカニクス……115
仙腸関節固定術………………………65
仙腸関節周囲の圧痛点………………170
仙腸関節障害……………………58, 261
　　──に特徴的な圧痛点…………61
　　──の疼痛域……………………59
仙腸関節スコア………………………63
前方椎体間固定術（ALIF）……………86

そ

側方経路椎体間固定術（LIF）………86
鼠径部拘縮……………………………161
組織間リリース®……………………174

た

体幹安定化運動……………………132, 250
体幹安定筋……………………………117
体幹安定性評価………………………126
体幹筋肉離れ障害……………………72
体幹筋の機能…………………………74
体幹上部の可動性トレーニング……297
体幹深部筋……………………………74
体軸骨格………………………………150
代償的側屈……………………………148
大腿四頭筋ストレッチ………………268
大腿神経伸展テスト…………………37
大腿神経痛……………………………180
大腿神経に対する神経モビライゼーション……186
大腿神経の滑走性評価………………156
大殿筋機能評価………………………142
大腰筋…………………………………20
　　──の収縮不全・弱化に対する運動……238
多関節性伸筋…………………………117
他動サブシステム……………………16
多裂筋……………………………19, 116
　　──の機能評価…………………140
　　──の収縮不全・弱化に対する運動……238
　　──の賦活化方法………………143

単関節性伸筋……117

ち

遅発性筋痛（DOMS）……69
中心化……100
中枢性疼痛メカニズム……3
腸腰筋ストレッチ……262, 268

つ

椎間関節性腰痛……39, 241
　　——を疑うべき身体所見……40
椎間関節の関節面角度……146
椎間関節の牽引……312
椎間関節ブロック……41
椎間孔拡大操作……204
椎間孔狭窄に関与する因子……209
椎間孔進入椎体間固定術（TLIF）……86
椎間板……32
椎間板障害……33, 138
椎間板性腰痛……14, 15, 32, 218
椎間板造影検査……34
椎間板ブロック……35
椎間板ヘルニア……14
ツイストカールアップ……270
椎体間固定術……85

て

低可動性……10, 304
ディフェンスポジション……220
　　——の学習……223
転移性脊椎腫瘍……88

と

頭頸部屈曲・伸展トレーニング……295
橈骨神経滑走運動……207
疼痛除去テスト……7, 138
頭部慣性力……24
頭部挙上トレーニング……199

な

内腹斜筋……18

に

ニューテーション……115
妊娠に伴う身体・姿勢の変化と腰痛……317
妊婦，産褥婦の腰痛……316

は

バイニーアプローチ……330
バケツハンドル運動……160

馬尾障害……37, 38
ハムストリングスストレッチ……144, 223, 262, 268

ひ

引き込み法……126
非特異的腰痛……3

ふ

フィードフォワード作用……19
腹横筋……18
　　——のフィードフォワード作用……19
腹臥位伸展テスト……124
腹直筋……17
腹直筋離開……318
付属肢骨格……150
腹筋運動……17
フラットバック姿勢……119
不良姿勢……119
ブロック療法……43
分離部修復術……54

へ

平背姿勢……119
変形性頸椎症……30

ほ

放散痛……101
ホームエクササイズ……249
ポンプハンドル運動……160

ま

前かがみ姿勢……120
マッケンジー法……106
末梢化……100
マリガンコンセプト……106
マルアライメント症候群……166
マルユース……175
慢性腰痛……69, 88
　　——に関与する代表的な精神医学的問題……89
慢性腰痛患者に対する問診……91

む

むち打ち……190, 292

め

メカニカルストレス……332

ゆ

有酸素運動……262, 270

よ

- 腰仙椎部固定術 …… 85
- 腰椎 …… 32
  - ——の後屈可動性改善のための運動 …… 237
  - ——の矢状面アライメント計測 …… 231
  - ——の代償的側屈 …… 148
- 腰椎運動による力学的ストレス …… 14
- 腰椎後方除圧術 …… 84
- 腰椎骨盤リズム …… 13
- 腰椎伸展運動とメカニカルストレス …… 114
- 腰椎椎間関節 …… 241
- 腰椎椎間板症 …… 218
- 腰椎椎間板のMRI所見と腰痛の関連 …… 34
- 腰椎椎間板の牽引 …… 312
- 腰椎椎間板ヘルニア …… 35, 227
  - ——の診断基準 …… 36
- 腰椎椎間板ヘルニア摘出術 …… 82
- 腰椎椎弓骨切り術 …… 83
- 腰椎分離症 …… 48, 266
- 腰痛と股関節可動性の関係 …… 225
- 腰背部筋のバイオメカニクス …… 116
- 腰背部痛(LBP) …… 316
- 腰部脊柱管狭窄症 …… 15, 41, 83, 252
  - ——の神経障害型式 …… 42
  - ——の診断基準 …… 42
- 腰方形筋 …… 20

り

- リアライン・コンセプト …… 175, 282
- リエゾン診療 …… 95
- 梨状筋症候群 …… 181
  - ——に対する理学療法 …… 187
- 良姿勢トレーニング …… 294
- リラックス姿勢 …… 120

ろ

- ローカル筋 …… 16

A

- AKA博田法 …… 58
- anterior lumber interbody fusion(ALIF) …… 86
- ASLR test …… 127, 155, 164, 171, 324

B

- bio-psycho-socialモデル …… 102
- brief scale for psychiatric problem in orthopaedic patients(BS-POP) …… 89
- Burn's test …… 92

C

- cardio toco gram(CTG) …… 320
- cat-dog運動 …… 207
- centralization …… 100
- clinical prediction rule(CPR) …… 190
- compression test …… 311
- coupling motion …… 14
- cranio-cervical flexion(CCF)test …… 104
- C字状側屈 …… 158

D

- deep fascia …… 68
- delayed onset muscle soreness(DOMS) …… 69
- directional preference(DP) …… 100
  - ——を意識したアプローチ …… 101
- distaction test …… 311
- draw-in exercise …… 19

E

- elastic zone …… 16
- Ely test …… 156
- extension exercise …… 15
- extreme lateral interbody fusion(XLIF) …… 86

F

- FABERE test …… 60
- facet impingement …… 26
- fascia …… 177
- FADIR test …… 184
- failed load transfer …… 164
- femoral nerve stretch(FNS)test …… 37
- femoral slump test …… 181, 183
- flexion exercise …… 15
- flip test …… 93

G

- Gaenslen test …… 60, 311
- Gillet test …… 154

H

- hand-knee …… 143, 220
- high intensity zone(HIZ) …… 33
- Hoover test …… 92
- hypermobility …… 256, 304
- hypomobility …… 256, 304

I

- instantaneous axis of rotation(IAR) …… 26

K

- Kemp手技 15, 40
- Kendallの分類 322
- kypholordotic posture 120
- kyphotic posture 120

L

- Laségue test 184
- lateral lumber interbody fusion (LIF) 86
- low back pain (LBP) 316

M

- Magnuson's test 93
- Mannkopf's maneuver 94
- mechanical diagnosis and therapy (MDT) 2, 106
- micro endoscopic discectomy (MED) 法 82
- mirror therapy 182
- modic change 33
- modified-modified Schober test (MMST) 233
- motor control 4, 10, 75
  - ──検査 256
  - ──練習 260
- motor imagery training 182
- movement system impairment classification (MSI) 2
- musculoskeletal clinical translation framework 191
- myofascial pain syndrome (MPS) 30, 68
- myofascial trigger point (MTP) 68

N

- neuropathic compression neuropathy (NPCN) 181, 309
- neuropathic sensory hypersensitibity (NPSH) 182
- neutral zone 16
- Newton test変法 60
- non-stress test (NST) 320
- nonorganic tenderness 91

O

- O'sullivan classification system (OCS) 3
- oblique lateral interbody fusion (OLIF) 86
- one finger test 62
- ÖMSQ-12-J 193

P

- pars interarticularis 48
- PASLR test 127
- pathoanatomic based classification (PBC) 2
- patient specific functional scale (PSFS) 193
- pelvic girdle pain (PGP) 165
- pelvic incidence (PI) 228
- percutaneous endoscopic discectomy (PED) 法 82
- peripheral nerve sensitization (PNS) 181, 309
- peripheralization 100
- posterior lumbar interbody fusion (PLIF) 44, 86
- posterior pelvic pain provocation (P4) test 166, 324
- posterior pelvic pain (PPP) 316
- posterior-anterior (PA) グライド 10, 256
- posterolateral fusion (PLF) 87
- posture assessment 6
- prayer stretch 249
- prone hip extension test 73, 142
- prone spine extension test 140

R

- radicular pain 101
- referred pain 101

S

- sacral thrust test 312
- sacroiliac joint (SIJ) shear test 60
- simulation test 91, 92
- sit-up exercise 17
- SLR test 21, 36, 141, 184
- slump test 181, 182
- smiley face rod法 54
- stork test 154
- stratified care model 190
- superficial fascia 68
- sustained natural apophyseal glides (SNAGs) 110, 138, 184, 219
- S字状側屈 158

T

- thigh thrust test 311
- Thomas test 125, 156
- thoracolumbar fascia (TLF) 69
- transforaminal lumber interbody fusion (TLIF) 86

W

- whiplash prediction rule 190

数字

- 5D2Nサイン 101

脊柱理学療法マネジメント
病態に基づき機能障害の原因を探るための臨床思考を紐解く

2019年2月10日　第1版第1刷発行
2024年6月30日　　　第7刷発行

- 編　集　成田崇矢　なりた　たかや
- 発行者　吉田富生
- 発行所　株式会社メジカルビュー社
　　　　〒162-0845 東京都新宿区市谷本村町2-30
　　　　電話　03(5228)2050(代表)
　　　　ホームページ　https://www.medicalview.co.jp

　　　　営業部　FAX　03(5228)2059
　　　　　　　　E-mail　eigyo@medicalview.co.jp

　　　　編集部　FAX　03(5228)2062
　　　　　　　　E-mail　ed@medicalview.co.jp

- 印刷所　シナノ印刷株式会社

ISBN 978-4-7583-1913-3　C3347

©MEDICAL VIEW, 2019.　Printed in Japan

- 本書に掲載された著作物の複写・複製・転載・翻訳・データベースへの取り込みおよび送信（送信可能化権を含む）・上映・譲渡に関する許諾権は，（株）メジカルビュー社が保有しています．
- JCOPY〈出版者著作権管理機構　委託出版物〉
本書の無断複製は著作権法上での例外を除き禁じられています．複製される場合は，そのつど事前に，出版者著作権管理機構（電話 03-5244-5088, FAX 03-5244-5089, e-mail：info@jcopy.or.jp）の許諾を得てください．
- 本書をコピー，スキャン，デジタルデータ化するなどの複製を無許諾で行う行為は，著作権法上での限られた例外（「私的使用のための複製」など）を除き禁じられています．大学，病院，企業などにおいて，研究活動，診察を含み業務上使用する目的で上記の行為を行うことは私的使用には該当せず違法です．また私的使用のためであっても，代行業者等の第三者に依頼して上記の行為を行うことは違法となります．

機能障害の原因を探るための臨床思考を紐解く！

理学療法マネジメント シリーズ

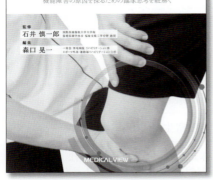

シリーズの特徴

- 理学療法評価とその結果の解釈，そして理学療法プログラムの立案に至る意思決定のプロセスを詳細に解説。

- 多くのエビデンスを提示し，経験則だけではなく科学的根拠に基づいた客観的な記載を重視した内容。

- 各関節で代表的な機能障害を取り上げるとともに，ケーススタディも併せて掲載し，臨床実践するうえでのポイントや判断，実際の理学療法について解説。

- 機能障害を的確に見つめ理解することで，限られた期間でも効果的で計画的なリハビリテーションを実施する「理学療法マネジメント能力」を身に付けられる内容となっている。

■ シリーズ構成

■ 肩関節理学療法マネジメント
- 監修：村木孝行　●編集：甲斐義浩
- B5判・276頁・定価6,050円（本体5,500円＋税10%）

■ 肘関節理学療法マネジメント
- 編集：坂田 淳
- B5判・240頁・定価5,940円（本体5,400円＋税10%）

■ 股関節理学療法マネジメント
- 編集：永井 聡，対馬栄輝
- B5判・368頁・定価6,160円（本体5,600円＋税10%）

■ 膝関節理学療法マネジメント
- 監修：石井慎一郎　●編集：森口晃一
- B5判・336頁・定価6,050円（本体5,500円＋税10%）

■ 足部・足関節理学療法マネジメント
- 監修：片寄正樹　●編集：小林 匠，三木貴弘
- B5判・264頁・定価5,940円（本体5,400円＋税10%）

■ 脊柱理学療法マネジメント
- 編集：成田崇矢
- B5判・356頁・定価6,160円（本体5,600円＋税10%）

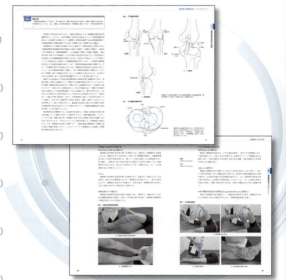

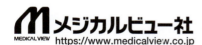
https://www.medicalview.co.jp

※ご注文，お問い合わせは最寄りの医書取扱店または直接弊社営業部まで。
〒162-0845　東京都新宿区市谷本村町2番30号
TEL. 03（5228）2050　FAX. 03（5228）2059
E-mail（営業部）eigyo@medicalview.co.jp

スマートフォンで書籍の内容紹介や目次がご覧いただけます。